国医大师临床医学丛书

国医大师班秀文
学术经验集成

主编 李莉

中国中医药出版社
·北 京·

图书在版编目（CIP）数据

国医大师班秀文学术经验集成 / 李莉主编.—北京：中国中医药出版社，
2010.1（2025.8 重印）

ISBN 978-7-80231-834-2

Ⅰ.①国…　Ⅱ.①李…　Ⅲ.①中医学临床–经验–中国–现代　Ⅳ.①R249.7

中国版本图书馆 CIP 数据核字（2009）第 224992 号

中国中医药出版社出版

北京经济技术开发区科创十三街 31 号院二区 8 号楼

邮政编码　100176

传真　010-64405721

北京盛通印刷股份有限公司印刷

各地新华书店经销

开本 787×1092　1/16　印张 40.5　彩插 0.25　字数 911 千字

2010 年 1 月第 1 版　2025 年 8 月第 5 次印刷

书号　ISBN 978-7-80231-834-2

定价　180.00 元

网址　www.cptcm.com

服 务 热 线　010-64405510

购 书 热 线　010-89535836

维 权 打 假　010-64405753

微信服务号　zgzyycbs

微商城网址　https://kdt.im/LIdUGr

官 方 微 博　http://e.weibo.com/cptcm

天猫旗舰店网址　https://zgzyycbs.tmall.com

如有印装质量问题请与本社出版部联系（010-64405510）

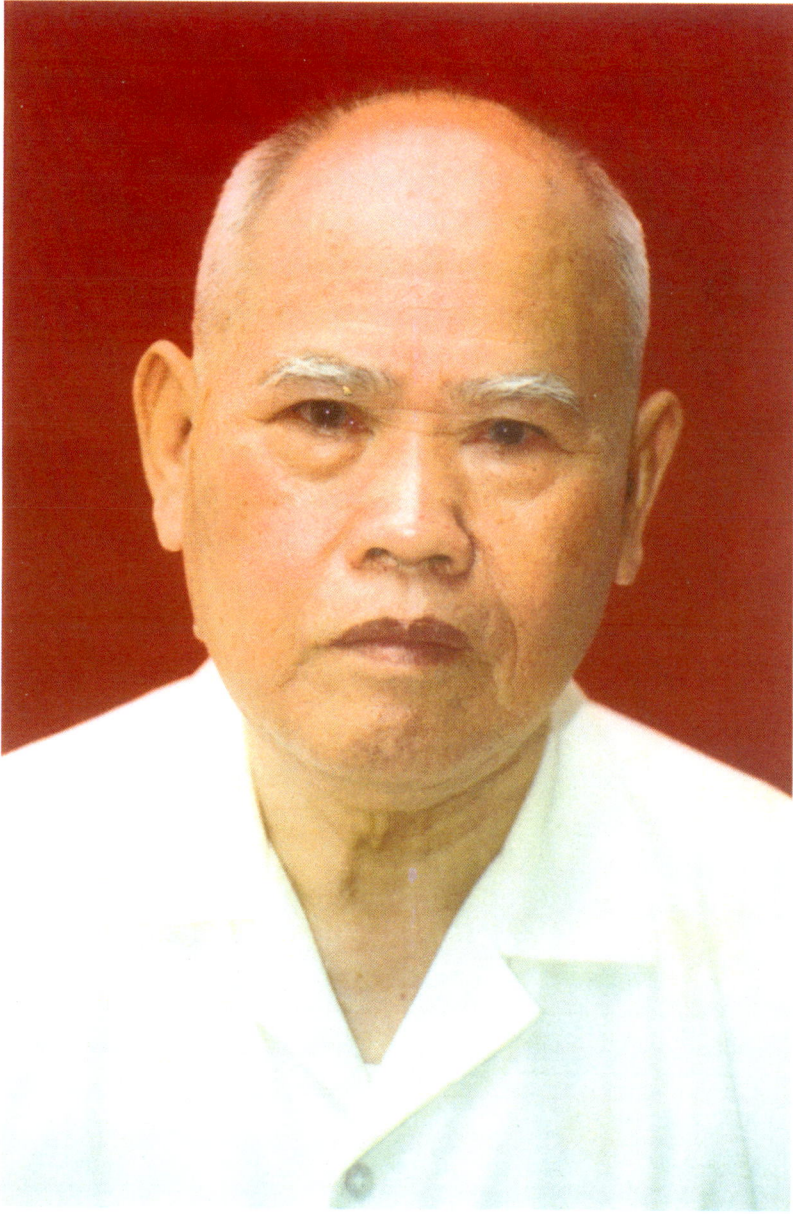

国医大师班秀文教授

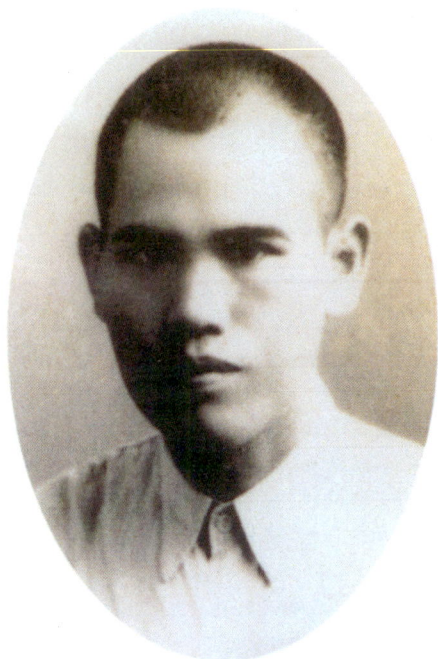

■摄于1954年8月

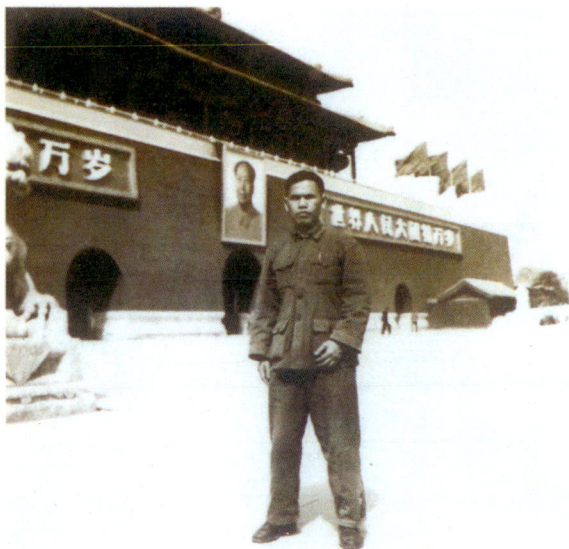

■1958年班秀文教授在北京

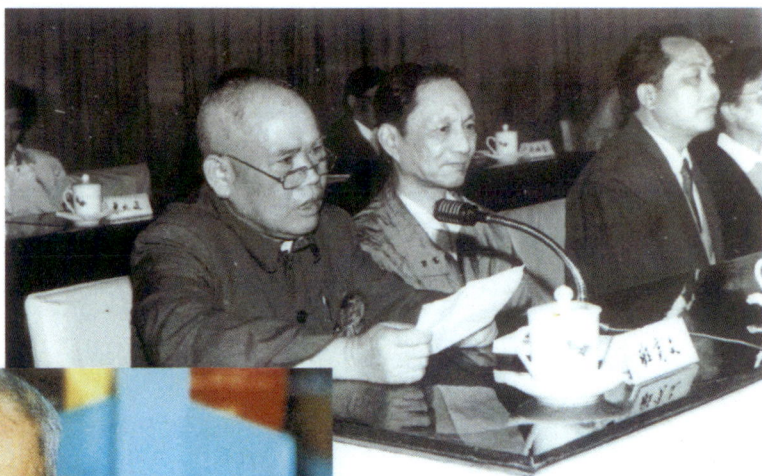

■班秀文教授在自治区卫生厅
会议上发言

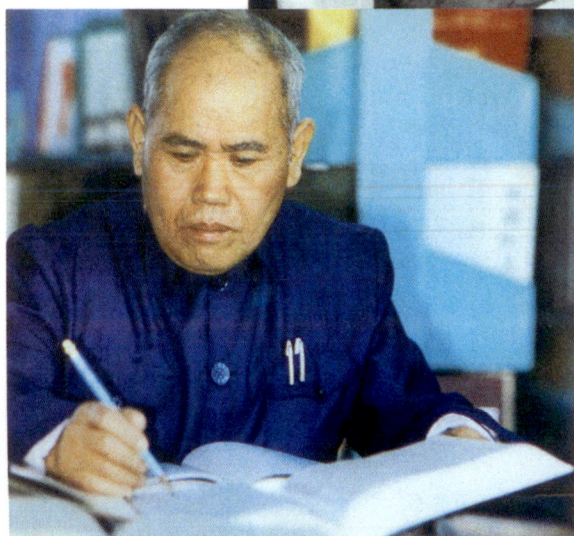

■班秀文教授在学习（摄于1980年）

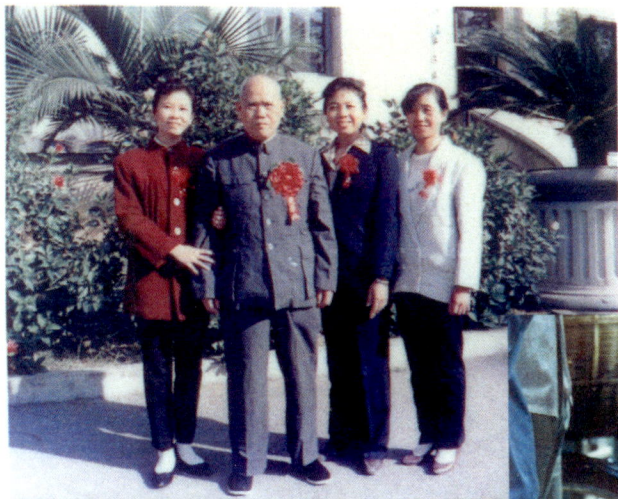
■1991年与学术继承人李莉、卢惠玲、
钟以林合影

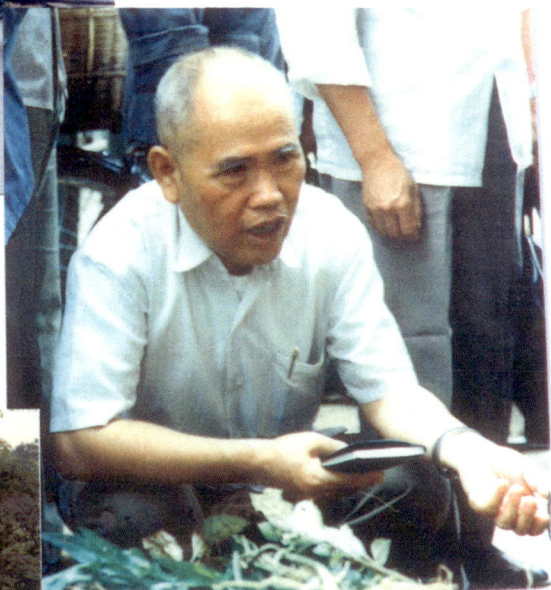
■摄于1991年

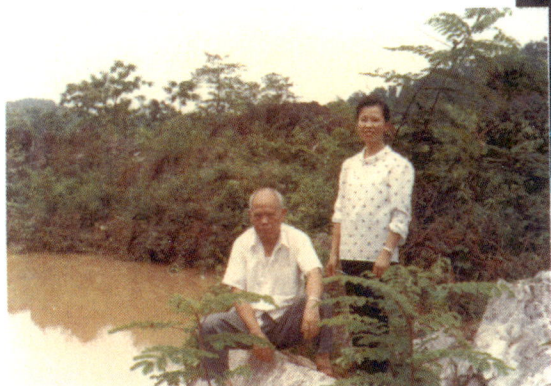
■1992年与李莉在其童年放牛地合影

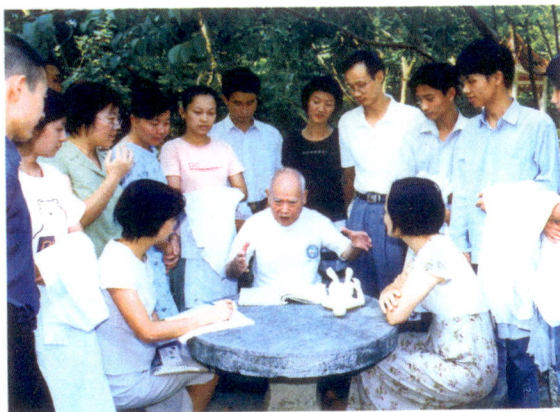
■班秀文教授与青年交谈

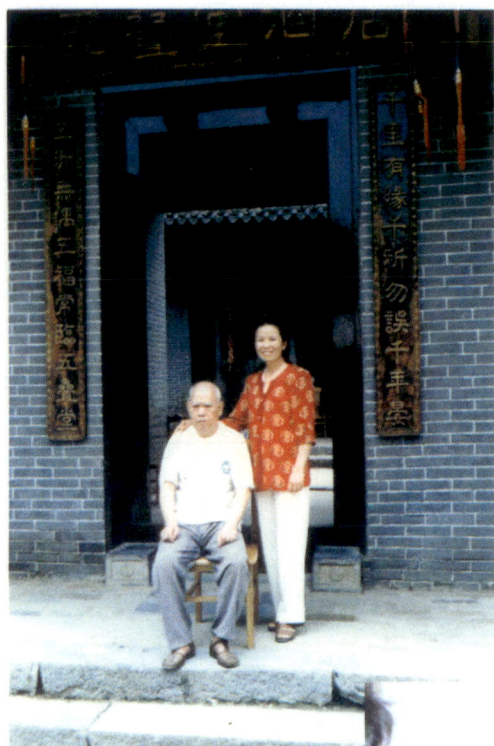

■1999年与李莉在扬美古镇

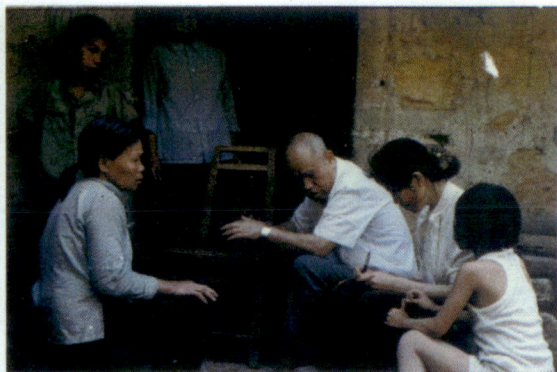

■1992年与李莉母女到隆安家乡给乡亲看病

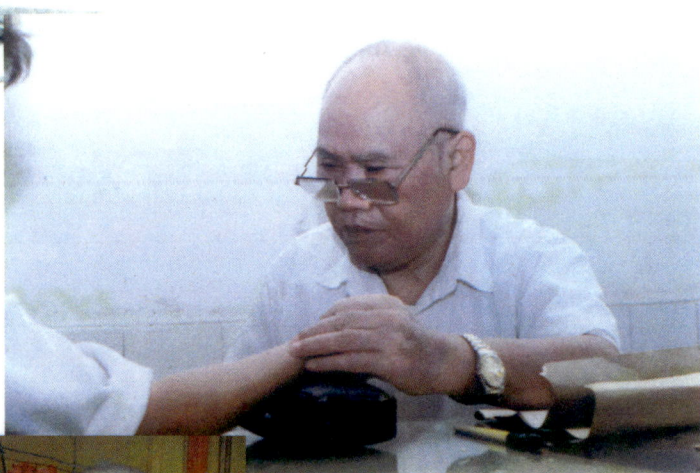

■班秀文教授在为病人看病
（摄于1995年）

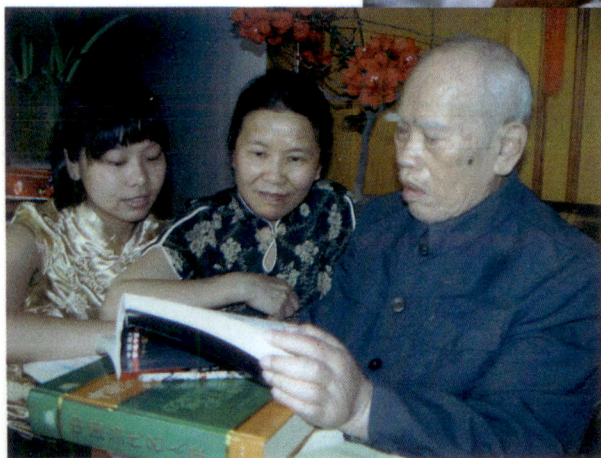

■2008年班秀文教授给李莉、冯里授课

甘　序

国医大师班秀文教授从事中医临床、教学七十年，在长期的临床工作中，对中医经典著作和历代各家学说进行了潜心研究，有着深厚的中医理论基础和丰富的临床经验。班秀文大师治学严谨，医德高尚，学验俱丰，教书育人，数十年如一日，在岐黄路上上下求索，辛勤耕耘。擅长治疗内、妇、儿科疑难杂病，对中医妇科造诣尤深。他的精湛医术和高尚医德，深受同道和病人的尊敬和爱戴，名誉海内外，揭病者辐辏其门。他不仅继承发扬了中医药理论，而且还是壮族医药学的奠基人之一，对广西的中医药和民族医药事业发展做出了突出的贡献。

本文集由班秀文大师的学术继承人、广西名中医李莉教授将班老数十年来的医论、医话、医案分类整理、编辑而成。该文集内容翔实，选案精要，较全面地介绍了班老运用中医药理论指导临床实践、辨证论治的独到经验，对继承发扬名老中医经验、指导临床实践、启迪后学、发展中医药和民族医药事业有着重要的意义。

广西壮族自治区卫生厅副厅长　甘霖

二〇〇九年十二月六日

朱　　序

《国医大师班秀文学术经验集成》，顾名思义，是一部总结班秀文学术思想和医疗经验的佳作。

全国名老中医、国医大师班秀文教授自幼与中医结下不解之缘，把毕生的精力投入到中医临床和教学工作中，不遗余力地潜心治学、悉心育人、仁术济民，深受同道、学生和病人的尊敬与爱戴。班老一生精勤不倦，饱读经典，学验俱丰，擅长治疗内、妇、儿科疑难杂病，对中医妇科造诣尤深。班老重视自己的经验，又不拘泥于一家之见，善于引入新观念、新技术以形成自己新的经验，在不断学习、实践、创新中自成一家。班老辉煌的成就自不必在此赘言，"国医大师"四个字已是对他精湛医术和高尚医德的最高褒奖。

班老一生都在不断探索和钻研医学之理，理论功底深厚，临证思维活跃，悬壶济世七十载，治愈病人无数，无愧为一代名医。本文集的主要也是最可贵特点是由班老的学术继承人、全国首届百名杰出女中医师、广西首届名中医李莉教授将其数十年的中医临床实战经验的结晶加以整理，文集分大师传略、治学之道与学术思想精华、医论医话、专病论治与医案、验方撷英、大师年谱六个部分，内容翔实，选案精要，重点突出，论述详明，说理透彻，可使读者追寻班老从"放牛娃"到"国医大师"的成长经历，又能在精选的医论、医话、医案中从不同侧面、不同角度了解班老运用中医药理论指导临床实践、辨证施治的独到经验。这对于广大同道和读者无疑是大有裨益。

纵观本文集，不难看出编者用心之良苦，劳神之艰辛，文集面世，既是总结了班老从医执教七十载的学术精华，也是编者献给班老九十寿辰最珍贵的礼物。愿此文集能发挥它最大的作用，促进中医药医疗、教育、科研等各项事业发展，造福人类。

广西中医学院院长　朱华

二〇〇九年十一月十九日

编写说明

2009 年 5 月 5 日，人力资源和社会保障部、卫生部、国家中医药管理局三部（局）联合做出"关于表彰首届国医大师的决定"。我的导师班秀文教授被评为全国 30 名国医大师之一。这份实至名归的荣誉标志着班老步入了中国传统医药领域的最高荣誉殿堂，他是广西壮族自治区唯一的国医大师，是我们壮族人民的光荣和骄傲。

班秀文教授从事中医临床和教学七十年，在长期的临床和教学实践中，他满怀对中医事业的执著和对人民群众的热爱之情，毅然把发展中医药事业、解除人民疾患为己任，博学勤思，仁术济民，数十年如一日，潜心研究中医经典名著和历代医学论著，在中医基础理论和临床实践中积累了丰富的经验和体会，其中对中医妇科的造诣尤深。其研究成果丰硕，著作等身。

为了集中展示班老的学术思想和临床经验并将其完整地奉献给读者，我们将《班秀文妇科医论医案选》、《妇科奇难病证治》、《班秀文临床经验辑要》、《中国现代百名中医临床家丛书·班秀文》等书的内容重新编排。除了班老亲自撰写部分外，还编录了我和我的师姐卢慧玲、钟以林等人整理的部分内容。全书共分六个部分，首先介绍了班老从一个牧童成长为国医大师的过程；其次介绍了班老的治学方法和学术思想；医论医话部分是班老精研经典、独有创新的心得体会，为了保持班老论文原貌，此部分也有专病论治的内容，没有拆编到其他部分；专病论治与医案部分为班老治疗妇科经、带、胎、产、杂疑难病案之荟萃，是班老临床经验之精华，其理、法、方、药均能反映班老辨证治疗思路；验方撷英部分介绍了班老常用的经验方；最后列有大师年谱。全书内容丰富，资料翔实，博中有专，所涉及内容以妇科为主，旁及内、外、儿、针灸等学科。

本文集对启迪后学，造就新一代名医有极高的学术研究和收藏价值，亦为中国医药史留下了珍贵的资料。

本书出版问世，得到中国中医药出版社领导的大力支持，特别是责任编辑肖培新主任从始至终的指导和帮助，有他们的大力支持和努力，使班老当年"出一本大书"的愿望得以实现。更蒙广西壮族自治区卫生厅甘霖副厅长、广西中医学院朱华院长作序，深感荣幸，谨致谢忱！

李　莉

2009 年 12 月于青秀山顾珍阁

目　　录

大 师 传 略

治学之道与学术思想精华

医 论 医 话

专病论治与医案

验 方 撷 英

大 师 年 谱

大　师　传　略

大 师 传 略

班秀文，字壮，男，壮族，1920年1月出生，广西中医学院教授，1940年9月起从事中医临床工作，为全国首届名老中医药专家学术经验继承工作指导老师。2009年5月5日，人事部、人力资源和社会保障部、卫生部和国家中医药管理局联合做出"关于表彰首届国医大师的决定"，班秀文教授被评为国医大师之一。他是广西壮族自治区唯一的国医大师，德高望重，众望所归，是壮族人民的光荣和骄傲。

班秀文教授1920年1月出生于广西隆安县雁江乡长安村那料屯一个农民家庭。祖父是一个对骨伤科有一技之长亦医亦农的乡间医生，用草药治愈了许多跌打损伤、虫蛇咬伤的病人。班秀文教授从小聪明伶俐，祖父非常喜欢他，在他6岁时就带他上山采药认药。在祖父的熏陶下，他幼小的心灵对医学萌发了浓厚的兴趣，常跟随祖父左右。7岁那年，他家乡瘟疫流行，祖父和父亲均未能幸免，在一个月内相继去世，家里变卖了仅有的几亩薄田和房屋，从此家境贫寒，举步维艰。母亲带着年幼的妹妹到平果县城挑水卖以糊口，班秀文教授则被送到乡下沦为放牛娃。在一群牧童中，他的年龄最小，年幼无知，领头的是一位年近花甲、念过几年私塾的梁伯伯，他很同情班秀文教授的处境，常亲自指点他，比如牛喜欢吃什么草，什么时候应在河里淋浴等。当牛群在青山绿草中逍遥时，他们坐在石头上听梁伯伯讲一些有趣的故事，如刘、关、张桃园三结义，关公单刀赴会，岳飞精忠报国等。他和放牛娃们听得津津有味。一次梁伯伯用牛鞭在地上划了几画，告诉他们：这是一个"牛"字。班秀文教授立即用牛鞭在地上划了起来。此后，除听梁伯伯讲故事外，他每天都缠着梁伯伯教他认字、学字。从牛角、牛尾、牛肚、牛肠开始到他的名字及日常用字，四年多的牧童生活，在梁伯伯的耐心教诲下，以牛鞭为笔，大地为纸，开启了他的求知之门。后来，当母亲知道他跟梁伯伯学会认字时，非常高兴和感动，决定接他回家，节衣缩食，供他上学。在穷乡亲的接济下，班秀文教授终于在12岁那年踏进了果德县（平果）县立第一小学的大门。入学一开始就读三年级，老师和同学都担心他跟不上，由于他有"牛鞭启蒙"基础，有强烈的求知欲望和坚强的毅力，日夜攻读，不仅很快地跟上同班同学而且在四年级时以优秀成绩享受免交学费的待遇直至高小毕业。高小毕业后，因本地没有中学，又因家境贫寒，母亲已无力供他到外地上学，只好辍学在家。由于他品学兼优，小学校长马怀瀛先生推荐他到驼湾村任小学教员，教一至四年级的《国语》、《算术》。他白天在学校上课，晚上刻苦自学，阅读各种书籍，不断充实自己的知识。

1937年秋，广西省立南宁医药研究所在平果县招两名本科生，当时许多人都参加了考试，其中还有他读高小时任课的老师，他以同等学历报考，结果以第一名的优异成绩被录取。靠着含辛茹苦的慈母积攒下来的七个铜板，走烂了五双草鞋，班秀文教授从平果走到南宁，从此步入医林。

南宁医药研究所是一所公费学校，在大学三年寒窗里，他以"书山有路勤为径，学海无涯苦作舟"的精神鞭策自己，勤奋学习，寒暑不辍，他认为要学到真正的本事和知识，除了勤奋和虚心外，没有别的途径可走，靠这种勤奋笃实的治学精神，他把许多中医经典著作通读精读，口诵心记，由浅到深，从博返约，日积月累。除日夜不懈地忘我攻读外，还随时随地虚心向老师、同学请教，深得该校教师刘惠宁、刘六桥的喜爱，常带他到自己的诊所见习，将自己所学传授给他。使他不论是基本理论还是临床实践均奠定了坚实的基础。1940年秋，班秀文教授毕业，被分配到桂西山区凌云县平私医务所当所长兼医师。当时国民党统治者不关心人民的疾苦，不重视中医，山区经费奇缺，缺医少药，很多疾病均无法治疗。班秀文教授同情劳动人民的疾苦，经常游走给各地群众看病，病人付不起钱，他少收或免收药费。为减轻病人负担，他坚持采用针灸和草药给群众防病治病。他不仅治疗一般的常见病、慢性病，也治疗急性传染病，如疟疾、痢疾、回归热等。在草药方面，更是内服外用兼施，收到较好的疗效。如乳腺炎常用芭蕉根捣烂外敷，1~2个小时即可见效；食滞泄泻，用番桃叶嫩苗治之，其效神速。在他的努力下，山区群众的健康有了一定的保障，得到了群众的拥护和爱戴。当年在山区行医时，有感于当地壮族妇女忍辱负重、劳作辛苦、饱受经带之疾折磨，他遂开始注重妇科疾病的研究和诊治，当时救人无数。由于当时国民党当局腐败无能，不重视中医和山区的医疗卫生工作，最后班秀文教授愤然辞职返乡。回到果德（现平果县）后，他先后在县中学医务室、县卫生院供职，但由于旧社会的黑暗和当局的腐败无能，他的抱负难以施展，遂于1946年辞去公职，在县城悬壶开业，不久就成为当地有名望的医生，25岁时，他被选为果德县中医师公会理事长。班秀文教授认为，医为仁术，是救人济世之举，人命至重，为医者要有割股之心，体察民疾，不图名利，博及医源，精勤不倦，持之以恒，融会贯通，精益求精，才能有所成就，不负众望。他待病人不论贫贱富贵，一视同仁，病情不论轻重，均认真负责，细心调剂，疗效卓著，声名鹊起。

新中国成立后，他积极响应党的号召，"中医要学习西医"，1951年3月他被保送到广西省立第六医士学校及中南抗疟人员训练班学习，在那里他认真学习了许多西医的基础理论和临床知识，为他将来中西医汇通打下了良好的基础。1952年9月他被分配到广西民族卫生工作队当医生，深入到广西的壮乡苗寨，为少数民族群众防病治病。由于当时工作流动性大，只能携带部分常用中草药，遇到复杂的疾病，在交通闭塞、药品奇缺的山乡，他的针灸和草药特长又一次得到最好的发挥。1953年春，隆林县德娥乡流行回归热，他随所在的广西民族卫生队火速赶到瑶乡，用针灸和草药挽救了几十户濒临死亡的山民生命。1955年他被调到百色地区人民医院当医师，负责筹办中医科及诊疗工作，为创建中医科付出了辛勤的劳动和汗水。因工作出色，1957年他奉命调到广西中医学院的前身——广西省立南宁中医学校从事中医教学和科研工作。

六十多年来，班秀文教授在教学和医疗一线辛勤耕耘，爱岗敬业。

他不仅对内、外、儿、针灸科疾病擅长，对妇科造诣尤深。他继承了《内经》中妇人"有余于气，不足于血，以其数脱血"的观点，在此基础上发展创新，形成了自已独特的学术观点。他认为，妇女病的治疗，既要着眼于阴血的濡养，又要考虑阳气的温煦，务必做到"治血不忘气，调气须及血"，立法遣方，以甘平或甘温之剂为宜。因甘能生血养营，温则生发通行，从而使气血调和，阴阳平衡。他先后在国内外学术刊物上发表60余篇学术论文，其中《六经辨证在妇科的运用》、《论治肝的特点与妇科病的治疗》、《试论心与妇科的关系》等在全国学术会议上宣读，许多论文因有突出的见解而为其他刊物引用。论著《班秀文妇科医论医案选》、《妇科奇难病论治》、《班秀文临床经验辑要》是其数十年理论与实践相结合的心血结晶，前者为建国40年中医药科技成就之一，为中医妇科的发展创新作出了较大的贡献。

班秀文教授从临证中深深体会到：中医之学，贵在实践。除熟读经典外，还须躬身实践，在实践中验证理论，方能深刻领会经典原著的精神实质，以精术济人。曾治疗1例与苯长期接触的女性患者，诉全身困倦，四肢乏力，下肢有散在大小不一的紫癜，月经先期，量多，色淡质稀，舌质淡嫩，苔薄白，脉虚弱。西医血液常规检查白细胞偏低。据其脉症，初按脾不统血论治，先后用归脾汤、人参养荣汤等加减出入，治疗两月余，效果不彰。后在《内经》"肝主升发"、"肝生血气"启示下，以调肝汤和五子衍宗丸加减，治疗月余而收功。

此外，在临床实践中，还应把经典著作之精髓与各科临床实践紧密结合，灵活运用，才能在继承的基础上有所发展，有所创新。1982年，他的学术论文《六经辨证在妇科病的应用》首次在全国妇科学术大会宣读，被日本东洋学术出版社摘要发表，一位名叫山本妙子的日本妇女慕名前来南宁找他看病。他创造性地把六经辨证应用于妇科领域，引起了国内外学者的关注，也把《伤寒论》在妇科领域的应用向前推进了一步。

近年来，在国家《宪法》、《民族区域自治法》发展民族传统医药的精神指引下，班秀文教授在努力攀登中医妇科学术高峰的同时，还以很大的精力和心血，着手自己的民族——壮族医药的发掘工作。班秀文教授认为，壮医强调以阴阳为本，天地人三气同步，即人与自然之间、人体内部各器官之间的平衡关系。壮族聚居地处于亚热带，平均气温较高，但四季分明。日月穿梭，昼夜更替，冬去春来，寒暑消长，使壮族民族在很早的时候就产生了阴阳的概念，并被用作解释大自然和人体生理病理之间种种复杂现象及关系的说明工具。班秀文教授当年常说："这是一种民族宝藏，我不想在当地老医师过世后，后人就不知道壮族的这些辉煌医学史了"。

班秀文教授积极投入壮族医药的发掘整理工作。在百色地区工作期间，几乎走遍了壮乡村寨，收集整理一千多条民间验方，对民间壮医药经验进行了广泛的收集和整理，并应用到临床实践，取得了良好的疗效，是现代壮医药理论的奠基者。1984年6月，他兼任广西中医学院壮医研究室主任，直接指导壮医门诊部的筹建和诊疗工作。1985年9月，招收第一批攻读壮族医药史的硕士研究生，为壮医药研究和引入研究生、本科生教育奠定了基础。1985年11月，他担任广西民族医药研究所顾问。经过一代又一代壮医药工作者长期的不懈努力，目前壮医药在理论研究、诊疗方法、壮药开发以及应用推广方面都取得了丰硕的成果。经过二十多年的艰苦奋斗，《广西壮族自治区发展中医药壮医药条例》、《广西壮药质量标准》已经颁布实施，壮医药迎来了历史发展机遇，并将又好又快地发展。如今，壮医目诊、甲诊、腹诊、指诊、经筋疗法、药线点灸、角吸、火攻等独特神奇的疗法，已被列入中医药适宜技术，在国内数百家医疗机构推广应用，并传播到东南亚、欧美国家和地区。

班秀文教授不仅医学精湛，医技神奇，且医德高尚，体察民疾。

病者，婴难也；医者，疗疾也。班秀文教授强调，医者病家性命所系。为医者既要有割股之心，又须医道精良，方能拯难救厄。他常常自问"假如我是病人怎么办？"一切从病人出发，处处为病人着想，待病人和蔼亲切，热情周到，悉心治疗。遇情绪忧郁者，既疏之与方，又开导其人，多方疏导，使其破涕为笑，由忧转喜。

他承担繁重的教学任务，利用晚上为慕名前来上门求诊的病人义务看病。他的斗室即是卧室、书房又兼诊室，先来的病人坐在小板凳上，后来的病人则坐在他的床铺上，有时屋里屋外都是候诊的人群。对来诊的病人，不论地位高低，贫贱富贵，他都一视同仁，热情随和，宽厚善良，经他治愈的病人难以计数。

他急人所急，忧人所忧，百忙之中抽出时间阅读全国各地求医问疾来信，对证处方，迅即回信。就是出差到外地，许多病人也慕名而至。每到一处，他从不摆名医架子，常不顾旅途劳累，抽空为病人治病。

班秀文教授治学严谨，一丝不苟，自己学而不厌，对青年教师和研究生、本科生诲而不倦，以全心全意为人民服务的高尚医德和献身祖国医学的坚强决心，激励师生们在中医事业中不断奋进。他培养的18名中医硕士研究生和3名高级职称的学术继承人均已成为国内外学术界的骨干力量。

班秀文教授十分重视学术交流和基层中医工作，他兼任《广西中医药》杂志编委会副主任委员和主编，不辞辛劳，多次应邀到广东、安徽、太原、武汉等兄弟院校讲学，还抽空到区内一些地、县和基层单位检查指导工作，为振兴中医事业、弘扬中医药学术做出了杰出的贡献。

班秀文教授早年曾担任乡、县医务所所长兼医师，县中学校医，县中医师公会理事长。新中国成立后，曾担任地区人民医院医师、省民族卫生工作队医生。1957年开始担任现广西中医学院的前身——中医专科学校教师，执教至今。先后担任广西中医学院妇儿科、中国医学史、各家学说、《金匮要略》等教研室主任和壮医研究室主任。几十年来，班秀文教授在教学和医疗一线辛勤耕耘，桃李满天下。他热心中医教育事业，先后讲授过《中医诊断学》、《中医内科学》、《伤寒论》、《金匮要略》、《温病学》、《中医妇科学》、《中医基础理论》、《内经》、《中医各家学说》等十多门课程。每讲授一门课程，他都认真备课，注意教学方法，深入浅出，理论和临床案例相结合，深得学生的好评。1978年他晋升为广西中医学院副教授，1982年晋升为教授，1979～1984年任广西中医学院教务处副处长，1989年被授予广西壮族自治区和全国优秀教师光荣称号。1990年被人事部、卫生部、国家中医药管理局确认为首批国家级名老中医专家。1992年被国务院批准享受政府特殊津贴。1991年被聘为澳大利亚自然疗法学院客座教授，被中外名人研究中心编入《中国当代名人录》。

班秀文教授还先后兼任广西壮族自治区政协委员，南宁市城北区人民代表，第六届人大代表，广西高教学会理事，广西医药卫生委员会委员，广西科学技术协会常务委员，广西高校职称评委会委员，广西中西医结合研究会顾问，南阳张仲景学说研究会顾问，中华全国中医学会理事、妇科专业委员会委员，中华医史学会理事，广西中医学会副会长、妇科专业委员会主任委员，广西民族医药研究所顾问，广西民族协会副会长，南宁中医学会理事长，《广西中医药》编委会副主任委员、主编，《广西医学》编委等职。

治学之道与学术
思想精华

治 学 之 道

一、虚心好学，功在积累

班老常言："医者，病家性命所系。为医者既要有割股之心，又须医道精良，方能拯难救厄"。他主张学医者首先要有坚强的意志和百折不挠的献身精神，精勤不倦，持之以恒，方能攀登医学高峰。从医几十年来，他对自己要求严格而刻苦，对学生诲而不倦。昼则应诊、授课，夜则读书、撰文，嗜书成癖，别无所好，白发之年，未尝释卷。临证遇难，或求教于前贤，或切磋于同道，反复思索，以求真谛；读书有悟，则验之临床以期印证。靠这种坚韧不拔的毅力和勤奋学习的精神，在祖国医药学这一伟大的宝库中汲取营养，不断奋发向上，反复学习，不断积累，学验俱丰。

班老治学中最大的特点就是一个"勤"字。他常用"学无止境，勤能补拙"来勉励自己。"勤"具体表现在四个方面，即勤读、勤思、勤问、勤学。

1. 勤读

勤读即熟读经典，博览群书，博中有专。班老在长期的医药实践中深深体会到，要在医学领域中有所作为，必须在中医经典原著上狠下工夫。中医学术理论源远流长，要溯本求源，就必须以经典原著为基础，根基牢固，日后才能根深叶茂。而经典著作中，尤要学好《内经》、《伤寒论》和《金匮要略》，前者解决中医基本理论问题，后两者是理论与实践相结合的典范。在此基础上，再阅读历代诸家名著，从源及流，博采众长。以《内经》而言，它所阐述的阴阳五行、脏腑经络、病因病机、辨证治则等有关理论，是我们的祖先在长期的医疗实践中积累起来的经验总结，这些理论，迄今仍有效地指导临床，历用不衰。一个医师如果不能很好地领会《内经》的理论，就如同无根之木，无源之水，要想在医疗领域中有所作为，是比较困难的。在读书方法上，他认为首先是粗读与精读并重，只有通篇粗读，才能初步了解《内经》的全貌，找出它的重要篇章和关键词句，为精读打下坚实的基础；其次要刻苦精读，深入研究某一句、某一章节的内容，找出其精髓所在，如此粗读与精读并重，才能学以致用。第二是学与用紧密结合，才能深刻领会原文的精神实质。例如学《素问·六节藏象论》之"肾者，主蛰，封藏之本，精之处也"，对肾"主蛰，封藏之本"一时很难理解它的深意，后来他在临床实践中发现，在治疗妇女崩漏阴道流血停止后，巩固疗效往往从补肾入手，可收到良好的疗效；对屡孕屡堕之妇女，在辨证论治的基础上，孕前注意补益气血，孕后未病先防，用调补肝肾之法治疗，多能使孕妇足月顺产，从而体会到肾"主蛰，封藏之本"的重要性。此外，对经典原著要反复阅读，温故知新，犹如农夫耕耘，每读一遍有一遍的收获，不可浅尝辄止。

2. 勤思

古人言："学而不思则罔"。熟读还须精思，思而得悟，举一反三。班老认为，学习前贤理论，务必领会其要旨，神而明之，不可执而不化。他认为，对经典名著中的精辟论述，要精研细读，反复玩味，去粗存精，突破前人理论和治疗上的局限，进行创造性发挥，临证才能得心应手。如对《伤寒论》的学习，他认为贵在"灵活"二字，既要正确评价《伤寒论》，也要学以致用，把《伤寒论》的辨证论治与各科临床实际紧密结合起来。他赞同《伤寒来苏集》"六经为百病立法，不专系伤寒"的提法，认为《伤寒论》固然是一部以六经辨证为核心论述外感热病辨证规律的书，但它的理论、辨证、立法、遣方不仅能用于外感伤寒，也能适用于各科杂病。如他在临床曾碰到这样一个病例：一女子 15 岁，平素带下量多，色白，质稀，经将行时少腹、小腹胀痛剧烈，按之更甚，疼痛剧烈时汗出肢冷，唇面发青，经行错后，经血色泽暗红，夹紫块，舌苔白，脉沉紧。此属寒凝经脉之病，他以少阴篇的附子汤加肉桂、吴茱萸、当归治之。取附子之辛热，通行十二经脉，以温经散寒；肉桂之甘温与附子同用，能走能守，既能补火归原以温养冲任，又能散寒逐瘀止痛，是阳虚阴盛必不可少之品；吴茱萸、当归入肝，以散厥阴之寒邪而温养肝血，从而可达温肝暖宫、散寒止痛之功。选方配伍得法，肝、脾、肾并治，药到病除。又如《伤寒论》中炙甘草汤本为治伤寒脉结代、心动悸的主方，班老师其意，用其方加减治疗一例多年经漏不止的患者，用药 3 剂后阴道流血立止。总之，班老认为《伤寒论》中法中有法，方中有方，只要能学以致用，善于结合临床实践，融会贯通，则其效益彰。又如治一例西医诊为"宫颈狭窄症"所致的痛经，他从《医学心悟》中保产无忧散之撑法中得到启发，别出心裁地进行中西汇通尝试，用保产无忧散加减治之，使久治不愈的顽疾霍然而愈。

3. 勤问

勤问即不耻下问。班老认为，作为医者，要有虚怀若谷、谦逊向贤的美德。班老信守"三人行，必有我师"之古训，除在学习上辛勤砥砺、孜孜以求外，认为道之所存，师之所在。他除虚心向前贤及同道质疑求教外，还注意时时处处向群众学习，收集民间单方、验方，总结群众防病治病经验，集众之长，融会贯通，从而形成了自己独特的治疗风格。

4. 勤写

勤写即善记笔记，勤写心得，不断积累经验。班老不仅谙熟古典医籍和各家学说之精华，而且对近代医书及报刊的有关论著与经验亦博搜广集，一有所得，便记心得笔记，以备后学。学术有年，临证日久，则注意总结治疗的经验教训，掌握规律，以便更好地指导临床。他一贯重视收集和积累资料，病案均记载得详尽而认真，病人的主诉、证候、所用处方药物药量一一写明，有的还留存，以备查阅分析、揣摩总结。数十年如一日，积久而成巨作。他先后在国内外学术刊物上发表了 60 余篇学术论文，其内容广泛，以妇科为主，旁及内、儿、针灸各科。他撰写的论文《六经辨证在妇科中的运用》、《论治肝的特点与妇科病的治疗》、《试论心与妇科的关系》等文章在全国学术会议上宣读，许多论文因有独到的见解而为其他刊物所引用。由于他一向勤奋自勉，治医治学严谨，对四大经典著作下过很大的苦功，平时还注意临床经验的积累，因而理论能较全面地发展，临床疗效不断提高，在邕城有"神医"之称，不仅在区内和国内有较高的声誉，在国外也有一定的影响。

二、重视实践，崇尚创新

班老从临证中深深体会到，中医之学，贵在实践。除熟读经典医籍外，还须躬身实践，在实践中验证理论，方能深刻领会经典原著中精神实质，以精术济人。如《素问·六节藏象论》中"肝者，罢极之本……以生血气"，历来各家说法不一，有的从肝主筋来理解，有的从取类比象来解释。尤对"以生血气"，多随文敷衍，众说纷纭，莫衷一是。但只要结合临床，便能全面理解其义。班老曾治疗一例与苯长期接触的女性患者，诉全身困倦，四肢乏力，下肢有散在大小不一的紫癜，月经先期，量多，色淡质稀，舌质淡嫩，苔薄白，脉虚弱。西医血液常规检查白细胞偏低。据其脉症，初按脾不统血论治，先后用归脾汤、人参养荣汤等加减出入，治疗两月余，效果不彰。后在《内经》"肝主升发"、"肝生血气"启示下，以调肝汤和五子衍宗丸加减，治疗月余而收功。其次，在临床实践中还应把经典著作之精髓与各科临床实践紧密结合，灵活运用，才能在继承的基础上有所发展，有所创新。如六经辨证是《伤寒论》之核心，然经络与脏腑密切相关，经络病变可导致脏腑功能失常，而妇女的经、带、胎、产诸疾亦可在经络的互相传变过程中反映出来。故《伤寒论》的理论、辨证、立法、遣方不仅适用于外感病，同样也适用于妇科诸疾。1982 年班老的学术论文《六经辨证在妇科病的应用》创造性地把六经辨证应用于妇科领域，在全国妇科学术大会宣读，引起了国内外学者的关注，他把《伤寒论》在妇科领域的应用向前推进了一步。1982 年 12月该文章被日本东洋学术出版社摘要发表，一位名叫山本妙子的日本妇女特地慕名来南宁找他看病。

本着"实践–认识–再实践–再认识"的严谨治学态度和深入不懈的努力，班老理论渊博，经验丰富，技术全面，对内、妇、儿、针灸科均有所擅长，妇科造诣尤深。他继承了《内经》中妇人"有余于气，不足于血，以其数脱血"的观点，在此基础上发展创新，形成了自己独特的学术观点。他认为妇女以血为本，以气为用，血分常不足，气分常有余，故对妇女病的治疗，既要着眼于阴血的濡养，又要考虑阳气的温煦，务必做到"治血不忘气，调气须及血"，立法遣方，以甘平或甘温之剂为宜。因甘能生血养营，温则生发通行，从而使气血调和，阴阳平衡。班老论著《班秀文妇科医论医案选》、《妇科奇难病论治》、《班秀文临床经验辑要》是其数十年理论与实践相结合的心血结晶，前者为建国 40 年中医药科技成就之一，为中医妇科的发展创新作出了较大的贡献。

三、德才兼备，仁术济民

班老多年来不遗余力地致力于中医事业，为继承和发展祖国医学含辛茹苦，为培养和造就中医人才呕心沥血，他为广西中医学院首批硕士研究生导师，他在 1990 年被评为全国首批名老中医，所带的 3 名学术继承人已在国内外成为业务骨干和学术带头人，在各自的工作岗位上发挥了较大的作用。

　　班老不仅学术精湛，医技神奇，且医德高尚，体察民疾。他认为：病者，婴难也；医者，疗疾也。是故为医要有割股之心，悯怀从事，不图名利。取得成就时，他谦虚谨慎，从不夸大其功。早年他悬壶乡梓，不论是在桂西山区的壮乡瑶寨，还是在红水河畔的丹峰碧岭，都留下了他行医的足迹。当年他有感于当地壮族妇女操持辛苦，负载艰重，每多经带胎产之疾，遂以解除妇女疾苦为己任，潜心妇科病的研究，而立之年，已成为当地著名的中医妇科医师。为了减轻群众的经济负担，他精研医术，用药简廉，使用针灸和草药，屡起沉疴，深得群众的拥护和爱戴。1957年，他受聘于广西中医学院，除完成繁重的教学任务外，还利用晚上为慕名前来求诊的病人义务看病。三十多年来，找他晚上看病的人越来越多，他的斗室既是卧室、书房又兼诊室，先来的病人坐在小板凳上，后来的病人则坐在他睡的床铺上，有时屋里屋外都是候诊的人群。对来诊的病人，不论地位高低，贫贱富贵，他都一视同仁，热情随和，宽厚善良，多年来经他治愈的病人难以计数。他所保存的医案有十余本之多。近十余年来，全国各地每天都有数封来信求医问疾，他总是急人所急，忧人所忧，百忙之中抽出时间阅读，对证处方，迅即回信。近年来，他先后当选为广西中医学会副会长、中华全国中医学会理事及妇科委员会委员、中华医史学会理事、六届人大代表等职，并应邀到其他省市及澳大利亚讲学。社会活动增加了，一出差到外地，许多病人就慕名而至。每到一处，他从不摆名医架子，常不顾旅途劳倦，抽空为病人治病。1983年6月，他到北京参加第六届全国人民代表大会，每天中午、晚上，总有不少代表找上门来请他看病。有一妇女代表，半年来阴痒灼痛，入夜加剧，难以入眠，还伴头晕头痛，目眩耳鸣，多次求医，皆告无效。班老以滋养肝肾之阴以治本，泻火祛风以治标，遂开一内服药和一外洗药给她，10天后这位代表症状全无，康复如初。她惊喜万分，怀着深深的感激之情一谢再谢。班老不仅热情为代表们看病，还利用星期天为宾馆的服务员、工人看病，一时在京城传为美谈。班老就是这样，待病人似亲人，处处体现了一个共产党员全心全意为人民服务的高尚品德，实现了他学医济世的远大抱负。

　　班老早年因家境贫寒，仅读过7年书，但他的成就是巨大的。这些成就来自他一生勤奋自勉，坚持不懈地刻苦努力。他那种献身祖国医学事业，勇攀科学高峰的坚强决心，严格缜密的科学态度，不断激励着后学者在振兴中医药事业、弘扬民族文化的道路上奋勇前进！

学术思想精华

一、辨证求本，三因制宜

辨证论治是中医学精华所在。班老认为，疾病的发生，虽然是错综复杂、变化多端的，治病之方也是多种多样的，但只要辨证准确，抓住疾病的本质，分清寒热虚实，便能有目的地用药。如属寒证则予温散，属热证则投予清热，病因既除，则一切症状也随之消除。寒证热证如此，其他虚证实证也不例外。总之，要辨证明确，抓住疾病发生发展规律，然后用药立方，才能精一不乱，药能对证，则药到病除；反之，辨证不明，不论或攻或补，或清或泻，都达不到"补虚去实"的目的。

除灵活运用四诊、八纲、六经、脏腑等辨证方法外，班老临证还从整体出发，注意辨别整体与局部的关系，从整体和局部的症状去全面分析、综合、审证求因。如妇科病变以肝、脾、肾三脏功能失调为主，病机复杂，可因虚致实，也可因实致虚，最终导致气血紊乱或气阴两虚、阴阳两虚。但不论病因起于何脏，由于肾为气血之根，内寓真阴真阳，冲任隶属于肾，胞宫系于肾，"五脏之伤，穷必及肾"，故肾在发病中始终占主导地位，而局部症状以下焦及胞宫症状为主。如腹痛患者，要注意其腹痛的有无，喜按还是拒按。月经病要注意月经的期、量、色、质；带下病要重视带下的量、色、质等。局部辨证以经、带的色、质为主。有时整体辨证为虚，而局部辨证为实，此乃虚中夹实，或实中有虚，治则就有补气化瘀、补血化瘀之分。要处理好妇科病的局部与整体的关系，不可片面地注意局部而忽略了整体。

其次，辨证要与辨病相结合，以提高临床疗效。随着科学技术发展的日新月异，人们对疾病的认识也愈加细致而深刻。由于疾病的发生错综复杂，仅靠四诊的收集、八纲、六经、脏腑等辨证是远远不够的，必须辨证与辨病相结合，有的放矢，才能提高临床疗效。如无子宫的闭经、不孕症的病人，往往六脉平和，神色、形态一如常人，纵然四诊周详，结果仍然无法探知其病变所在，也不知其病性的症结，故解决的方法是在辨证为主的基础上，辨证与辨病相结合。在辨病中，班老主张既要辨西医的病，也要辨中医的病，因为中西医是两种不同的理论体系，各有所长和所短。西医通过现代的检查方法，对疾病的病因、病位认识相对来说较具体，但对疾病的性质及其邪正增长盛衰的认识却有所缺陷。例如输卵管阻塞引起的不孕症，虽然经通液造影等检查，能证实其病位所在，但对其致病因素是瘀血，或是痰湿，或气滞及其病性的寒、热、虚、实，往往认识不全。而中医通过四诊资料的搜集，着眼于整体，审证求因，能综合而较全面地认识疾病，不仅能定病名，也能判断病性。又如脾虚可引起月经不调、带下量多、胎漏等不同的病变，在这里月经病、带下病、胎漏病是不同的病名，而脾虚却是共同的病性，因而在治疗上便有同病异治、异病同治之说。月经病则调经理血，多用健脾、益气、生血之法，带下病在健脾的同时还要佐以化湿之品，胎漏病则不仅要健脾，还要补肾安胎，以固封藏之本，这就是中医辨证与辨病相结合的优越性。但中医对病因、病候的具体认识是不够的，如带下量多，色黄白相兼，质稠秽而阴痒者虽可辨属下焦湿热之患，但是否有真菌或滴虫感染是无法证实的。中西医若能取长补短，则对于疾病的诊断、立法、处方、预后判断，自能左右逢源，取得良效。

此外，辨证除从临床症状着眼外，还包括因人、因时、因地制宜。既要辨别其体质之强弱，病情的寒热虚实，还要考虑到地理环境的高卑润燥，气候的寒热温凉，综合考虑，其中又以"因人制宜"为要。不同体质用药有别，如木火型人阴虚多火，易化燥伤阴，用药以甘润为宜，慎用辛燥苦寒之品；湿土型人则用药温燥，以温补燥湿，健脾祛湿。根据病者形质之殊，用药治疗要有所侧重。

二、五脏并重，肝脾肾为宗

妇女以血为本，以血为用，其月经、带下、妊娠、产乳等生理功能或病理变化，均与血分息息相关。班老认为，治血之法，即为治疗妇科病之法。而血的生成与五脏有关，以其"生化于脾，总统于心，藏受于肝，施泻于肾"，"肺朝百脉"。五脏功能正常，则血液生化有源，所以班老在治疗中重视调整五脏的功能。

五脏中，肝为刚木之脏，内寄相火，体阴而用阳，具有疏泄气机、储藏调节血液的作用，为冲任之脉所系。肝气条达，则脏腑安和，气血津液生生不息；肝血充足，气机冲和，则冲任脉通盛，月事以时下，已婚育龄妇女易孕而胎壮，分娩顺利，产乳充足。若肝失疏泄，肝郁则诸脏皆郁，气机郁结，则诸病从生。如经行前后不定，量多少不一，甚则崩漏，或经闭不行，已孕则多有胎痿不长、堕胎、小产之变，故叶天士强调"女子以肝为先天"。

心为火热之脏，为五脏六腑之主，主血脉而司神明。"主明则下安"，心的功能正常，能协调各个脏腑的功能活动，气血流通，神志爽朗，思维敏捷，人体健康。反之，"主不明则十二官危"，不仅发生神志和血脉的各种病变，还可导致各个脏腑的功能失调，即所谓"心动则五脏六腑皆摇"。妇女以血为主，胞络属心而络于胞中，心主血脉，神明的功能如何，将直接影响到妇女的生理活动和病理变化。心神畅达，心阳之气下降，心血下交于胞中，则月经按时来潮，胎孕有期。若忧愁思虑太过，以致心阴暗耗，营血不足，神志郁结，胞脉不通，气血不能下达于胞宫，血海空虚，则月经不调，甚或闭而不行，胎孕艰难。

脾居中焦，性属湿土，为后天之本，主运化而升清，输送水谷精微到心肺，化为津液气血，为气血生化之源泉。脾气健运，则气血生化源源不息，使气血循经脉而行，上输心肺，下达肝肾，外灌四旁，保证各脏器和四肢百骸得到充足的营养，从而维持人体和生命活动。若脾气虚弱，运化失常，运摄无能，则经行前后不定，量多少不一，甚或有崩漏、闭经之变；脾阳不振，不能运化水湿，湿浊下注，则带下绵绵；湿邪泛溢于肌肤，在孕妇则为子肿；脾气下陷，血不养胎，多有堕胎、小产之虞。

肺为乾金，主持一身之气而朝百脉，有宣发肃降的作用。肺气宣发，才能输送气血津液于全身,以营养各个脏器。肺气肃降,才能通调水道,下输膀胱,保持人体水液的输布排泄;肺主气而朝百脉,气为血帅,气行则血行,周流全身,循环不息。若肺虚气弱,宣发肃降功能失常,不能朝通百脉,则血脉不畅,常有胸胁苦满,甚则闷痛。子病及母,可致脾失健运,湿浊下注,带下绵绵;脾不统血,则月经前后不定,量多少不一,甚则闭而不行;肺主气,气之根在肾,肺气虚弱,可导致肾气封藏无能,便有月经过多、崩漏,在孕妇则有堕胎、小产之变。

肾为先天,乃水火之脏,为元阴元阳之所出,有藏精、主骨及生髓的作用。肾的功能正常,则能主宰人体的生长发育及生殖的活动。所谓"肾气盛……天癸至,任脉通,太冲脉盛,月事以时下,故有子"。若肾气不足,精血衰少,肾不主蛰,封藏无能,则往往经行量多,崩漏,带下质稀如水;"胞脉系于肾",在孕妇则有小产、滑胎之患。所以肾气的强弱,是决定经、带、胎、产的关键。肾气充沛,作强、封藏功能正常,则康健无恙,肾气虚弱,则百病丛生。

总之,心主血,肝藏血,脾统血,肺主气而朝百脉,肾藏精,精血同源。妇女以血为主,其经、带、胎、产、乳等与血有密切关系,而血来源于水谷之精微,尤其是血的生成和运行循环,更要有脾的运化、心气的推动、肝的藏泄、肺的宣发、肾的施泄协同作用才能完成。但五脏之中,班老尤注重肾、肝、脾三脏。盖血之始赖肾阳之蒸腾气化,血之源靠脾之健运升清,血之和不离肝之升发调摄。在三脏中,又以肾的功能为主要。故治疗妇科病,以肾为主,从肾治经,从肾治带,从肾治孕,脾肾并重、肝肾并调是其治疗宗旨。与此同时,班老还注意到脏腑之间的关系和特征。如肝与肾,除精血同源的关系外,由于肝的疏泄,肾的封藏,存在着开与合的关系。而脾以升为健,胃以降为和,脾之升赖肝之生发,胃之降从乎胆之下泄;反之脾胃虚弱,中焦湿盛,也可导致肝木不升,脾气不降的格局。可见脏腑之间有着密切的关系,它们在生理上相互牵涉,病理上相互影响,五行上相互生克制约,治疗上相互牵涉,形成不可分割的整体,临床上要全面分析,以本为主,标本兼治。

三、治妇必治血,治血不忘瘀

妇科病尽管虚实夹杂,但主要是经、带、胎、产之变,其致病因素有外感六淫、内伤七情、多产房劳之分,其病情亦有寒热虚实的不同。但妇女以血为主,以血为用,其生理活动与血的盛衰、盈亏、寒热、通闭息息相关。如血热则迫血妄行,可出现月经先期、量多,甚至暴崩漏下;血寒则冲任凝涩,气血不通,可致痛经、闭经、不孕、胎痿不长。故治疗妇科病,班老强调不论温、清、补、消均要考虑到妇女以血为本、阴血难成而易亏、血分易虚易瘀的特点,选用既止血化瘀又不伤血之品,如三七、藕节、茜根、大小蓟、蒲黄炭、炒山楂等,尤善用鸡血藤,以其能入血分,以补为主,补中有化,久服亦无伤血耗阴之弊。如为出血的病证,班老常在止血的同时,不忘化瘀血,崇尚唐宗海"凡血证,总以祛瘀为要"之说。妇女瘀血的病因,在临床上常见的有气滞、气虚、寒凝、热郁、湿困、创伤以及出血处理不当等。根据瘀血的不同病因,采取不同的治则,常用有理气化瘀、益气化瘀、温经化瘀、凉血化瘀、养阴化瘀、补血化瘀、燥湿化瘀等法。

根据妇女"有余于气，不足于血"的生理特点，在治血的同时，班老着眼于疏肝理气。由于气为血之帅，血为气之母，血随气而行，气赖血以载，气行则血行，血到则气到，气滞则血凝。气分的寒热升降均与血分密切相关。故在治疗妇科血分病证时，除养血外，还要注意处理好气与血的关系。由于肝藏血而主疏泄，主升发，喜条达而恶抑郁，体阴而用阳，为冲任二脉所系，肝气是否舒畅条达，与妇科疾病的发生发展密切相关。班老在理血的同时，常配用合欢花、素馨花、柴胡、香附、郁金等疏肝开郁之药，以为顺气、理气、调血之用，使气顺则血顺，气行则血行，以防止瘀血之形成。

四、治带先治湿，治湿不忘瘀

带下病为妇科常见病，其病因复杂，虽有六淫之侵、七情之扰、房劳多产、饮食劳逸等因，但均与湿有关。湿的轻重多少，关系到病情的深浅程度。班老主张治带要先治湿，只有祛除湿邪，带脉才能约束。治湿之法有温化与清化之分。盖湿为阴邪，其性重浊黏滞。只有通过温化，才能使脾得健运，肾得温煦，激活先天之生机，使水谷精微清者输布全身，浊者从膀胱排出体外，升清降浊，带脉得以维系。又湿邪为阴邪，最易阻遏阳气，且湿邪蕴久易化热，只有通过清化之法，才能使湿热分离，湿热去带自止。温化之法代表方如《伤寒论》附子汤和《傅青主女科》之完带汤；清化之法常用班氏自拟方清宫解毒饮。

治带固然先治湿，但带脉失约，除六淫、七情致病外，还与胎前产后、人流术后、房事损伤诸多因素有关。通过数十年的探隐索微，班老发现带下与瘀血关系密切。因湿为阴邪，最易阻遏阳气，不仅使带脉失约，更能使脏腑气机升降失常，气滞则血瘀；房劳产伤或久病入络，瘀血阻塞脉络经隧，气机不畅，水不化气则生湿，湿能致瘀，瘀能致湿，湿瘀胶结，病情缠绵难愈。在治疗中，班老提出治湿不离化瘀的观点。这里有两层含义，即根据湿可致瘀、瘀可致湿的特点，首先，在治疗上要预防带下病的湿与瘀合，防患于未然；其次，在收涩止带之时要注意选用既能收涩又能化瘀之品，如泽兰、马鞭草、救必应等。

经者血也，带者湿也，经带同为胞宫阴户所出，经带关系密切。因为湿热熏蒸，壅滞胞宫，既可导致水精不化，湿浊下注的绵绵带下，又可损伤冲、任、带诸脉，致经行失常。在治疗时，班老强调既要治经，又要治带；经带并病者，要经带并治，在湿浊带下严重之时，通过治带可达治经的目的。一般而言，实证以治带为主，从带治经，虚证以治经为主，从经治带，班老在国内率先提出了经带并病、经带并治之说。

五、药贵冲和，善用花类

古人曰："用药如用兵"，"药不在多而在精"。由于临证病情复杂多变，常虚实夹杂，寒热相兼，且病者体质不同，居住环境不一，难以偏执一方以治之。班老临床常言："有证无方"。即在辨证精确的前提下，以方证相合为目的，选药遣方，不论经方、时方，都要兼收并蓄，择善而从。选方处方，既要有证有方，又要有证无方，权宜多变。所谓有证有方，指病情在病机、脉症上与某证某方相合时则守其证，用其方，若病情与某证某方在病机上相合，脉症不一时，则守其法而易其方，以证为凭，灵活变通。只有方证娴熟在胸，临床才能得心应手，而无胶柱鼓瑟之忧。治疗外感病，班老善用辛凉或辛而微温之品；治内伤病，他善用甘平或甘温之方，盖"甘能生血，甘能养营，但使脾胃气强，则阳生阴长，而血自归经"（《景岳全书》）。根据妇女有余于气、不足于血的生理特点，班老主张用药以冲和为贵，寒温相宜。如偏于补阳则易动火而耗血伤阴，若偏于养阴则滋腻碍脾，故药宜取甘润冲和，掌握补而不腻，利而不伐，温而不燥，凉而不寒，补阳配阴，补阴配阳，补中有化，化中有补的用药原则。在病情需要用偏寒偏热之品时，则讲究配伍法度，注意柔中有刚，刚中有柔，刚柔相济。对于寒热虚实夹杂病证，临床上又有攻补兼施、寒热并用、补中寓清、化中有补之分。

药物除寒热温凉之性外，尚有升降浮沉之势，而花者，华也，集天地之灵气，凝本草之精华，性味平和，质轻芳香，有升发阳气，醒脾悦肝之力，可调达气血，尤适合体质娇嫩、不堪药性之偏颇之妇女使用。用之得当，可使肝之怫郁得解，脾之运化能行，气血调达，经带如常。班老常用的花类药有：偏于上焦者有银花、菊花、玉兰花、合欢花、密蒙等；用于中焦者有黄饭花、佛手花、素馨花；用于下焦的有凌霄花、鸡冠花；兼有化瘀行血作用的有田七花、玫瑰花等。在辨证的基础上，尤在大队的补益剂中，酌加一二味花类药，能使之补而不滞，健运脾胃，而达事半功倍之效。

医论医话

试探《内经》有关妇科的论述

《黄帝内经》是我国古代劳动人民在长期的生活、生产与疾病作斗争的过程中积累起来的经验总结，它对人体的生理、病理和疾病的辨证、治疗都有系统的论述，至今仍然是中医各科辨证论治的理论依据。其中对妇科的论述，虽然篇章不多，但却很重要，现综合归纳如下。

一、经孕之本在于肾

月经、带下、妊娠、分娩是妇女特有的生理特点。《素问·上古天真论》首先对月经和胎孕的来源、形成、有无等问题特明确地指出："女子七岁，肾气盛，齿更发长；二七而天癸至，任脉通，太冲脉盛，月事以时下，故有子"。这里阐明了月经形成的因素：一是决定于肾气的强弱；二是天癸的至与否；三是任脉的通与塞；四是冲脉的盛与衰。肾主藏精而为作强之官，是元阴元阳之根蒂，是技巧之所出，只有肾的真阴真阳充沛，肾气旺盛，火暖水温，才能促进天癸的来至，任脉畅通，太冲脉盛，保证月经以时来潮，此时"阴阳和"（《素问·上古天真论》）便有受孕的可能。在这里要加以说明的是，《内经》在强调肾气是经、孕之本的同时，也非常注意其他脏腑、经脉与月经、胎孕的密切关系，故《素问·上古天真论》曰："七七任脉虚，太冲脉衰少，天癸竭，地道不通，故形坏而无子也"。这就是说，肾气的旺盛，固然是天癸产生、任脉和冲脉通盛、月事以时来潮的关键；但是，如果任脉亏虚，主持诸阴的功能失常，或冲脉衰少，血海不能满溢，以致天癸枯竭，同样也会引起月经闭止，生殖功能衰退，便将失去受孕的基本条件。所以《素问·上古天真论》一方面强调肾气是月经、胎孕的根本，另一方面又指出，肾之所以能起到这样的作用，主要是依赖于"受五脏六腑之精而藏之"的作用。因而"五脏盛乃能泻"，保持开阖施泻，促进人体的正常生长发育。如果"五脏皆衰，筋骨懈堕，天癸竭矣"，则无经行、胎孕可言。

总之，《内经》认为月经和妊娠的根本在于肾气的作用，而肾气之所以能实现一系列的生殖发育过程，除了肾本身的功能之外，必须要有五脏安和与冲脉、任脉的密切配合才能完成。若五脏功能衰退，肾气便将亏虚。同样，肾气亏虚，五脏也不能独盛，因而，便经绝不孕。

历代医家论经，强调五脏气血的安和，其中尤以肝、脾、肾三脏为主要，如《景岳全书·妇人规·经脉之本》"经脉之本，所重在冲任，所重在胃气，所重在心脾生化之源耳"，实是本《内经》之旨，结合临床实践，加以归纳总结，在前人的基础上有所发挥。

二、致病原因内伤外感，注重房劳

根据《内经》的记载，引起妇科疾病的致病因素包括外感六淫、内伤七情、房劳所伤等，以致脏腑、经络功能失常，气血不和，阴阳失调而发生轻重不同的病变。

1. 六淫致病

风、寒、暑、湿、燥、火，常则为六气，能生万物；异则为六淫，不利于生机，其中尤以寒和热的危害最大。寒为阴邪，其性收引，最易阻遏气机；热为阳邪，其性升散，最易伤津耗液。故《素问·离合真邪论》曰："天地温和，则经水安静；天寒地冻，则经水凝泣；天暑地热，则经水沸溢"。太寒则血液凝涩，太热则经血妄行，因而往往导致月经闭止不行，或经行超前、量多、色红等之变。《灵枢·水胀》提出："寒气客于肠外，与卫气相搏，气不得荣，因有所系，癖而内著"，便有"肠覃"之患；"寒气客于子门，子门闭塞，气不得通，恶血当泻不泻"，即出现"状如怀子"之"石瘕"。癥瘕所在，虽然一在肠外，一在子门，但均由于外感寒邪而引起，可见寒淫为害之惨烈。

《内经》除了认为寒与热之邪能导致妇科的病变外，还认为气候的递序，五运六气的胜复盛衰，对于胎孕生育也有一定的关系，《素问·五常政大论》："岁有胎孕不育，治之不全，何气使然？岐伯曰：六气五类，有相胜制也，同者盛之，异者衰之，此天地之道，生化之常也。"此段论述虽然是泛指一切生物与季节的关系而言，但因人是生物之一，并与外界气候息息相关，因而岁气的胜复盛衰，多少对胎孕的发育有一定的影响。从现代遗传学的观点来说，很多疾病是来自先天，而先天的疾病，其致病的原因虽然是多方面的，但其中气候的温和或恶劣，四周环境的雅静安宁或嘈杂紊乱，也是重要的因素。另外，《素问·六元政纪大论》指出，少阳相火司天，风火用事，对血脉的运行有一定的影响，甚至发生血崩之变，"少阳司天之政，初之气，风胜乃摇，候乃大温，血崩"。

2. 七情致病

在一般的情况下，喜、怒、忧、思、悲、恐、惊正常的七情变化是不会致病的，但若七情过极就会伤及五脏，导致各种疾病，《素问·阴阳应象大论》提出："怒伤肝，悲胜怒；喜伤心，恐胜喜；思伤脾，怒胜思；忧伤肺，喜胜忧；恐伤肾，思胜恐"。例如情欲不遂，肝气郁结，肝的疏泄功能失常，就可能有经闭不行之变。另外，《素问·阴阳别论》云："二阳之病发心脾，有不得隐曲，女子不月"，对于"隐曲"二字，历来注家有不同的解释：一是作为不得大小便解（杨上善）；二是作为阳道病解（王冰、李念莪），但我认为，张山雷等作情欲不遂解较为合理。女子经闭不行，其原因虽多，但均与肝有直接或间接的联系。肝藏血，在妇女为先天，若长期情欲不遂，则气机郁结，肝失疏泄，脾不健运，心气不得下通，子病及母，肾的开阖失常，故导致"女子不月"。

妇女怀孕之后，宜"调心神，和情性，节嗜欲"（《备急千金要方·妇人方上·养胎第三》），以保证身心的健康，促进胎元的正常发育。如果喜怒无常，多思惊恐，则气血失调，波及胎元，便会遗患无穷，或者胎萎不长，或幸而能生，也是多病痴呆。

如《素问·奇病论》论述癫疾的病名、病因和病机："人生而有病癫疾者，病名曰何？安所得之？岐伯曰：病名为胎病，此得之在母腹中时，其母有所大惊，气上而不下，精气并居"。故任何一种情志的过极变化，都会导致阴阳不和，气血失调，男女皆然，正如《素问·举痛论》所云："余知百病生于气也，怒则气上，喜则气缓，悲则气消，恐则气下……思则气结"。

3. 房劳伤肝肾

肝肾内寄相火，肾藏精，肝藏血，精血同源，在妇女同为先天。历来养生之道，贵在清心寡欲，节房事，以固护生命的根源。如禀赋本虚，又嗜酒纵欲，不知适可而止，则肾亏肝伤，精血枯竭，正如《素问·腹中论》所云："醉入房中，气竭肝伤，故月事衰少不来也"。肾为元阴元阳之根，肝主生发，为冲任脉之所系，肝肾亏损，则生发不振，经源枯竭，故产生月经闭止、不孕等病变。故《素问·上古天真论》认为，若"以妄为常，醉以入房，以欲竭其精，以耗散其真"，必将"逆于生乐"，不是早衰减寿，便是百病丛生，而在妇女常常首先表现为月经的病变。

4. 奇经失常

经脉内属脏腑，外络肢节，是构成人体组织器官的重要部分。当内脏有病变时，能影响到经脉和络脉，而经络的病变，同样也会导致脏腑功能失常。从妇科的生理特点来说，《内经》认为任脉、冲脉、督脉同起于会阴，一源而三歧，冲、任二脉又内系于胞中，与妇科的发病关系最为密切。如《素问·骨空论》曰："任脉为病，女子带下瘕聚；冲脉为病，逆气里急；督脉为病，脊强反折……其女子不孕。"任脉主持诸阴而司妊养，督脉主持诸阳而温暖胞宫，冲脉主一身血海而润养全身。若任脉的功能失常，则水湿不化，阴血停滞，故有带下、瘕聚等之变；督脉虚衰，不能温煦脏腑，则胞寒宫冷，摄精无能，虽婚而不孕；冲脉空虚，血海不满溢，筋脉脏腑失养，则气逆冲上，腹内拘急挛痛，或经闭不行等。可见任何一经的病变，都能引起妇科的疾患。而经脉功能之所以失常，虽然有多种原因，但由于经脉内联脏腑，其病变多责于脏腑的病变。如《素问·评热病论》曰："月事不来者，胞脉闭也。胞脉者，属心而络于胞中，今气上迫肺，心气不得下通，故月事不来也"。胞脉络于胞中而属于心，由于水气上逆，导致肺失宣降，心气不得下通，故导致月经闭止不行等病变。

综上所述，《内经》认为妇科病的致病因素包括外感六淫、内伤七情和有房事耗伤等，导致脏腑、经络功能失常，气血不和，阴阳失调而发病。故《素问·阴阳别论》对血崩的病机概括为"阴虚阳搏谓之崩"。

三、诊法辨证，尤重色脉

疾病的发生与发展过程是邪正盛衰消长相互转化的过程，要从这种过程了解疾病的本质、症结所在，必须望、闻、问、切四诊密切配合才行。《内经》对于诊察疾病，重视四诊并用，尤重色脉，《素问·阴阳应象大论》云："善诊者，察色按脉，先别阴阳"。在妇女生理或病理情况的诊断和辨证过程中，更重视望诊和切诊的应用。例如对胎孕和病变的判断就有许多有关切脉的记载，如《素问·阴阳别论》提出："阴搏阳别，谓之有子"；《素问·平人气象论》提出："妇人手少阴脉动甚者，妊子也"；《素问·腹中论》提出："身有病而无邪脉也"。《灵枢·邪气脏腑病形》提出："肾脉微涩，为不月"等。在望诊方面，很重视对人中的观察，如《灵枢·五色》提出："女子在于面王，为膀胱子处之病，散为痛，搏为聚"。人中为任脉、督脉交会之处，人中的长短、深浅、宽窄及色泽的变化，对于诊察子宫及其他的生殖系统疾病，是具有很大参考价值的。

《内经》对于具体疾病的鉴别诊断虽然不多，但《灵枢·水胀》有关妇女的肠覃和石瘕鉴别诊断的论述却颇为确切。肠覃和石瘕同为寒邪所犯而引起的瘀血病变，两者均有"状如怀子"的症状，但前者"寒气客于肠外"，子宫受到的影响不大，故"月事以时下"，而后者是"寒气客于子门"，直接危害到子宫，故"月事不以时下"，一语道破两者的区别，诚是切当之论。

四、治疗法则，纲领挈要

《内经》有关治则的论述，内容十分广泛。在大法上有正治、反治、治本、治标等之分，而在分类上，可以说汗、吐、下、温、清、补、消、和俱备。这些治疗法则，都是根据疾病的表里寒热虚实阴阳而提出来的，至今仍然指导着临床。但值得注意的是，妇女以血为本，以血为用，在妇科病的应用过程中，要重视以下两方面。

1. 疏通血脉　调理气血

妇女的疾病，尽管错综复杂，但均与气血失调有关。凡七情所伤，气滞血瘀者，宜"疏其血气，令其调达，而致和平"（《素问·至真要大论》）。寒凝血瘀而形成癥瘕者，"血实宜决之"，"肠覃、石瘕，皆生于女子，可导而下"。这种疏气祛瘀的目的，在于调理气血，畅通血脉，保持气血的调和。

2. 论证用药　贵在扶正

《内经》的治疗法则，虽然纲领性很强，但都是根据病情而定的。纵然是怀孕的妇女，仍然本着有是证而用是药。如《素问·六元政纪大论》曰："所谓妇人重身，毒之何如？有故无殒，亦无殒也。大积大聚，其可犯也。"只要是积聚的病变，仍然用化瘀攻伐之品。然而，妇女为娇嫩之体，加上怀孕在身，更宜注意扶正保胎，所以接着便提出"衰其半而止"，也即是《素问·五常政大论》所说的"大毒治病，十去其六；常毒治病，十去其七；小毒治病，十去其八，无毒治病，十去其九。谷肉果菜，食养尽之，无使过之，伤其正也"。总之，扶正与祛邪兼顾，其目的是为了保护正气，在治疗妇科疾病时尤为重要。

以上两点，是就妇女的病理特点而言，除此之外，《素问·至真要大论》和《灵枢·五色》所提及的其他治则，同样也可以用于妇科。例如阳虚而经行错后用"寒者热之"或"劳者温之"；血热经行超前则用"热者寒之"；瘀积经痛则用"结者散之"；癥瘕不孕，多用"坚者削之"等。

特别值得注意的是，《内经》全书共附有十三方，其中四乌鲗骨一芦茹丸是治疗妇女血枯经闭的名方，也是首载的第一张治疗妇科病的方剂。方中之乌鲗骨即海螵蛸，其气味咸温而下行，能软坚，能通行，凡赤白漏下及血枯经闭宜之；芦茹即茜草，气味甘寒，能止血，能活血，凡血崩或经闭可用；麻雀卵气味甘温，有温养精血之功，能治男子阳痿不举及女子阳虚带下，便溺不利；鲍鱼气味辛温，能补益精气而利血脉，为温养之佳品，与诸药同用，则相得益彰。全方具有益气生精、补血养阴、强壮肝肾、活血通经之功，凡血枯精亏诸症，均可用之，至今仍然为妇科常用的方剂之一。

《内经》是一部内容极为丰富而重要的经典著作，它的理论体系、辨证方法和治疗原则，都具有很高的科学性，至今仍指导着我们的临床实践。因此，我们只有结合临床实践，更深入地学习和研究《内经》的有关知识，才能吸取其精华，用来指导临床辨证思维和遣方用药，提高医疗水平，以解除患者的疾苦。

《内经》防老思想初探

生长与衰老，是一种生理现象。有出生之时，必有衰老死亡之日，这是包括人在内的一切生物不可抗拒的自然规律。但利用医学卫生保健的方法，来预防衰老和延长人的寿命，则完全是可能的。中医学最早的一部经典著作《内经》对这个问题作了很多论述，这些论述不仅认为防老是可能的，而且提出了许多防老的具体措施。研究和探讨《内经》的防老思想和措施，在今天来说，仍有一定的现实意义。

要了解《内经》的防老思想，首先要研究疾病是怎样发生的。《内经》认为，疾病能否发生，虽有多方面的原因，但主要是正邪斗争的结果，关键在于人体之气虚与不虚。"风雨寒热，不得虚，邪不能独伤人。猝然逢疾风暴雨而不病者，盖无虚，故邪不能独伤人"（《灵枢·百病始生》）。"正气存内，邪不可干"（《素问遗篇·刺法论》）。也就是说，在一般情况下，人体正气充沛，抵抗力强，邪气就不易侵犯，人体不会得病。反之，"邪气所凑，其气必虚"（《素问·评热病论》）。正气相对虚弱，不足以抵抗外邪之时，邪气就乘虚而入，侵犯人体而发病。正气是指人体的功能活动及抗病能力而言，凡脏腑、经络、精、气、血、津液等正常的功能活动，均属于"正气"的范畴。邪气则包括外感六淫之邪、疫疠之气、七情过极以及一切肥甘厚味、痰饮、瘀积等足以致病的各种因素。疾病的发生，既然决定于"两虚相得"，因而《内经》把预防衰老的着眼点放在"保护正气，防止病邪"的基础上。

《素问·上古天真论》说："法于阴阳，和于术数，食饮有节，起居有常，不妄劳作，故能形与神俱，而尽终其天年，度百岁乃去。"这段话扼要地提出了延年益寿的思想和措施，其内容包括精神保养、饮食起居、性生活、体格锻炼、劳逸结合以及四时气候和周围环境的适应等。现分述如下：

一、精神要保养

人的精神与内脏息息相关，不同的情志变化，对内脏有不同的影响。《素问·阴阳应象大论》说："人有五脏化五气，以生喜怒悲忧恐。故喜怒伤气，寒暑伤形，暴怒伤阴，暴喜伤阳……喜怒不节，寒暑过度，生乃不固。"精神愉快，则能焕发青春，脏腑功能正常，气血通畅，正气旺盛，邪气难侵入人体。如七情过极，精神上长期受到不良的刺激，或长期忧郁不乐，都足以引起内脏功能的紊乱，使气血不和，阴阳失调，以致早衰减寿。所以《内经》强调在精神上要做到"是以嗜欲不能劳其目，淫邪不能惑其心"。也就是说，不要有非分的妄想，不要计较个人的得失，要性情爽朗，胸怀大志，光明磊落，兢兢业业地工作和学习，避免精神上受到不良的刺激，从而达到"精神内守，病安从来"的目的。当然，如果平素体质健壮，气血充沛，情志刺激又是短暂的，一般来说是不会影响人体健康的。因为人体对情志的变化，有自身调节的本能，例如过怒、过喜、过思、过忧、过恐，虽然能损伤相关的内脏，但悲能胜怒，恐能胜喜，怒能胜悲，喜能胜忧，思能胜恐，故"至尽天寿，虽有深忧大恐，怵惕之志，犹不能减也。五脏皆坚者，无病；五脏皆脆者，不离于病"（《灵枢·本脏》）。这就是说，当五脏是"坚"的，即五脏气血旺盛调和，正气充沛时，虽然暂时受到不良刺激，仍不至于发病。反之，如五脏是"脆"的，即气血不足，正气衰弱时，一旦受到不良的刺激，便可因此发病。

二、体质要锻炼

《内经》认为，正常的体力劳动和锻炼，能促进气血流通，增强体力，防御疾病，所以它提出既要"和于术数"，进行气功、导引等的锻炼，又要"夜卧早起，广步于庭"，"无厌于日"，进行一般的体育锻炼。尤其是患慢性疾病的人，更应该注意锻炼，所谓"去宛陈莝，微动四极"（《素问·汤液醪醴论》），就是既要治疗，祛除病邪，又要活动四肢，进行锻炼。但这种锻炼必须是"形劳而不倦"，适可而止，做到劳逸结合，才能收到"气从以顺"的效果。因为过劳或过逸，都能伤形耗气，损害健康，按《内经》的说法就是："久视伤血，久卧伤气，久坐伤肉，久立伤骨，久行伤筋"（《素问·宣明五气》）。这里的久视、久坐、久行便是过劳；久坐、久卧就是过逸。不活动、不锻炼不好，过劳、过逸也不好，必须是"不妄作劳"，有劳有逸，才能保持身心健康。

三、饮食要调节

饮食是摄纳营养，维持人体生命必不可少的条件，饮食失调，又是导致疾病发生的重要原因之一。所以《内经》强调"食饮有节"，不要"以酒为浆"。因为"饮食自倍，肠胃乃伤"（《素问·痹论》）。饮食太过，不仅损伤脾胃的腐熟运化功能，而且会损害到其他脏腑，例如长期过食肥甘厚味或嗜酒无度，以致痰浊湿热内生、经脉不利、气血壅滞，常可发生痔疮下血或各种疮疡等病变。尤其对食物的偏嗜喜爱，更容易引起部分营养物质的缺乏或气血阴阳的偏盛偏衰，造成各种病变的发生。"多食咸，则脉凝泣而变色；多食苦，则皮槁而毛拔；多食辛，则筋急而爪枯；多食酸，则肉胝皱而唇揭；多食甘，则骨痛而发落，此五味之所伤也"（《素问·五脏生成》），可见饥饱失常，偏嗜不变，饮食不洁，都可以引起某种疾病的发生。所以在饮食上必须"食饮者，热无灼灼，寒无沧沧，寒温适中，故气将持，乃不致邪僻也"（《灵枢·师传》）。此外，还要调节品种，做到不偏不嗜、不辛不热、不燥不腻、粗细结合，才能使脾能升、胃能降、消化吸收功能正常、气血来源充足、正气充沛，从而增强人体抵抗病邪的能力，保持身体的健康。

四、性欲要节制

夫妻之间，情兴性欲，本是正常的生理现象。但"夫精者，身之本也"（《素问·金匮真言论》），肾精的盈亏，决定人的生长发育以至衰老死亡。肾精的充盈或不足，除了先天禀赋之外，很大因素是取决于后天的调养，如果对性生活有正确的认识，善于节制性欲，则肾精经常盈满，年虽老而不衰。反之，"以妄为常，醉以入房，以欲竭其精，以耗散其真，不知持满，不时御神，务快其心，逆于生乐"（《素问·上古天真论》），即沉醉于房事，纵欲无度，则精气枯竭，真阴耗散，戕伤其根基，就会"未老先衰"，此时外邪每易乘虚而入，于是百病丛生，甚至因此死亡。

五、病邪要防避

《内经》虽然强调正气在防病中的主导作用，但并不否认邪气对人体健康的影响。当外来邪气急骤暴烈，超过正常的抵抗力时，邪气也可起到主导作用。所以，《素问遗篇·刺法论》在提出"正气存内，邪不可干"之后，接着就提出"避其毒气"。

《内经》对于防避病邪的论述，有"未病先防"与"已病防变"之分。所谓"未病先防"，就是除了经常采取有效措施，保护正气之外，还要防止邪气的侵犯。防止邪气的侵犯又可从两方面入手：一是注意防避，"虚邪贼风，避之有时"（《素问·上古天真论》）；二是利用药物、针灸的作用，例如小金丹中的雌黄、雄黄，便是很好的解毒杀虫之品，仍为今天防病之用，针灸疗法能疏通经络、宣导气血，有"补神固根，精气不散，神守不分"（《素问遗篇·刺法论》）的作用，如常灸足三里，能促进胃肠的消化功能，有利于身体健康。所谓"已病防变"，是根据疾病传变的规律，进行有效的早期治疗。"邪风之至，疾如风雨，故善治者治皮毛"，就是说，当病邪还在皮毛也就是还很轻浅的时候，就要及时治疗，这样既易祛邪又不伤正。"治五脏者，半死半生也"，如果等到病邪深入内脏，形成正虚邪实的局面以后再治疗，则效果往往不满意。可见《内经》不仅强调要保护正气，而且也非常注意疾病的预防和早期治疗。

六、四时气候、地理环境要适应

春温、夏热、秋凉、冬寒，四季的变化，是促进万物生长的动力。《素问·四气调神论》篇说："夫四时阴阳者，万物之根本也。"人生活在自然界之中，外界气候的变化对人体有一定的影响。例如春温、夏热是阳气旺盛之时，人体阳气趋于外而虚于内，所以要"春夏养阳"，注意保养体内的阳气，不使宣泄太过；秋凉、冬寒，是阴气旺盛之时，人体的阴气外盛而内虚，因此要"秋冬养阴"，保护好阴精，不使耗散太过，以适应来年春气生发的变化。这样从根本上去调节阴阳之气，则体内气血平和，阴阳协调。同时，还要根据各个不同地区气候的差异以及地理环境和生活习惯的不同，采取适当的保养方法。例如：西北地高多寒燥，穿宜厚衣而食宜辛热清润；东南地卑多湿热，穿宜薄衣而食宜辛凉芳化。这样，便能保持正气充沛，身体健康。《内经》还认识到人类不仅能被动地适应自然环境，更能主动地适应和改造自然环境，从而提高健康水平。《素问·移精复气论》说，"动作以避寒，阴居以避暑"，就是说人类应如何主动适应四季气候的变化。

《内经》提出的上述防老延寿的措施，概括起来就是："智者之养生也，必顺四时而适寒暑，和喜怒而安居处，节阴阳而调刚柔。如是则僻邪不至，长生久视。"（《灵枢·本神》）这与现代医学防衰老的一些方法，如注意防暑避寒、食用简单而常变的膳食、遵守卫生规则、经常参加适度的体力劳动和体育锻炼、注意劳逸结合、节制性欲、戒除烟酒等等，是基本相符的。

论六经辨证在妇科病中的运用

六经辨证是《伤寒论》的核心，是其主要构成部分，它固然是探讨外感疾病的传变规律和论治的依据，但也同样可用于其他杂病的辨证论治。

一、外感病和内伤病证候的产生，都是邪正斗争的表现

疾病的发生和变化，虽然是非常错综复杂的，但总的来说，是人体生理功能在某种程度上受到破坏，以致形成气血不和、阴阳失调的异常局面。导致这种异常局面有两种原因：一是脏腑功能的失常；二是各种致病因素对人体的影响。我们的前人认为"正气存内，邪不可干"（《素问·刺法论》），"邪之所凑，其气必虚"（《素问·评热病论》）。这里所说的"正"、"气"，便是指脏腑经络气血津液的盛衰盈亏而言；所谓"邪"，即是指外感六淫之邪或七情过极、房室劳倦等而言。疾病发生和发展的全过程，即是病邪与人体正气斗争的过程，邪正的消长决定疾病的寒热虚实，"邪气盛则实，精气夺则虚"（《素问·通评虚实论》），一个证候的产生就是生理异常和病理变化的反映。不论外感疾病或内伤杂病，都是以经络脏腑为基础的。《伤寒论》的六经辨证，也不能局限于经脉，因为经络是全身气血运行的道路，它内属脏腑，外络肢节，内脏发生了病变，可通过它所属的经脉和苗窍反映出来；同样，某一条经脉气血运行的失调，也会影响到它所属的脏腑。所以《伤寒论》的六经病变，不仅有循经传、越经传、直中三阴等之分，而且有合病、并病和由经传腑等之别。例如，太阳经邪热传里，邪热与血搏结于下焦而出现少腹硬痛、小便自利等症状，此为蓄血证。

外感病和内伤病有极为密切的联系，是能相互影响的。一个多年哮喘的病人，每逢气交之变，最易外感；同样，外感咳嗽久治不愈，最易损伤肺络，甚或导致肺痨之变。外感之中有内伤，内伤之中有外感，两种致病因素的来源尽管有所不同，但在病变上仍然很难绝对分开。六经辨证的三阳病属阳，病变多在经在腑，多具有恶寒发热

或往来寒热或但热不寒等表、热、实证；三阴病属阴，病变多在脏，常见但寒不热等里、虚、寒证。三阳经病，虽然以实证为主，但尚有太阳为表、阳明为里、少阳为半表半里之别。三阴经病，虽然以里虚为主，但太阴则以脾土虚寒为主证；少阴则以心肾阳虚为多见，并有寒化、热化之分；厥阴则以虚实互见、寒热错杂、发厥为特点。六经辨证与八纲辨证有密切的关系，在《伤寒论》中记载，汗有麻、桂，吐用瓜蒂，下用承气等，和用小柴胡，温用理中、四逆，清用白虎汤，消用桃核承气，补用复脉等不同治法。

总之，疾病的发生和发展及其治疗等的全过程，都说明了外感疾病虽然是邪自外而入，主要以六经辨证为主，但仍然需要以脏腑经络辨证为基础。所以说，外感病和内伤病的致病原因尽管有内、外之分，但其均是以脏腑经络为基础，是邪正斗争的表现。

二、六经病变与妇科病变的联系

妇女经、带、胎、产等的病变，一般来说是由于脏腑和奇经八脉功能失常，气血不和，冲任亏损所引起，因而在临床上多以脏腑辨证为主。由于《伤寒论》的六经辨证是以脏腑经络为基础的，所以六经辨证同样可以说明妇科病变。

太阳为六经之藩篱，主人身之体表，当外邪自表而入，首先表现的是头项强痛、恶寒、脉浮等太阳经证，又称表证。太阳之腑便是膀胱，如经证不解，邪热内传膀胱，邪热与水或血搏结，就有太阳蓄水证或蓄血证等之变。妇女以血为主，其月经的病变，虽然有多种原因，但经者血也，治经不离治血，凡属瘀积引起的经行错后，少腹、小腹硬痛，均可仿蓄血证之法施治。太阳经脉分布在项背而统摄营卫，与少阴为表里，腰为肾之府，背俞为脏腑气血转注之处，不仅太阳表邪可影响项背，同样，内脏的病变，也可以从项背反映出来，如屡次滑胎之妇，多有腰脊坠胀如折之感，治之当用温养冲任，固肾安胎之法。太阳寒水主气，其见证以寒、水、湿为多。妇女的带下病，其原因虽多，但均以水、湿为主，治之多用温肾利水或扶阳化湿之法；婚后多年不孕，如属阳虚宫寒，每每用温肾暖宫之法收效。总之，"背为太阳之主"，"心为太阳之里"，"太阳之根，即是少阴"（《伤寒论翼·太阳病解》）。太阳的病变，不仅局限于经脉，而且与脏腑气血息息相关，所以，其同样可用于妇科病的辨证论治。

阳明为多气多血之经，燥金主令，病多燥热，但由于阳明为传化之腑，与太阴湿土为表里，因而也有属于虚寒的。脾胃是气血生化之源，而冲脉主血海，隶属阳明。凡因脾胃虚弱，血源不足而致月经不调者，每每用调养脾胃，建其中气而收功；又妇女经前呕恶，头晕目眩，如坐船中，多属水饮不化，停聚中州，浊气上逆而致，常用温中化饮、降逆止呕之法，如吴茱萸汤之类；胃为燥土，以和降为顺，如产后恶露不尽，瘀血内阻，以致胃失和降而燥实发热，大便不通，少腹硬痛者，亦可用桃核承气汤泻热通便，活血化瘀，从而收到大便通、瘀血尽之效。总之，"阳明居中，主土也，万物所归"，不论阳明之燥热或虚实，均可导致妇女的病变，所以阳明病的传变规律，同样可以在妇科临床中应用。

少阳分布于胸胁，位居半表半里，与厥阴风木为表里，内寄相火，故有经水适来适断，邪热内陷血室，与血相搏之说，因而可用小柴胡汤和解少阳，亦可用针刺期门，以泻肝经之邪。在临床中，凡是经行前后不定，胸胁苦满，乳房胀痛，或经行之时头晕目眩，乍寒乍热如疟状者，常用和解少阳、调理肝气以收到预期的效果。总之，少阳主枢，能开能阖，凡是又表又里，寒热错杂，虚实互见之病变，均可用和解之法，故小柴胡汤不仅为少阳病立，亦为其他杂病之常用方。

太阴湿土主气，病变为中焦虚寒，内属脾、肺二脏。脾肺气虚，不能宣化水湿，则不能食而带下绵绵；脾虚不统血，则导致月经过多，甚或崩漏；脾虚不升，则有胎漏之虞。故健脾调经、温中止带、益气安胎均为临床常用之法。总之，妇女以阴血为本，但有余于气而不足于血，太阴为阴中之至阴，主运化水谷，为气血生化之源，妇女经、带、胎、产的病变多与脾虚不运、不升有关。

邪入少阴属于全身性虚寒证，以无热恶寒、但欲寐、脉微细等为主要表现。但少阴内属心肾二脏，兼水火二气，故亦有"心烦、自利、呕渴"等热化证。肾为作强之官，为先天之本，肾气盛则太冲脉盛，血海充溢，任脉通畅，月事以时下，反之，肾气亏损则经闭不行或崩中漏下；肾主水而为封藏之本，肾阳虚衰则水湿不化而形成湿浊带下，在孕妇则有堕胎、小产之变。心为君主之官而主血脉，心阳抑郁或虚弱则不能生血通脉，会有经闭不行等之变。总之，少阴为水火兼气，证多寒热杂居，其病变多在心肾二脏。肾藏精，心主血，精血互化，妇女以血为主，其经、带、胎、产的病变均与心肾有关，故常用温肾扶阳或养血宁心之法。

厥阴为三阴之尽，属风木而主气，其见症以厥、利为主。厥阴内属肝脏和心包，肝失疏泄，心神抑郁，均能导致月经、胎产等的病变。如：肝血不足，则胎痿不长；心神抑郁，则月事不行；产时出血过多，清窍失养，则有血晕、郁冒等之变。总之，厥阴为阴尽阳生，证为寒热错杂，虚实互见，病情骤急而变化多端，故仿其法以治妇女虚瘀并见的产后病或变化无常的月经病，均收到满意的效果。

三、六经辨证在妇科病中运用举例

妇女经、带、胎、产的病变，一般来说，多属内伤为病，因而当以脏腑辨证为主，但六经辨证也是以脏腑为基础，所以，也可以根据六经辨证的法则来进行论治。兹举例如下：

病例1：经行感冒

黄某，女，35岁，工人。

1年来经行周期基本正常，色量一般，但每逢经行之时则感冒。现经行第一天，头晕痛，鼻塞，泛恶欲呕，肢节腰脊酸痛，苔薄白，舌质淡润，脉沉不浮。证属经行正虚，"荣弱卫强"，腠理不密，使邪得乘虚而入，脉之所以沉而不浮，是血虚不充形，故可仿桂枝汤治之。

处方：当归身12g，川芎5g，桂枝5g，白芍5g，生姜5g，炙甘草5g，大枣5g。

每日1剂，水煎服，连服3剂。嘱经前服3剂，防病重于治病。坚持半年，病不再发。

按语：桂枝汤本为太阳中风表虚证而设，本例取其解肌发汗，调和营卫而收效。

所以加入归、芎者，因妇女以血为主，治经不离血，归、芎温而辛窜，温则生血，辛则通血脉，桂枝汤得之，则其效益彰。

病例2：经漏不止

农某，女，32岁，小学教师。

3年来经行前后不定，量或多或少，色暗红而夹紫块，每次持续7～12天始净。本次经行已8天，仍淋沥不绝，色暗淡，夹小块，小腹绵绵冷痛，脉涩而不匀，苔少舌干。证属阴血亏损，气虚不摄血。拟益气养阴、补血止漏之法为治。

处方：太子参15g，生地黄20g，炙甘草12g，麦门冬10g，阿胶珠12g（烊化），老姜炭2g，肉桂丝2g（后下），益母草10g，大枣12g。

每天水煎服1剂，连服3剂而漏止。后以《金匮要略》胶艾汤而善其后。

按语：本方乃根据《伤寒论》之炙甘草汤化裁而成。复脉汤本为治伤寒脉结代、心动悸之主方。本病例多年经漏过多，脉涩不匀，乃气血已虚之证，故师其方意加减化裁，去桂枝、生姜之温通，改取肉桂、姜炭之温涩，复加辛苦微寒之益母草，化瘀不动血，止漏不留瘀，因其大便不秘，故去麻仁之润通。全方以益气滋阴为主，又佐以姜炭、肉桂之温涩，既能生血复脉，又有化瘀止漏之功。

病例3：经前浮肿

韦某，女，40岁，家庭妇女。

经行错后，量少色淡而质稀已3年，每逢月经将行或经中，眼睑及上肢微肿，时呕恶吐涎，大便溏薄，每日1～2次，脉虚细，苔薄白，舌质淡。证属脾肾阳虚，水饮内停。月经将行之时，相火内动，肝木横逆脾土，水饮溢于肌表官窍，故见诸症。宜以温阳补血、化饮止呕为治。

处方：党参20g，吴萸3g，制附子9g（先煎），炒白术12g，当归身12g，川芎5g，白芍9g，炙甘草5g，大枣10g，生姜6g。

每日1剂，水煎服，连服3剂。嘱以后经将行时连服3～6剂。

按语："太阴之为病，腹满而吐，食不下，自利益甚"。本例为脾肾阳虚，气血不足，水饮不化之变，故仿温中补虚之人参汤、温中降逆之吴茱萸汤和补血之四物汤化裁而成方，既能温中健脾，降逆化饮，又能收到养血扶正之功。

病例4：经行发热

李某，女，24岁，已婚，汽车司机。

经行第三天，量多，色暗红，乍寒乍热，口渴，胸胁苦满，入夜加剧，脉弦数，苔薄黄，舌质红。此为热入血室之变也，拟和解少阳之枢，泄其邪热为治。

处方：柴胡10g，黄芩5g，党参10g，天花粉10g，竹茹5g，当归10g，瓜蒌壳10g，牡丹皮10g，生姜5g，炙甘草5g，大枣10g。

水煎服，每日1剂，连服3剂。

按语：经行正虚，邪热乘虚陷入血室，厥阴与少阴相表里，故以小柴胡汤加减化裁和解少阳，枢机一转，则正气振奋，邪热自退。

病例5：湿浊带下

马某，女，30岁，已婚，农民。

平时带下量多，色白或黄，质稠秽，近日因田间劳动，复为暴雨淋湿，现腰脊酸胀欲折，肢节烦痛，带下量多，质如涕而有臭秽之气，小便短涩，脉缓，苔黄白厚腻，舌质如平。证属湿热下注，兼有外邪，仿太阳蓄水证之法为治。

处方：绵茵陈 20g，桂枝 5g，土茯苓 20g，白术 9g，泽泻 12g，猪苓 12g，防风 5g，独活 5g。

每日 1 剂，水煎服，连服 3 剂。

按语：《傅青主女科》有"夫带下俱是湿证"之说。本病例平素带下量多，足见其有内湿为患，今又为暴雨外湿所犯，内外合邪，阻遏气机，以致湿浊带下，且有化热之势，故仿太阳蓄水证之法为治。以五苓散化气行水，防风、独活、桂枝外解风湿，重用茵陈，取其清热渗湿，内外合治，水湿既有去路则带下自止。

病例 6：阳虚带下

杨某，女，48 岁，售货员。

5 年来经行前后不定期，色淡，量少，平素带下量多，色白，质稀如水，多时必须用卫生巾，伴有腰酸坠胀，腿膝困软，尿多，便溏，脉沉细迟，苔薄白，舌质淡嫩。证属肾阳虚衰，不能化气行水，治以温肾扶阳、固涩止带之法。

处方：制附子（先煎）12g，茯苓 15g，白术 12g，益智仁 10g，党参 15g，白芍 10g，台乌药 9g，怀山药 15g，桑螵蛸 5g。每日 1 剂，水煎服，连服 3 剂。

按语：少阴病有热化、寒化之分，本例乃一派脾肾阳虚之证，故宗"少阴病，得之一二日，口中和，其背恶寒者，当灸之，附子汤主之"之旨，取附子汤温肾健脾之功。肾主水，脾主湿，湿寒并治，复加缩泉丸、桑螵蛸之温涩，则其效可期。

病例 7：妊娠恶阻

赵某，女，28 岁，护士。

受孕 2 月余，恶闻食臭，每食入则吐，心烦，时吐痰涎，质稀薄，脉细缓，苔薄白，舌质如平。证属胎气上逆，胃失和降。拟用桂枝汤调和阴阳，治其营卫为治。

处方：桂枝 5g，白芍 5g，生姜 10g，炙甘草 5g，大枣 10g。

每日 1 剂，水煎服，连服 3 剂。

按语：《金匮要略》有"妇人得平脉，阴脉小弱，其人渴（呕），不能食，无寒热，名妊娠，桂枝汤主之"。本例所见脉症，乃属胃气虚弱，胎气上逆，不能和降而致，故取桂枝汤之辛甘以化气而调营卫，和阴阳，胃气得降，则呕吐可止。

病例 8：妊娠失眠

莫某，女，30 岁，工人。

平素夜难入寐，寐则多梦，妊娠 4 月余，经常失眠，每晚仅能入睡 2～3 小时，患者头晕目眩，心烦心悸，口苦咽干，渴不多饮，脉细数，苔少，舌红。证属阴虚于下，阳亢于上，心肾不交之变。仿《伤寒论·辨少阴病脉并治》："少阴病，得之二三日以上，心中烦，不得卧，黄连阿胶汤主之"之意为治。

处方：川黄连 3g，黄芩 5g，白芍 10g，阿胶（烊化）12g，鸡子黄（另焗，冲服）2 枚，夜交藤 15g，麦冬 10g。

水煎服，每日 1 剂，连服 5 剂。

按语：心主火，肾主水，水火相济，心肾相交，则寐寤正常。今肾阴不足于下，心阳独亢于上，故不得眠而心烦。故以芩、连配鸡子黄清心中之火而补血，阿胶、芍药、麦冬、夜交藤补肝肾之阴而敛神，使水升火降，心肾交合，则得以入寐。

病例 9：产后汗多

凌某，女，35 岁，服务员。

产后 3 天，自汗不止，遍身湿透，四肢不温，小腿拘急，恶风寒，小便短少，脉沉细，唇舌淡白。证属营卫两虚，卫阳不固。拟以益气扶阳、调和营卫、敛汗止漏之法治之。

处方：北芪 30g，制附子（先煎）10g，桂枝 9g，当归身 12g，白芍 5g，生姜 10g，大枣 10g。

水煎服，每日 1 剂，连服 3 剂，则汗止肢温。嘱用当归生姜羊肉汤调养善后。

按语：《伤寒论·辨太阳病脉证并治》有"太阳病，发汗，遂漏不止，其人恶风，小便难，四肢微急，难以屈伸者，桂枝加附子汤主之。"本病例产后自汗不止，汗血同源，阴血亏损太过，则损及卫阳，卫外不固，故汗漏不止而恶风。《难经》云："气主煦之，血主濡之"。阳虚不温养，血虚不濡润，故小腿时拘急；阳虚血少，故脉沉细而唇舌淡白。仿太阳病过汗伤阳之法，以桂枝汤调和营卫，加附子温经回阳，北芪、当归身益气补血，使阳回表固，腠理致密，则其汗自止。

病例 10：产后腹痛

廖某，女，25 岁，司机。

第一胎剖宫产术后 5 天，恶露量少，色暗红，夹紫块，少腹、小腹硬痛，按之加剧，潮热，口渴，大便 3 天未解，苔薄黄干，脉沉实。证属瘀血内停，邪热积滞。拟用活血祛瘀、通便泄热之法。

处方：桃仁 10g，熟军（后下）5g，桂枝 5g，元明粉 5g，益母草 10g，延胡索 10g，炙甘草 5g。

水煎服 1 剂，大便通，少腹、小腹疼痛减轻，为防其滑脱，改用桃红四物汤活血化瘀以治之。

按语：《伤寒论·辨太阳病脉证并治》云："太阳病……外已解，但少腹急结者，乃可攻之，宜桃核承气汤。"本病例剖宫产后，少腹硬痛，且有潮热便秘，故仿太阳病邪热传腑之蓄血证，用桃核承气汤加益母草、延胡索治之。

病例 11：产后肢节烦疼

韦某，女，39 岁，技术员。

婚后 15 年，曾 5 次堕胎或半产，第六胎足月顺产已月余，现头晕，目眩，耳鸣，关节酸痛，指节有麻感且入夜加剧，气短懒言，精神不振，胃纳、二便尚可，脉虚细，苔薄白，舌质淡嫩。证属气血两虚，筋脉失养，治宜用养血通阳之法。

处方：当归 15g，炙北芪 20g，桂枝 9g，白芍 5g，北细辛（后下）5g，通草 5g，炙甘草 5g，大枣 10g。

每日 1 剂，水煎服，连用 3 剂。

按语：《伤寒论·辨厥阴病脉证并治》云："手足厥寒，脉细欲绝者，当归四逆汤主之"。本病例多次堕胎或半产，且值新产之后，其气血亏虚可知，故以黄芪、当归益气补血，通草行血中之滞，桂枝汤去生姜之辛散而加细辛，取其通血脉、和营卫之功，使营卫调和，气血通畅，筋脉得养，则疼痛麻木之症即可消失或减轻。

病例 12：血虚阴吹

韦某，女，34 岁，教师。

多次人工引产，大产两胎，现头晕耳鸣，肢体困倦，腿膝乏力，口干不欲饮，经行错后，量少色淡，大便干结，3～5 日一解，小便正常，但前阴出气有声，如放屁样，无臭味，每日发作次数不等，多则十余次，少则 3～5 次，脉细弱，唇舌淡白。证属血虚风动，以养血柔肝法为治。

处方：当归身 15g，白芍 30g，首乌 15g，生甘草 15g。

每日 1 剂，水煎服，连服 3 剂。

按语：阴吹一证，《金匮要略》有"猪膏发煎导之"之法，本病例多胎之后，津血亏虚，风木失养，肝主风而脉络阴器，血虚而风动于下，故前阴籁籁有声如矢气，血虚则失于濡养，故大便干结、头晕耳鸣等诸症丛生。仿《伤寒论》酸甘化阴之芍药甘草汤养其肝阴，缓其肝气，复加当归身、首乌加强养血滋阴之功，使阴血恢复，肝木得养，疏泄功能正常，则阴吹自停。

学习《伤寒论》贵在融会贯通

医圣张仲景的《伤寒论》是理法方药俱备的经典著作，是中医学宝贵遗产之一，不但我们炎黄子孙要研究它、整理它、应用它，许多外国学者在"中医热"的高潮中，也正在研究整理，并应用于临床，取得了可喜的成绩。

如何学好《伤寒论》，前哲时贤积累了不少的经验，但我认为贵在"灵活"二字，也就是说一要正确评价《伤寒论》，二要学以致用，把《伤寒论》的辨证论治和各科很好地结合起来。我很赞同《伤寒来苏集提要》"六经本为百病立法，不专系伤寒"的提法。固然，《伤寒论》是一部论述外感热性病，以六经辨证为核心的书，但它的思路、辨证、立法遣方，不仅能用于外感伤寒，而且也适用于各科杂病。我在临床中曾遇到这样的病例：一妇人年 32 岁，孕后两个月余，脘腹胀闷，呕恶不能食，食入则吐，脉缓滑无力，苔薄白，舌质淡等。按胃气虚弱论治，投香砂六君子汤，以期健胃和中，降逆止呕。药已，症虽有所减轻，但疗效不显著。旋后根据桂枝汤证"鼻鸣、干呕"的启示，投以桂枝汤，药进 3 剂，呕止能食。又一女，年 15 岁，平时带下量多，色白，质稀，经将行少腹、小腹胀痛剧烈，按之更甚，疼痛剧烈时汗出肢冷，唇面发青，经行错后，色泽暗红，夹紫块，脉沉紧，苔白。此属寒凝经痛之病变，以附子汤加肉桂、吴茱萸、当归治之。取附子之辛热，能走十二经脉，以温经散寒；肉桂之甘温，与附子同用，缓急相济，能走能守，既能引火归原，又能逐湿止痛，是阳虚阴盛之妙剂；吴茱萸、当归入肝，以散厥阴之寒邪而温养肝血，从而温肝暖宫。一方之剂而肝、脾、肾并治，故药到病除。

桂枝汤本为太阳表虚证而设，有解肌发汗、调和营卫的作用；附子汤是少阴病寒化证的主方，有温经逐水、散寒镇痛之功。前者取其燮理阴阳之功而能治妊娠恶阻，后者以其温化之力而治愈寒凝经痛。可见《伤寒论》是法中有法，方中有方，只要能学以致用，善于结合实践，融会贯通，则其效益彰。

谈《金匮要略》的学习问题

《金匮要略》（以下简称《金匮》），是汉代张仲景专论内伤杂病的著作，是中医学的重要典籍之一。学好这本书，对于继承发扬中医学宝贵遗产、促进中西医结合、促进中医现代化有着重要的意义。但由于本书言简意赅，又与另一些中医典籍在内容上有密切的联系，学习时如不根据本书的特点，注意学习方法，往往难以收到应有的效果，甚至容易产生畏难情绪。为了帮助初学者掌握学习要领，下面谈谈学习本书应注意的几个问题：

一、必须注意本书的理论特点

《金匮》的理论特点是以脏腑经络学说作为基本理论。它认为证候的产生，总不外乎脏腑、经络、气血的病理变化。例如第一篇《脏腑经络先后病脉证》对疾病的病因、病机、诊断、治疗及预防等方面都是以脏腑经络为中心来论述的。脏腑在内，经络外络肢节、内属脏腑，内与外是一个有机的整体。内伤杂病虽多自内发于脏腑，但也有从时病转归而来，或在发病过程中复感外邪的，因此，又有经络的病变。在致病因素上，非常强调正气的作用，认为"五脏元真通畅，人即安和"，五脏正气充沛，营卫气血调和，抗邪力强，虽然"千般疢难"，仍然可免于病。在预防上，强调人们在日常生活中，应该是"能养慎，不令风邪干忤经络"，即在内要调养正气，在外要防风邪的侵犯。要是邪气过于急剧暴烈，已侵入人体，则要及早治疗，"适中经络，未流传脏腑，即医治之"。病在经络，则要及早杜绝，"见肝之病，知肝传脾，当先实脾"，即事先考虑到疾病传变的可能性，及早采取措施保护未病的脏腑，以防其传变。以脏腑经络学说为基本理论，不仅体现在第一篇里，而且贯穿在全书各篇之中，例如《中风历节病脉证并治》篇在论述中风病变的深浅轻重时，便指出有在络在经、入腑入脏的区别。其他如外科的"肠痈"，蛔厥的"脏寒"，妊娠的"子脏开"等，也都是以脏腑经络为中心来论述的。

五脏是气血的来源，经络是气血运行的通路，手太阴气口脉为百脉之会。胃气的强弱，五脏气血的盈亏盛衰，都直接反映在脉象上，所以本书很重视用脉象来解释病机、指导治疗、判断预后等。疾病发生的过程，尽管其表现形式多种多样，但总离不了邪正的矛盾和斗争，而邪正的消长盛衰情况又首先反映在脉象上。例如"下利……脉大者，为未止"，"大则病进"，是邪盛正衰，病情加重的表现，反之，"脉微弱数"，是邪衰正复，病情日趋痊愈的征象。又如酒疸既腹满又欲吐，形成可吐可下的局面，在这样的情况下，是采取下法还是吐法，则取决于脉象了。脉浮而欲吐，是病位近上，当用吐法；腹满而脉沉，是病位近于下，当用下法。疾病的转归，有吉凶善恶之分，如虚性水肿，脉沉细弱者，为脉症相应，证多佳兆；反之，脉象实大，为真脏脉气外脱，多属凶恶之候。在疾病治疗的选方用药上，根据脏腑经络的表里内外及病因、病机、发病阶段的异同，主张"异病同治"或"同病异治"，用一方治疗多种疾病，或用多方治疗一种疾病。例如水气病的风水、皮水，其症状有"恶风"、"不恶风"等之别，但病位均偏表偏上，与脾肺都有直接关系，故均用越婢汤之类以汗之；正水、石水有"自喘"、"不喘"之分，但病位同是在里在下，与肾的关系最为密切，故均用温经发汗或温阳利水之法，以麻黄附子汤或肾气丸主之。又如葶苈大枣泻肺汤有开泄肺气、泻水逐痰的作用，既用于肺痈的初期，风热邪毒滞于肺之实证，也用于痰涎壅塞，肺气不利，"支饮不得息"的病变。又如溢饮是水饮溢于肌表的病变，在治疗上宜以汗解为佳，但由于邪的兼偏不同，因而具体用方亦有所区别。邪盛于表而内有郁热者，宜大青龙汤发汗逐饮；邪盛于表而内有痰饮者，宜小青龙汤发汗而兼温里化饮。

总之，本书对致病因素、病机转归、邪正消长以及防治原则等，都是以脏腑经络学说作为立论的依据，这是我们必须首先加以注意的。

二、必须与《伤寒论》相互印证

《金匮》与《伤寒论》原是《伤寒杂病论》的两个组成部分。《伤寒论》以六经辨证的外感疾病为主，主要是疾病的总论；《金匮》则以脏腑病机辨证的内伤杂病为主，是疾病的各论。二者在理论上是一脉相承、前后贯通的，只是在内容上往往是详于《伤寒论》而略于《金匮》，学习时必须相互印证，才能全面领会。例如：《伤寒论》91条："伤寒，医下之，续得下利清谷不止，身疼痛者，急当救里；后身疼痛，清便自调者，急当救表。救里宜四逆汤，救表宜桂枝汤"。《金匮》第一篇14条："问曰：病有急当救里救表者，何谓也？师曰：病，医下之，续得下利清谷不止，身体疼痛者，急当救里；后身疼痛，清便自调者，急当救表也"。这两条都是指出表里同病的治疗原则，但《伤寒论》有证有方，而《金匮》则有证无方，学习时只有相互印证，才能全面掌握。又如，《伤寒论》136条："伤寒十余日，热结在里，复往来寒热者，与大柴胡汤"。《金匮要略·腹满寒疝宿食病脉证治》第12条："按之心下满痛者，此为实也，当下之，宜大柴胡汤"。这两条分开来看，在证候的叙述上都不够完善，但经过互相补充之后，则有证有法，在理法上就一脉相承了。

总之，只有既读《金匮》又读《伤寒论》，才能达到理论上一脉相承，辨证论治才能前后贯通。

三、必须与《内经》、《难经》相互贯通

《内经》、《难经》都是中医学的经典著作，长期以来，一直是指导分析病机和辨证论治的理论基础。张仲景在《伤寒杂病论》的自序中提到："撰用素问九卷、八十一难"，可见《伤寒杂病论》就是以《内经》、《难经》作为理论基础的。这从该书的内容上也可以清楚地看出来。例如，《金匮》第 1 条的"夫治未病者，见肝之病，知肝传脾，当先实脾"，其理论就是来源于《素问·四气调神论》的"圣人不治已病治未病"和《玉机真脏论》的"五脏相通，移皆有次；五脏有病，则各传其所胜"以及《难经·五十三难》的"七传者，传其所胜也……肝传脾"。既然《内经》、《难经》上都讲到了，学习《金匮》是不是多余的呢？不是的。我们知道，《金匮》在《内经》、《难经》"治未病"、"正气存内，邪不可干"的思想指导下，不仅强调治疗未病的脏腑，而且具体地阐述了邪正消长的关系以及无病早防、既病早治等问题。例如，"若五脏元真通畅，人即安和……若人能养慎，不令邪风干忤经络；适中经络，未流传脏腑，即医治之。……不遗形体有衰，病则无由入其腠理。"这段话就是对邪正消长、早防、早治等问题所作的具体而明确的阐述。总之，用《内经》、《难经》阐明的基本原理作为指导，就更容易领会《金匮》的精神实质，而学好了《金匮》，领会了它的精神实质，就能把《内经》、《难经》所阐明的基本原理具体地应用于临床。

四、必须注意详与略的联系

《金匮》的内容，不论是篇与篇之间，还是条与条之间，往往有详于此而略于彼的情况。一般说来，大多是详于特殊而略于一般。造成这种情况的原因，一方面是由于当时书简的困难，或习惯上的省笔法，另一方面是由于年代久远，因战乱等而导致脱漏遗简之故。在学习中遇到这种情况，应如何处理呢？我认为可从以下 3 个方面去解决：

1. 前后互看

如书中论及的湿病、痰饮、水气，均属阴邪为患的病变，非阳不能化，故三者的治疗原则均"当以温药和之"。但《痉湿暍病脉证治》所论的湿病，只要是外湿，其论治详于汗解而略于温化。痰饮的治疗，虽然在温化之外，还有和中、发表、分利或清热等法，但由于它多是水停局部，胶滞不解所致，故其治疗需要以温化为主，健脾温肾为重点，以振奋阳气而化水饮。水气病的治疗，虽然仍以温药为主，但由于本病是水溢泛滥全身的病变，而"诸有水者，腰以下肿，当利小便；腰以上肿，当发汗乃愈"，故对全身性水肿提出了发汗、利尿两大治疗原则，必要时还"可下之"。但对于攻下逐水的方剂，却略而不详，只有结合痰饮篇加以研究，才能找到十枣汤、己椒苈黄丸等可用于水气病的"可下证"的方剂。

2. 以药测证

《妇人妊娠病脉证治》第 5 条指出："妇人怀娠，腹中痛，当归芍药散主之"。这一条中，只提到这一个症状，要了解全条的意思，必须从整个处方去分析。方中的归、芎、芍养血和血，苓、术、泽泻健脾利水，可知孕妇由于气血运行不畅，水湿不化而

导致腹中疼痛，或心下急满，小便不利，甚则足跗浮肿。

3. 从证测药

《肺痿肺痈咳嗽上气病脉证治》第 10 条原是论述虚火上炎咳喘的证治，方用麦门冬汤。但因肺痿虚热证有证无方，前人有谓此方为肺痿的主方，验之于临床，凡属肺痿之虚热者，用之确属有效。盖肺痿之虚热证，其致病之因虽有多端，但概而言之，是由于久病或汗、吐、下太过，肺胃津液受伤，虚火上炎而导致邪热灼肺、肺失宣降、津液不能敷布，故出现咳嗽、吐浊涎沫、口燥、脉虚数等之变。本方重用麦冬为主药，滋肺胃之阴而清虚热；人参（党参）、甘草、大枣、粳米养胃益气而生津液；于甘寒生津药中用少量辛温的半夏，有降逆下气，行滞化痰之功。全方共奏滋养肺胃，降逆下气之效，凡是胃有虚热、津液干涸、虚火上炎、病在于肺而源于胃者，用之均宜。肺痿之虚热，病变在肺而其根源在胃，故用之有效。

总之，在遇到详此略彼的情况时，只要能前后对照，左右上下贯通，全面地加以分析，是不难理解的。

五、必须注意理论联系实际

对于《金匮》条文的理解，必须理论联系实际，不能望文生义，甚至牵强附会地去解释。例如《妇人妊娠病脉并治》第 2 条颇为费解，有人认为本节是癥胎互见之证，也有人认为主要是说明癥与胎的鉴别。如果仅从字面上来看，两种见解都有它的道理，但结合实际情况来分析，则第二种见解比较恰当。因为受孕 3 个月，胎动于脐上与实际不合，至于其所以用桂枝茯苓丸，亦即是为治"癥痼害"而设，似非"有故无殒"之意。又如第 9 条："妇人妊娠，宜常服当归散主之"；第 10 条："妊娠养胎，白术散主之"。这两条原文都很简略，只提到"妇人妊娠"，至于为什么要养胎，一字不提，那只有结合实际，以药来测证了。先从当归散的组成来看，归、芎、芍养血，白术健脾，黄芩清热，全方有养血清热的作用。凡血虚有湿热以致胎动不安，或曾数次半产者宜之。再看白术散，白术健脾益气为主药、牡蛎坚阴固胎、川芎和血、蜀椒祛寒，全方配伍有健脾益气、祛寒安胎的作用，凡气虚而有寒湿，素体胖白而受孕多次半产者，均可用之。由此可见，养胎之法，虽然以气血为主，但仍然有温与清的区别，所以理解原文之时，一定要结合实际。

六、必须注意定法与活法

《金匮要略》的治疗用方，往往有"主之"、"亦主之"、"宜之"、"可与"等之分，这不仅是文字上的区别，也是根据疾病的病理变化，提出不同的治疗要求。

"主之"，亦即"定治"之法，是指方与证完全结合，非此方治疗不可。例如《痉湿暍病脉证治》第 22 条："风湿，脉浮身重，汗出恶风者，防己黄芪汤主之"。证属风湿在表，本应"其在皮者，汗而发之"，然症见"身重、汗出、恶风"，不待麻黄之辛开而汗已出，知其表虚而邪不解，故以黄芪益气固表，防己渗湿利水，白术、甘草健脾和中，全方有益气固表、健脾渗湿的作用，方证切合，故曰"主之"。"亦主之"，就是"活治"之法，是指疾病的转化，在病性有虚实寒热之分，在病位则有上下表里之异，证既不同，方亦有别，虚则用此方，实则用彼方，灵活运用，不可拘泥于某一固定之方。例如《痰饮咳嗽病脉证并治》第 17 条："夫短气有微饮，当从小便去之，苓桂术甘汤主之，肾气丸亦主之"。痰饮属阴邪为患，证因阳虚导致水饮停留，妨碍气机升降，故短气而小便不利，此证非温不能化，其治疗之法，"当以温药和之"。温阳化饮，为本条治疗的定法，但阳虚之变，有中阳不运，以致水停为饮者，其本在脾，有下焦阳虚不能化水，以致水湿泛滥，其本在肾。因而在温化的基础上，便有苓桂术甘汤之健脾利水和肾气丸之温肾化水的不同，亦即定法之中有活法，活法是随着病情的变化或同中有异而来的。至于"宜之"、"可与"，则均属灵活之辞，不可执一不变之意。所谓"宜之"，是指方虽与证相符，但另立一方，亦未尝不可。例如《腹满寒疝宿食病脉证治》23 条："下利不欲食者，有宿食也，当下之，宜大承气汤"；24 条："宿食在上脘，当吐之，宜瓜蒂散"。宿食停滞，有偏上偏下之分，在上则宜吐，在下则宜泻，均是因势利导之法，方之与证，本属相宜，未尝不可，但攻下与涌吐，终归易伤人体的正气，后人多用保和丸之类以为消导，这就说明了"宜之"的灵活性。所谓"可与"，是指能否使用此方，需要进一步研究，其灵活性比"宜之"更大。例如《妇人产后病脉证治》第 8 条："产后中风，续续数十日不解，头微痛，恶寒，时时发热，心下闷，干呕，汗出，虽久，阳旦证续在耳，可与阳旦汤"。证属产后中风，有表证存在，用阳旦汤疏散表邪，调和营卫，是合理的。但进一步考虑到产后多是虚瘀夹杂，虽有外感风邪，治之则应以扶正祛邪为原则，时医多用益气养血，兼以疏解为法，常用圣愈汤加防风、苏叶、荆芥之类。总之，仲景用药非常审慎，一字一句都有其深意寓于其中，学习时必须加以详察，才能全面深入地理解。

总而言之，《金匮》是一本分类简明，辨证切要，治疗法度谨严，方药组织精密，理法具备，范围广泛而各有重点，符合实际的内伤杂病专著。作为中医和中西医结合工作者，我们必须用刻苦的精神和正确的方法学习它、继承它、发扬它。

论《金匮要略》妇科三篇

《金匮要略》是汉代张仲景在"感往昔之沦丧，伤横夭之莫救，乃勤求苦训，博采众方"的基础上，根据长期临床实践而著的《伤寒杂病论》中的杂病部分。书中既有理，又有法，选方圆活，用药广泛而多变，一直到今天，对临床的辨证论治，仍然有极其重要的指导意义。现对其中的妇科三篇，结合个人体会加以论述。

一、内容扼要，简而精谨

所谓妇科三篇，即是《妇人妊娠病脉证并治》、《妇人产后病脉证治》、《妇人杂病脉证并治》。这三篇原文，一共只四十三节，不仅论述了妇女经、带、胎、产的常见疾病，而且还涉及与妇女情志有关的疾病，如脏躁、梅核气等。

孕妇的病变，既影响母体的健康，又妨碍胎元的正常发育，甚或堕胎夭折，所以仲师在《妇人妊娠病脉证并治》中，除了论述妊娠的诊断、怀孕与癥病的鉴别之外，还对妊娠呕吐、妊娠腹痛、妊娠下血、妊娠小便难、水气等疾病，从病因、病机及辨证、方药等方面加以论述。其中特别着重于妊娠腹痛和妊娠下血的阐发，因为腹痛和下血，既可以互相影响，又多是同时互见，最能直接影响胎元的发育，甚或导致堕胎之变。对于妊娠腹痛的病机，原文中归纳有阳虚阴盛、冲任虚寒、肝脾不和等，因而治之便有附子汤温经散寒、胶艾汤温养冲任、当归芍药散调养肝脾等之别。妇人下血，原因多端，而在孕妇则有"半产"、"胞阻"、"癥痼害"等，治之针对病情。凡瘀血停滞胞脉，以致漏下不止，证属实属瘀者，当用桂枝茯苓丸之类以活血化瘀，瘀血消除则新血自然归经而漏下自止；凡属阳虚宫寒，冲任亏虚不能摄血者，以胶艾汤温养冲任，固肾止漏。尤其值得提出的是，本篇同样贯彻"治未病"的思想，注意养胎、安胎之法。凡是孕妇素体血虚而湿热内蕴者，治以健脾养血，清热化湿之法，药用当归芍药散；脾气虚弱，运化失常，寒湿停留不化者，治以白术散，从而达到温中健脾，除湿安胎的目的。若孕妇素体本虚，或过去曾有堕胎、小产者，根据禀赋的盛衰盈亏，预先适当采取养胎、安胎之法，亦是上策。总而言之，"妊娠百病，以安胎为主"。治病可安胎，安胎亦可治病，二者是相互影响的。

新产之妇，一方面是气血耗损，元气虚弱；另一方面是离经之血，停止于胞脉。由于气血的亏损，抗病力弱，最易为外邪贼风乘虚侵袭，所以《妇人产后病脉证治》针对新产妇虚瘀并见，寒热错杂的特殊情况，除首先提出新产有"病痉、病郁冒、大便难"等津血亏虚三大病之外，继而叙述虚瘀夹杂之产后腹痛，以及产后抗病力弱，易为外邪所感的中风、下利、烦乱呕逆等产后的兼证。在本篇中，充分体现了辨证论治的指导思想。例如产后腹痛一症，就有虚实的不同。凡是血虚内寒，筋脉失于温养而引起的腹痛，则用当归生姜羊肉汤养血散寒，扶正祛邪；气血郁滞，经脉不利的腹痛，则用枳实芍药散调理气机，宣通血脉；瘀血内停，疼痛剧烈者，则用下瘀血汤以活血化瘀，通经活络；"少腹硬痛，此恶露不尽；不大便，烦躁发热"的瘀血内阻而兼有阳明腑实的病变，虽是产后，仍然用苦寒泻下的大承气汤治之。总之，本篇抓住产后又虚又瘀的特点，本着"勿拘产后，勿忘产后"的原则，有是病当用是药，虽"产后下利虚极"，仍然以白头翁汤之苦寒以清热燥湿，但又考虑到产后阴血亏损，故加甘草以缓中补虚，阿胶以养血补血，全方扶正祛邪，标本并治，其效可期。

《妇人杂病脉证并治》是三篇中论述最广泛的一篇。所谓"妇人杂病"，是指除了上面讲到的妊娠病、产后病以外的妇人疾病而言。本篇论述了经水不利、带下、漏下、腹痛、热入血室、梅核气、脏躁和前阴疾患等十多种疾病。经行腹痛有虚实之分。凡瘀血内阻而夹风邪者，治以红兰花酒活血止痛，夹风而不治风，实取血行风自灭之义；血行不畅而兼水湿者，既要调理气血，又要祛除水湿，宜当归芍药散治之；中气虚寒，温养失常，则宜小建中汤治之，以温养中脏，补虚和里。瘀血内阻，可以引起月经不调，甚或经闭不行，前者宜土瓜根散活血化瘀，后者则宜抵挡汤逐瘀通经。水血互结于血室而导致月经不行、小便不利者，宜大黄甘遂汤破结逐水；冲任虚寒而兼瘀血内阻，以致血不归经而漏下不止者，宜用温经汤以温经散寒，补虚化瘀；漏下色黑而属虚寒者，宜以胶姜汤以温养止血。带下为病，有湿热和寒湿之分，前者宜矾石丸，后者宜蛇床子散。带下虽有寒热的不同，实则均以治湿着眼，盖湿除则带自止，至于脏躁、阴吹、梅核气等病变，多与情志化火、耗伤阴血等有关，治之当用滋养润燥或理气化痰之法。总而言之，本篇虽然是指胎、产以外的疾病而言，实际上有些疾病也是由胎产而引起的，如转胞、漏下。同样，杂病久治不愈，亦可引起胎产的病变，所以妇科三篇的内容，虽然各有所侧重，但仍然是有密切联系的。

从以上看来，可见《金匮要略》妇科三篇对妇女经、带、胎、产病变的辨证论治作出了扼要而恰当的论述，系统地阐明了理、法、方、药，既有重点又有一般，所以说其扼要精谨，虽简而不略。

二、抓住关键，辨明疑似

《金匮要略》妇科三篇的原文也同其他篇一样，往往上下关联，此详彼略或彼详此略，同中有异，异中有同。例如《妇人妊娠病脉证并治》第二节"妇人宿有癥病，经断未及三月，而得漏下不止，胎动在脐上者，为癥痼害。妊娠六月动者，前三月经水利时，胎也。下血者，后断三月，衃也。所以血不止者，其癥不去故也，当下其癥，桂枝茯苓丸主之。"对于这一节的原文中的"胎动在脐上者，为癥痼害"，历来注家有不同的看法。一种认为原有癥病而又受孕，是癥胎互见之证；另一种则认为主要是癥与胎的鉴别，而不是癥胎互见。诚然，妇女妊娠胎漏或杂病致使胞宫瘀血停滞，血不归经，均可导致漏下出血之变。但细读原文，以第二种说法为适，因为原文在点出"经断未及三月，而得漏下不止，胎动在脐上，为癥痼害"的同时，接着又指出"妊娠六月动者，前三月经水利时，胎也"。这里两者都有可能"漏下不止"，是相似的，但"经断未及三月"，而"胎动在脐上"和"妊娠六月而动者"，便是辨别的关键。验之临床，纵然癥胎互见，受孕未及 3 个月，不会有胎动的感觉，更不会动在脐上，而受孕至 6 个月，胎动是正常的生理现象。又如产后腹痛，有血虚、寒凝、气滞、血瘀、瘀血兼阳明腑实的不同，其辨别的关键分别为：当归生姜羊肉汤证在"腹中疞痛"；枳实芍药散证在"烦满不得卧"；下瘀血汤证在用枳实芍药散之后，"假令不愈者，此为腹中有干血着脐下"；大承气汤证在"小腹坚痛，此恶露不尽，不大便"。在《妇人杂病脉证并治》论述经水不利的有三节，均是由于瘀血而引起，但在治疗上则有活血消瘀、逐瘀行水、逐瘀下血之分。其关键在于：土瓜根散证是"经一月再见者"，经虽行而不利，不利则必有所留，留则成瘀，故着眼在消瘀，而不是在通行，瘀积消失，则经行自调；大黄甘遂汤证在"生后者，水与血俱结在血室也"，为水瘀互结之证，故不但要逐瘀，而且要行水；抵当汤证着眼于"经水不利下"，故以逐瘀通结之法治之。以上三方，均有活血消瘀之功，其所不同者，土瓜根散是又和又通，为三方中较为平和之剂；大黄甘遂汤既破瘀逐水，又能滋阴补血，为攻补并施之剂；抵当汤则功专攻逐，为峻破之剂。

学习《金匮要略》不仅要掌握辨明疑似之关键，还要注意"从药测证"，才能区别各证的异同点。例如，矾石丸和蛇床子散，都是治疗带下病的外用药，有关其主治的原文都很简单，从中很难理解带下属寒属热，但可从药物的功用加以分析。矾石酸寒，能燥湿杀虫解毒，可见适用于湿热带下；而蛇床子味辛苦温，能燥湿杀虫，适用于寒湿带下。

三、立法选方，不忘血本

《金匮》妇科三篇的治法很广泛，既有药物，又有针灸，在内治的剂型则有汤、丸、散、酒之分，在外治则有熏、坐、洗、敷之别，可以说八法之中，除了吐法之外，其余均兼而有之。虽说疾病有寒、热、虚、实的不同，但治疗妇女疾病应始终本着妇女以血为主，以血为用，气有余而不足于血的特殊情况，在遣方用药上不忘以血为宗。血虚不足者，固然以温养之法治之；而血实者，在活血化瘀之中仍然要时刻照顾气血的盈亏。例如，产后腹痛，有虚、实、寒三种不同的类型。血虚而寒者，以当归生姜羊肉汤温经散寒，养血止痛；若气血郁滞或瘀血停滞者，前者以枳实芍药散调理气机，宣通气血，后者则以下瘀血汤润燥活血，化瘀破结。但攻伐之品，常有损伤正气之虞，故枳实芍药散以麦粥送服，以和其胃气；下瘀血汤以蜜炼为丸，酒煎送服，实取丸以缓之，酒以引药入血之意，防其攻伐太过。又如产后热利，既用白头翁汤以清热燥湿，又用阿胶、甘草滋阴养血，甘缓和中，以期达到祛邪不伤正的目的。妊娠小便难而用当归贝母苦参丸以解郁养血，清热利水；漏下出血者用温经汤温经散寒，补虚化瘀。二者均是本着既要祛邪治病，又要扶助正气的精神。总而言之，妇科三篇同其他的篇章一样，同样是辨证论治的，有是病则用是药，但为了照顾妇女的生理和病理特点，不论在遣方用药或在煎服法上，均时刻不忘血本，采取扶正不滞邪，祛邪不伤正的原则，促进病邪消除，元气恢复。

四、药用慎忌，贵在对证

在治疗妊娠疾病中，有后世认为孕妇禁用的药物，如桃仁、丹皮、桂枝、附子、干姜、半夏、蜀椒、葵子等，这些药物有的行血破血（桃仁、丹皮），有的辛热有毒、温燥伤阴（附子、干姜、蜀椒），有的滑利通降（半夏、葵子），如果用之不当，即使不至于堕胎、小产，亦对于胎元的发育有一定的影响。所以对于这类药物的应用，必须掌握两个原则：一是辨证明确，二是配伍切当。只要能分清疾病的寒、热、虚、实，在配伍上又能照顾胎元，虽温热也不致伤胎。如干姜人参半夏丸，用之不仅不犯胎，还能达到温中化饮、降逆止呕的目的，因为方中姜、夏之温燥，能化饮祛寒，人参之甘润，能和中补虚，一燥一润，刚柔相济，凡是证属胃气虚寒，痰饮上逆而致的恶阻病变，用之甚合。有是症而用是药，即《内经》"有故无殒"之意。当然不可否认，辛热有毒和破血逐瘀之品，终归对胎元有不利的一面，必须在辨证周详的基础上，审慎用药，药一定要对证，并且要适可而止。尤其是曾经多次滑胎之妇，更要特别注意，务必做到既能治病，又能顾护胎元，保证母健胎安。

总而言之，《金匮要略》的妇科三篇，概括了妇女经、带、胎、产及杂病等的理、法、方、药，为妇科疾病的辨证论治，作出了严谨的规范。但也并不等于说"妇科三篇"就是白璧无瑕，例如"怀身七月，太阳当养不养，此心气实，当刺泻劳宫和关元"

一条，妇人怀孕 7 个月，行刺泻劳营和关元，殊属不当。这可能由于《金匮要略》是从破旧残简中整理出来的，在文字上有以讹传讹之误，这是应该注意的。

《金匮》方在妇科病中的运用

《金匮要略》是以整体观念为指导思想，以脏腑经络为依据，论述内伤杂病辨证施治的经典著作。妇女月经、带下、胎前、产后病变，均属杂病的范畴，因而《金匮》方被广泛地应用于治疗妇女的疾病，疗效卓著，兹略陈其梗概如下：

一、月经病

经者血也，凡月经的病变，俱与血有关，故治经必治血，而气血之间又有"载运"与"统帅"的密切关系，因而月经的病变，虽有寒、热、虚、实等的不同，治之当有温、清、补、泻之分，但其终归的目的，仍在调理气血，使之平和而已。

1. 血虚湿滞，经带并病

"妇人怀娠，腹中疞痛，当归芍药散主之。"（《金匮要略·妇人妊娠病脉证并治》）

"妇人腹中诸疾痛，当归芍药散主之。"（《金匮要略·妇人杂病脉证并治》）

当归芍药散原为肝虚血滞而引起的"诸疾痛"而设，以归、芍、芎养血柔肝，且重用芍药敛肝止痛，白术、茯苓健脾益气，复合泽泻以渗淡利湿。凡月经前后不定，经行疼痛而平时带下绵绵，色白质稀者，可加益母草、海螵蛸、素馨花或佛手花治之；妇人妊娠腹痛则宜加砂仁、桑寄生为治。综合全方，实有调和气血，祛除水湿的作用。

2. 阳虚宫寒，冲任不足

"问曰：妇人年五十所，病下利数十日不止，暮即发热，少腹里急，腹满，手掌烦热，唇口干燥，何也？师曰：此病属带下。何以故？曾经半产，瘀血在少腹不去。何以知之？其证唇口干燥，故知之，当以温经汤主之。"（《金匮要略·妇人杂病脉证并治》）

温经汤原为妇人冲任虚寒兼有瘀血而引起的崩漏而设。方中以吴萸、桂枝、生姜温经散寒；归、芎、芍、胶、丹皮养血化瘀；麦冬、半夏润燥降逆；参、草补益中气。全方合和，实有温养冲任，补血化瘀之功。凡是阳虚寒凝经痛，经行前后不定，宫寒不孕等均可用之。

3. 冲任脉虚，阴血失守

"师曰：妇人有漏下者，有半产后因续下血都不绝者，有妊娠下血者，假令妊娠腹中痛，为胞阻，胶艾汤主之。"（《金匮要略·妇人妊娠病脉证并治》）

本条指出妇人出血有三种情况：一是月经淋沥不绝；二是半产之后下血不止；三是妊娠后胞阻而下血，有"胞漏"或"漏胞"之称。这三种出血，虽然有一定的区别，但均属冲任脉虚，阴血不能内守所致，治之当温养冲任，调经止漏，以胶艾汤治之。方中以四物养血和血，阿胶滋阴止血，艾叶温经暖宫，甘草以调诸药。全方既可和血止血，亦可暖宫调经，凡是冲任气虚而引起的经行淋沥不止、妊娠胎漏、经后疼痛等均可用之。

4. 胞脉瘀积，经闭不利

"妇人经水不利，抵当汤主之。"（《金匮要略·妇人杂病脉证并治》）

妇人经闭有虚实之分，虚者则补而通之，实者则破而行之。凡是瘀血停滞胞脉，以致月经闭而不行者，先用理气化瘀之法（血府逐瘀汤、少腹逐瘀汤之类）而不效者，可用本方治之。对方中之水蛭、虻虫，张锡纯在《医学衷中参西录》中谓："水蛭、虻虫皆为破瘀血之品"，以生用效果好，盖水蛭"原得水之精气而生。炙之，则伤水之精气"。

5. 气虚湿重，经行浮肿

"风湿脉浮身重，汗出恶风者，防己黄芪汤主之。"（《金匮要略·痉湿暍病脉证》）

"风水脉浮，身重汗出恶风者，防己黄芪汤主之，腹痛者加芍药。"（《金匮要略·水气病脉证并治》）

"心下有痰饮，胸胁支满，目眩，苓桂术甘汤主之。"（《金匮要略·痰饮咳嗽病脉证并治》）

防己黄芪汤本为风湿表虚或风水表虚而设，苓桂术甘汤为温化痰饮之主方，其用虽然有所区别，但其致病之机理是湿、水、饮为患，三者异名同类均属阴邪，性属黏腻，治之当用温化为法。凡见月经将行而眼睑、下肢微肿者，此属脾气本虚，经水将行，肝木内动而乘克脾土，以致脾失运化功能，宜健脾益气，温化水湿为法，可用此二方合剂，上则加苏叶，下则加木瓜，以加强其调气渗湿之功。

6. 阴阳失调，绝经前后诸证

"百合病者，百脉一宗，悉致其病也。意欲食复不能食，常默默，欲卧不能卧，欲行不能行，饮食或有美时，或有不用闻食臭时，如寒无寒，如热无热，口苦，小便赤，诸药不能治，得药则剧吐利，如有神灵者，身形如和，其脉微微。"（《金匮要略·百合狐惑阴阳毒病脉证治》）

"百合病不经吐、下、发汗，病形如初者，百合地黄汤主之。"（《金匮要略·百合狐惑阴阳毒病脉证治》）

"呕而胸满者，茱萸汤主之。"（《金匮要略·呕吐哕下利病脉证治》）

"妇人脏躁，喜悲伤欲哭，像如神灵所作，数欠伸，甘麦大枣汤主之。"（《金匮要略·妇人杂病脉证并治》）

妇人经断前后，为肾气衰怯，冲任亏虚，常有头晕头痛，失眠，胸痞，不能食，甚则泛恶、欲呕、昏冒等。证有寒热虚实之分，但均属阴阳失调、本虚标实之变，治之当以协调阴阳之本。凡是阴液亏损而出现头晕、头痛、口干口渴、心烦不寐、溺黄便结者，宜百合地黄汤配甘麦大枣汤加当归、白芍、夜交藤治之，从而达到滋阴养血，调其冲任的目的。所谓"肝苦急，急食甘以缓之"，服此二方之柔润甘缓，不仅能养其阴血，且能敛收其浮动之虚阳。凡体质肥胖，舌质淡嫩，经行前后头晕目眩，时吐涎沫或泛恶欲呕，胸痞肢麻者，此属正虚标实，为肾阳不足，厥阴肝寒犯胃之变，本着"急则治其标"之旨，以吴茱萸汤治之。方中之吴茱萸苦温，能降肝胃之寒逆；生姜辛温，能散胃中寒饮水气；参、枣甘温，补脾胃气。全方综合，参、草扶正益气，萸、姜散寒化饮，饮化胃和，其呕吐、目眩自止。

二、带下病

带下是妇科的常见病，其致病因素多端，其病性当有寒热虚实之别，但均有不正常的排泄物，故《傅青主女科》有"带下俱是湿症"之说。历来治带，除针对其病因之外，俱不离于湿。脾为土脏，位居中州，上输心肺，下达肝肾，外灌四旁，主升而运化水湿，故治湿必先治脾，脾气健运则湿化，而带下自止。但探本求源，治病必求其本，肾主水，主津液，治肾与治带的关系尤为密切。故温肾健脾为治带的主要法则。

"伤寒八九日，风湿相搏，身体疼烦，不能自转侧，不呕不渴，脉浮虚而涩者，桂枝附子汤主之。若大便坚，小便自利者，去桂加白术汤主之。"（《金匮要略·痉湿暍病脉证治》）

"风湿相搏，骨关疼烦，掣痛不得屈伸，近之则痛剧，汗出短气，小便不利，恶风不欲去衣，或有微肿者，甘草附子汤主之。"（《金匮要略·痉湿暍病脉证治》）

"肾著之病，其人身体重，腰中冷，如坐水中，形如水状，反不渴，小便自利，饮食如故，病属下焦，身劳汗出，衣（一作表）里冷湿，久久得之，腰以下冷痛，腹重如带五千钱，甘姜苓术汤主之。"（《金匮要略·五脏风寒积聚病脉证并治》）

桂枝附子汤、白术附子汤、甘草附子汤本为湿证之方，前者重在祛风，中者偏于祛湿，后者则表里阳气皆虚，风湿并重宜之，三方均有温化祛湿的作用。

肾着汤重用干姜配甘草以温中散寒，苓、术健脾除湿，全方有温中散寒、健脾祛湿的作用。心阳虚寒湿，带下绵绵，色白质稀如水者，可用此四方化裁治之，以此四方合用，则表里之湿尽化，可达到治带目的。

三、胎前病

胎前的疾病，虽然有多种原因，但胎之所生，赖母之精血以养之，故胎前诸疾，除针对其致病之因以施治外，尚必注意补肾养血，培元安胎。

1. 妊娠呕吐

"火逆上气，咽喉不利，止逆下气，麦门冬汤主之。"（《金匮要略·肺痿肺痈咳嗽上气病脉证并治》）

本方原是为虚热肺痿、肺胃津液亏损而设的主方，如妇女怀孕之后，肺胃阴虚，虚火上炎，呕吐不止，可用本方治之。本方重用麦冬，养胃润燥，并清虚火；半夏下气化痰；参、草、枣、粳米养胃益气。诸药合用，使胃气得养而生津，津液充足，则虚火自敛，呕吐自止，胎气自安。

"卒呕吐，心下痞，膈间有水，眩悸者，小半夏加茯苓汤主之。"（《金匮要略·痰饮咳嗽病脉证并治》）

小半夏加茯苓汤，本为痰饮之邪上犯而设，妇人孕后，心烦胸痞，泛恶，时呕清水者，宜此方和胃降逆，温化止呕。

"妊娠呕吐不止，干姜人参半夏丸主之。"（《金匮要略·妇人妊娠病脉证并治》）

此方为胃虚寒饮之主方，凡孕妇呕吐属虚寒者，均可用之。盖方中干姜温中散寒，人参扶正益气，半夏、姜汁蠲饮降逆，中阳得振，寒除饮化，胃气得降，则呕吐得止。但方中之干姜、半夏均为孕妇禁用之品，用者慎之。

2. 妊娠腹痛

"妇人怀娠，腹中疠痛，当归芍药散主之。"（《金匮要略·妇人妊娠脉证并治》）

本方为妊娠脾胃不和而腹痛的证治，如小便自利，无脚肿者，当去泽泻，可加佛手、砂仁、甘松之类为治。

3. 安胎防漏

"妇人妊娠，宜常服当归散主之。"（《金匮要略·妇人妊娠病脉证并治》）

本方原为妊娠之妇血虚湿热胎动不安的治法，凡妇人屡次堕胎者，可用本方与寿胎丸（菟丝子、寄生、川断、白芍、阿胶）交换服用，有防漏安胎之用。

四、产后病

产后的疾病，其原因多端，但总的来说，是亡血伤津，又虚又瘀，虚实夹杂的病变，因而产后病的治疗，既要补养气血以扶正固本，又要活血通络化瘀以治其标，所以要扶正祛邪并重。

1. 产后腹痛

"产后腹中疠痛，当归生姜羊肉汤主之；并治腹中寒疝，虚劳不足。"（《金匮要略·产后病脉证治》）

产后腹痛，有虚实之分。凡腹痛喜按，按之则舒者，此属血虚内寒，宜当归生姜羊肉汤以养血散寒。而实证则有气郁、血瘀之分。有气血郁滞者，则宜宣通气血，以枳实芍药散治之；血瘀者，宜活血逐瘀，可用下瘀血汤。虽然此二方均有一定的效果，但与产后气血亏耗不甚相当，故常用生化汤加减为治。

2. 产后尿闭

"虚劳腰痛，少腹拘急，小便不利，八味肾气丸主之。"（《金匮要略·血痹虚劳病脉证并治》）

"夫短气有微饮，当从小便去之，苓桂术甘汤主之。肾气丸亦主之。"（《金匮要略·痰饮咳嗽病脉证并治》）

"男子消渴，小便反多，以饮一斗，小便一斗，肾气丸主之。"（《金匮要略·消渴小便不利淋病脉证并治》）

"问曰：妇人病，饮食如故，烦热不得卧，而反倚息者，何也？师曰：此名转胞。不得溺也。以胞系了戾，故致此病，但利小便则愈，宜肾气丸主之。"（《金匮要略·妇人杂病脉证并治》）

《金匮要略》用肾气丸者有五：一者是"脚气上入少腹不仁"；二是治虚劳腰痛，少腹拘急，小便不利；三是短气微饮，当从小便去者；四是治男子消渴，小便反多，以饮一斗，小便一斗；五是治妇人烦热不得卧，但饮食如故之转胞不得溺者。以上的临床症状，虽然有所区别，但期病机皆属肾阳虚衰，气化功能减退，故均用肾气丸治之。

产后小便不通，是常见的疾病，凡属阳气不足者，均可用肾气丸为汤治之，以温阳化气，阳振则水自行，如加入大腹皮一味，醒升脾气，则其效尤佳。

3. 产后肢麻

"血痹，阴阳俱微，寸口关上微，尺中小紧，外证身体不仁，如风痹状，黄芪桂枝五物汤主之。"（《金匮要略·血痹虚劳病脉证并治》）

本方有通阳行痹的作用，凡是分娩时出血过多，正气虚衰而出现四肢麻木者，均可用之，常加当归身、通草以加强其养血行滞的作用。

五、妇科杂病

1. 乳痈痛热

《千金》苇茎汤原为"治咳有微热，烦满，胸中甲错，是为肺痈"之剂。方中苇茎清肺泄热，薏苡仁、冬瓜仁下气排脓，善消内痈，桃仁活血祛瘀，全方有清肺化痰、活血排脓的作用，是治疗肺痈之常用方。新产之妇，调节不慎，或外感六淫之邪，或过食辛热香燥、肥甘厚味，以致郁热而形成乳痈者，可用本方加当归尾、赤芍、蒲公英、紫花地丁、银花、连翘治之。

2. 梅核气滞（痰凝气滞）

"妇人咽中如有炙脔，半夏厚朴汤主之。"（《金匮要略·妇人杂病脉证并治》）

妇人七情郁结，痰凝气滞，上逆于咽喉之间，在证候表现上，自觉咽中梗塞，有异物之感，咯之不出，吞之不下，后人有"梅核气"之称，即可用半夏厚朴汤治之。方中之半夏、厚朴、生姜辛以散结，苦以降逆，茯苓利水化痰，苏叶芳香，宣气解郁。

3. 阴虚脏躁

"妇人脏躁，喜悲伤欲哭，像如神灵所作，数欠伸，甘麦大枣汤主之。"（《金匮要略·妇人杂病脉证并治》）

凡七情郁结，日久不解，以致气郁化火，导致脏阴不足者，宜以甘麦大枣汤滋养心脾，润燥缓急，亦即"肝苦急，急食甘以缓之"。

4. 湿毒阴痒

"蛇床子散，温阴中坐药"。（《金匮要略·妇人杂病脉证并治》）

妇人带下，有寒热之分，凡带下色白，质稀而阴痒者，此为湿毒下注，宜本方配土茯苓、槟榔，以加强其苦温燥湿，杀虫解毒之功。

5. 癥瘕积聚

"病疟以月一日发，当以十五日愈，设不瘥，当月尽解；如其不瘥，当云何？师曰：此结为癥瘕，名曰疟母，急治之，宜鳖甲煎丸。"（《金匮要略·疟病脉证并治》）

"五劳虚极羸瘦，腹满不能饮食，食伤、忧伤、饮伤、房室伤、饥伤、劳伤、经络荣卫气伤，内有干血，肌肤甲错，两目暗黑。缓中补虚，大黄䗪虫丸主之。"（《金匮要略·血痹虚劳病脉证并治》）

"妇人宿有癥病，经断未及三月，而得漏下不止，胎动在脐上者，为癥痼害。妊娠六月动者，前三月经水利时，胎也。下血者，后断三月，衃也。所以血不止者，其癥不去故也，当下其癥，桂枝茯苓丸主之。"（《金匮要略·妇人妊娠病脉证并治》）

鳖甲煎丸、大黄䗪虫丸、桂枝茯苓丸为治瘀血停滞而引起的癥瘕积聚之常用方剂，但前二者由于药味较多，来源困难，以致不能很好使用，目前最常用的为桂枝茯苓丸。本方有活血化瘀的作用，凡由血瘀引起的病证，如月经过多、崩漏、痛经、堕胎、小产、胞衣不下、恶露绵绵日久不绝者，均可加减用之。

试论《金匮要略》的温法

《金匮要略》是东汉张仲景巨著《伤寒杂病论》中杂病部分，它以整体观念为指导思想，以脏腑经络为理论基础，以四诊八纲为辨证中心，以八法为遣方用药的依据，是理论结合实践对杂病辨证论治的专书，一直到今天仍然有其重要的临床意义。

内伤杂病，主要是脏腑功能失调而引起的病变，最易伤气耗血，在治疗上必须重视益气补血、温养回阳，所以八法中温法应用最为广泛。现作初步归纳分析如下。

一、温法运用的原则

温法是使用温性或热性药物以消除病人的沉寒痼冷，补益阳气的一种方法。在《金匮要略》中运用温法的原则，一是协调阴阳，二是温养脏腑，促进气血的恢复。

（一）协调阴阳

人之一身，不外乎阴阳水火、气血营卫而已。阴阳平衡，水火相济，营卫调和，气血充盛，则人能保持健康，否则便要百病丛生，所以要协调阴阳以保证身体健康。《金匮要略》从温法协调阴阳，综合起来，主要有以下几个方面。

1. 阴阳并补

孤阴不生，独阳不长。在扶阳之中，必须注意养阴，如"虚劳里急，悸，衄，腹中痛，梦失精，四肢酸痛，手足烦热，咽干口燥，小建中汤主之"，是寒热错杂、阴阳两虚而以阳虚为主之证，故取姜、桂之辛热以通阳调气；甘草、大枣、饴糖之甘平以益阴，补中缓急；芍药酸而微寒，以敛阴和营，从而达到建立中气，从阴引阳，从阳引阴，阴阳协调的目的。

2. 温补并用

《素问·至真要大论》有"衰者补之"，又有"劳者温之"。温阳之法，虽能扶正，但温法祛寒回阳有余，补虚不足；补法则功擅扶正，回阳之力不足。故凡病虚而寒者，常常温补并用。如"心胸中大寒痛，呕不能饮食，腹中寒，上冲皮起，出见有头足，上下疼痛而不可触近，大建中汤主之"。证属脾胃阳虚，中焦寒甚所引起的腹满，故方中以蜀椒、干姜温中散寒，人参、饴糖温补脾胃，温补并用，大建中气，使中阳得返，阳回正复，阴寒消除，诸症悉愈。

3. 温清兼施

温之与清，本是相反的疗法，势如冰炭，两者是不相容的，但在疾病的发展过程中，由于邪正的消长进退，往往有上热下寒，或上寒下热，寒热错杂之变，单用温法或清法来治疗均不能针对病情，故温清并用亦是不可缺少的法则。例如风湿历节一病，本是由于风、寒、湿邪外袭而引起的病变，而寒湿之邪郁遏，阳气不得宣伸而渐次化热，化热则伤阴，单温之则阴愈伤，单清之则寒湿不解，故以桂枝芍药知母汤治之，既能祛风除湿，温经散寒，又能清热滋阴。

4. 温阳祛邪

疾病的发生发展过程，实际上是邪正消长的过程。当正虚邪盛之时，宜扶正以祛邪，例如桂枝附子汤、白术附子汤、甘草附子汤，是治风湿病变的方剂，虽有治风重于湿、治湿重于风、风湿并重的不同，其实三方均用附子以温里，从而达到扶阳益气、祛风除湿的目的。

5. 祛邪扶阳

邪盛正虚，阴盛于内，格阳于外，阳气欲脱之时，非祛除阴寒之邪不足以复原阳气。例如"呕而脉弱，小便复利，身有微热，见厥者，难治，四逆汤主之。"中则脾胃阳气衰竭，下则肾阳不固，阴寒内盛，虚阳外越，为阳气欲脱之候，故以四逆汤之辛甘温热治之，以冀祛除阴寒而复元阳。

（二）温养脏腑

脏者藏也，五脏贮藏精气而不泻，六腑传化物而不藏。脏以贮守为用，腑以通行为补，内伤杂病的病变，实际上就是气血不和、脏腑功能失常的病变，所以温养脏腑是温法的主要内容，其中尤其是以脾肾两脏的功能是否亏损为重点。因为脾胃为后天之本，是生化气血营卫的源泉；肾藏精而内寄相火，为先天之本，是性命之根。特别是内伤病的后期，常常出现脾胃虚损的证候，脾胃的亏损，更会影响到其他脏腑，导致病情进一步恶化。故以甘温或甘平之剂温补脾肾，是治疗内伤杂病治本之法。例如虚寒肺痿而出现头眩、咳嗽、吐涎沫、尿频或遗尿等虚寒之候，治之用甘草干姜汤，名是温肺复气，实是温脾暖胃，从而达培土生金的目的。又如脚气、腰痛、消渴、转胞、水饮五种不同的病变，证候虽然不同，但由于这五种病变，都是由肾阳虚弱，气化功能失常而引起，所以同用八味肾气丸扶阳滋阴，使元阴元阳恢复，则诸症悉除。

总而言之，温法的着眼点，在于协调阴阳，温养脏腑，使阴阳相对平衡，脏腑功能正常，营卫气血调和，从而保证人的健康。

二、温法的具体运用

温法是通过温中祛寒、回阳通络等作用，使寒邪去，阳气复，经络通，血脉和，适用于脏腑经络因寒邪为病，根据具体情况，其运用方法各不相同，兹分述如下。

1. 温补肾阳法

肾为水火之脏，是元阴元阳之根，肾阳的盛衰，决定各个脏腑阳气的盛衰，所以温补肾阳是温法的重点，常用方是八味肾气丸。本方既能扶阳，又能滋阴，补中有泻，泻中有补，补阳不伤阴，滋阴不碍阳，刚柔相济，温润并用，组方精微，面面俱到，诚是温补肾阳之良方。

2. 温散寒湿法

寒之与湿，同为阴邪，俱有内外之分。寒性收引，湿邪重浊，凡风、寒、湿邪客于肌表，当用温开微汗以祛邪，如"湿家身烦痛，可与麻黄加术汤发其汗为宜。麻黄汤本为外感风寒表实无汗而设，恐其过汗，反而导致伤正而湿邪不解，故加白术一味，使麻黄得术，虽发汗而不太过；术得麻黄，能行表里之湿，使寒湿之邪随微汗而解"。又如"肾著"之病，"其人身体重，腰中冷，如坐水中……腰以下冷痛，腹重如带五千钱，甘姜苓术汤主之"。本病为寒湿之邪着于腰部，故以温中散寒、健脾除湿之甘姜苓术汤治之。其他如甘草附子汤，为表里阳气皆虚，风湿俱盛常用之方，也是取其能助阳温经、散风祛湿之功。

3. 温化水饮法

水饮潴留局部为痰饮，弥漫泛滥全身为水肿，其原因是由于脾阳虚弱，不能运化水湿，或者肾阳亏虚，命门火衰，不能化气行水，故治痰饮"当以温药和之"，以振奋阳气，开发腠理，通行水道。例如中阳不运，水饮内停，其本在脾，故以苓桂术甘汤健脾利水；又如寒饮郁肺，以致肺气不宣而出现上逆咳喘，痰鸣如水鸡声等症，以散寒宣肺、化痰降逆之射干麻黄汤主之。本方散中有收，温中有和，使邪去而正不伤，为咳喘患者常用之方。

4. 温中益气法

脾胃为气血生化之源，凡中阳虚弱，以致运化功能失常而出现气血亏损、阴阳两虚者，当用温中益气之法。如"虚劳里急，诸不足，黄芪建中汤主之"。以小建中汤温中补虚，缓急止痛，黄芪益气生血，使阴回阳复，其病即愈。又如胸痹，喘息，咳唾，心胸痞满等，证有偏虚偏实之分。"实者泻之"，用枳实薤白桂枝汤以荡涤之；反之，胸痹疼痛而见四肢不温、倦怠少气、声音低微、脉象细弱等偏虚的证候，不仅遵"虚者补之"之义，而且又仿"塞因塞用"之法，以人参汤治之，温中助阳，振奋阳气，使大气运转，气机升降正常，则阴寒自散。

5. 温经补血法

血之与气，遇寒则凝则遏，得温则生则通，故凡血虚而有寒者，当用温养之法治之。如"产后腹中疠痛"，"寒疝腹中痛，及胁痛里急者"，两者均为血虚有寒，不能温养筋脉而引起的疼痛，故可同用当归生姜羊肉汤主之。方中之当归、生姜温血散寒，羊肉补虚生血，"形不足者，温之以气；精不足者，补之以味"（《素问·阴阳应象大论》），形精兼顾，气味并用，阳复血充，经脉通畅，其效卓著。

6. 温血消瘀法

瘀血的形成，有多方面的因素，但寒凝血瘀，则为其首要。故《素问·调经论》云："血气者喜温而恶寒，寒则泣不能流，温则消而去之"。凡是寒凝血瘀，虚实夹杂而以血虚为主的病变，治之当用温血消瘀之法。例如妇人冲任虚寒兼有瘀血而引起的月经不调、痛经、崩漏、不孕等，均可用温经汤治之。本方为温经散寒、调补冲任、养血祛瘀之良方，有扶正祛邪之效。

7. 温阳止痛法

血脉为气血运行的道路，以通畅为贵，不通畅则有疼痛之变，而经脉之所以不通，多由于寒凝而引起。故凡疼痛剧烈，四肢厥冷，甚或唇面青紫，冷汗淋漓，脉沉紧等一派阳虚寒凝之候，张仲景常用逐寒回阳之品，如"病历节不可屈伸，疼痛，乌头汤主之"；"心痛彻背，背痛彻心，乌头赤石脂丸主之"；"寒疝绕脐痛，若发则自汗出，手足厥冷，其脉沉紧者，大乌头煎主之"。乌头、附子为大辛大热之品，能破除沉寒痼冷，回阳温血，缓和止痛。

8. 温阳固摄法

《素问·生气通天论》云："凡阴阳之要，阳密乃固"。阳虚不能固密，以至出现咯血、便血、遗精等之变。如"男子失精，女子梦交"，脉极虚芤迟者，是由于阴阳两虚，以阳虚为主，因固摄无能之故，以桂枝汤调和营卫，加龙骨、牡蛎潜镇摄纳，使阳气固摄，阴气内守，则漏泄可止。又如中焦虚寒，血不归经而吐血不止，每用柏叶汤温中以止血；先便后血的远血病变，是由于脾气虚弱，统摄无能，治宜温脾摄血，以黄土汤治之；下利日久而致虚寒滑脱，气血下陷者，以温中固脱之桃花汤治之。总之，脾主统血，肾主闭藏，血之所以妄行，精液之所以漏泄，大便之所以滑脱，均由于脾肾阳虚，不能固摄而致之，故温阳固摄为常用之法。

9. 温降冲逆法

脾以升为健，胃以降为和，若脾胃阳虚，运化无能，则水湿停留而有头目昏眩、心悸、呕吐等之病变，如小半夏汤、小半夏加茯苓汤，便为温化水饮、降逆止呕而设。甚则中、下焦虚寒，以致厥阴肝寒犯胃而有"呕而胸痛"、"干呕，吐涎沫，头痛者，吴茱萸汤主之。"本方中之吴茱萸苦温，苦则能降，温则能散寒，有降肝胃寒逆之功，生姜辛温，能散寒和胃、人参、大枣甘温，能补脾胃气虚，合而用之，能温化寒饮，降逆止呕。又如妊娠恶阻，呕吐不止者，证属胃虚寒饮之病变，每用干姜人参半夏丸治之，则收到温中和胃，降逆止呕的作用。盖干姜温中散寒，姜汁、半夏蠲饮降逆，人参甘温益气，扶正祛邪并行，疗效良好。

10 温阳通便法

积结之病变，有寒热之分。阳明腑实热结便秘者，当宗诸承气辈，以苦寒下夺治之；如寒实内结，阳气郁滞，营卫失调而致胁腹疼痛，大便不通，"其脉紧弦，此寒也，以温药下之，宜大黄附子汤。"证属寒结内实，根据《素问·至真要大论》"寒者热之"、"结者散之"、"留者攻之"的原则，故以附子辛热温里散寒，全方有温散寒凝而开闭结、通下大便以除积滞的作用。

11. 温阳通脉法

气血得温暖之气则运行畅通，遇寒则凝滞，凡证属阳虚寒凝而血脉痹著，以致血液停滞，筋脉失于温养而麻木酸痛，甚或为癥为瘕者，当以温阳通脉法治之。如表里阴阳俱虚之血痹，用黄芪桂枝五物汤温阳益气，和营卫以行痹；瘀血停滞日久形成"癥痼害"者，以桂枝茯苓丸温通血脉，活血化瘀，缓消癥块。

12. 温托排脓

痈疽脓毒，贵在能宣达外透，盖邪去则正安，脓毒尽则新肉自生。如阳气不足，正不胜邪，脓毒停滞经脉脏腑，则其为害非浅，故"肠痈之为病，其身甲错……此为肠内有痈脓，薏苡附子败酱散主之。"即是振奋阳气，以达排脓解毒、消肿祛腐的目的。

总而言之，《金匮要略》的温法，是本着"劳者温之"、"寒者热之"的原则，针对病的属寒属虚者用之。它的应用范围很广泛，这里所举仅仅择其要而已。

《金匮要略》论瘀初探

瘀血是由内伤七情、外感六淫、虫兽刀伤或妇女经产等导致脏腑经络功能失常的病理产物，反过来，它又是脏腑经络功能障碍、气血运行受阻的致病因素之一。《金匮要略》是以整体观念为指导思想，以脏腑经络为依据，论述内伤杂病辨证施治的专书。其中，对于瘀血的阐述，理法方药具备，兹综合介绍并略作分析如下：

一、理法方药

（一）疫毒郁滞

"阳毒之为病，面赤斑斑如锦纹……阴毒之为病，面目青，身痛如被杖"。（《百合狐惑阴阳毒病篇》）

阳毒之为病，临床表现虽有不同，但均系感受疫毒而发。由于病人体质等的不同，疫毒侵犯的部位及反应亦有所异。疫毒侵入阳络血分，毒与血搏结，迫血外溢，心主血，面为心之外荣，故外候"面赤斑斑如锦纹"。疫毒侵入阴络血分，血行瘀阻，经脉不利，"诸脉者皆属于目"，血不能上荣于目，又不能外灌濡养肢体肌肤，故"面目青，身痛如被杖"。因两者同为疫毒壅滞经脉，故均用有清热解毒、滋阴搜邪、活血化瘀之功的升麻鳖甲汤加减治之。

"病疟，以月一日发，当以十五日愈，设不差，当月尽解；如其不差，当云何？师曰：此结为癥瘕，名曰疟母"。（《疟病篇》）

疟病为热性传染病，如误治或失治，病久不愈，则疟邪假血依痰，结聚成块于胁下而成"疟母"。这实际上是由于邪伏募原，肝失疏泄，脾不健运，气血运行失常而形成的癥块。根据《内经》"坚者削之，积者行之"的治疗原则，取寒热并用、攻补兼施之鳖甲煎丸治之，以期收到扶正祛邪、消癥化积之功效。本方虽为丸剂，仍偏于峻攻，故凡体弱气血不足者，应配合以补益之品，庶可免耗伤气血之弊。

（二）虚劳干血

"五劳虚极，羸瘦，腹满不能食，食伤，忧伤，饮伤，房室伤，饥伤，劳伤，经络

营卫气伤，内有干血，肌肤甲错，两目暗黑，缓中补虚，大黄䗪虫丸主之。"（《血痹虚劳病篇》）

各种内伤的致病因素，导致人体气血营卫耗竭，脏腑经络功能虚衰，因而血液凝滞，瘀积日久化热伤阴，气血亏损，不能温煦濡养肢体，故"肌肤甲错"。"目者，宗脉之所聚也"，阴阳气血俱虚，不能上荣于目，故症见"两目暗黑"。证属心虚血积，故以补虚活血之大黄䗪虫丸治之。本方既有大黄、䗪、蛭、虻等活血破瘀，又有地、芍滋阴养血，甘草、白蜜益气缓中，实为扶正祛邪之剂。凡久病虚极而瘀血停滞，如小儿疳积、肚大青筋、妇女虚弱、经闭不行、小腹掣痛，或肺痨咳血、胸痛、潮热盗汗者，均可随证用之。

（三）阳虚寒凝

"心痛彻背，背痛彻心，乌头赤石脂丸主之。"（《胸痹心痛短气病篇》）

"心痛彻背，背痛彻心"，为阳虚于上，阴盛于下，阴寒痼结，血行凝滞的心痛病变，与今之冠心病相类似。心为阳中之阳，主血脉的运行，心阳不足，则阴寒之邪乘虚而上冲，以致心阳被抑，血不通行，故取大辛大热、又走又散之乌头赤石脂丸治之，以便达到温阳散寒，峻逐阴凝，促进血脉通行的目的。今人认为冠心病的发病，除与年老体弱、血管硬化有关之外，与郁、寒、瘀等因素亦有密切关系，因而在扶正治本的基础上，兼投宣痹通阳、芳香温通、行气活血、化瘀通痹之剂，已为治疗冠心病的重要原则之一。

"肝着，其人常欲蹈其胸上，先未苦时，但欲饮热，旋覆花汤主之。"（《五脏风寒积聚病篇》）

肝藏血而主疏泄，其脉布胁、贯膈、络胸、注肺。肝为邪侵，则疏泄功能失职，经脉气血瘀滞，瘀阻不行，其症常见胸胁胀痛或刺痛等，故"其人常欲蹈其胸上"是"不通则痛"之变。病人"先未苦时，但欲饮热"，知其属寒凝血瘀，故在取旋覆花、新绛行气通络、活血化瘀的同时，复取葱白之辛温通阳以散结。本方为调气散结、通阳活血之良剂，凡属寒邪凝滞、肝气不疏而致血瘀引起的胸胁或胃脘胀痛、闷痛，按之而不减者，以本方配丹参饮或血府逐瘀汤之类治之，往往可收瘀去痛止之功。

（四）湿热遏郁

"小便不利，蒲灰散主之。"（《消渴小便不利淋病篇》）

肾为水火之脏，主全身津液之蒸腾敷布；膀胱为水府，主溺的贮藏和排泄。肾和膀胱在人体水液输布、吸收、排泄的过程中是很重要的。今湿热下注，湿邪重浊黏腻，阻遏三焦气化的运转，热为阳邪，湿热交蒸，煎迫血液，以致出现小便不利、尿道涩痛、小腹急痛等湿遏气机、热郁血分的瘀滞症状，故治以蒲灰散清热利湿、凉血化瘀。

治病求因，审因论治，这是中医治病的重要原则之一。凡湿热下注之尿淋、尿痛、尿血或湿热俱盛之阳黄证，在治疗上，除针对其病根湿热外，还要兼顾其瘀积为患的一面，在清热利湿之剂中，加入活血化瘀、入络通行之品。如湿热发黄，既用茵陈五苓散清热利湿，又用白茅根、大小蓟、益母草、丹皮、牛膝之类以凉血化瘀、利窍通行，这比单纯清热利湿收效更捷。又如尿淋、尿痛、尿血，为湿热壅滞于下焦，络脉损伤之变，治疗当用滑石、木通、瞿麦等渗利之品，以祛其湿热，复加泽兰、当归尾、赤芍之类以化瘀止血，则湿热清而血行归经，其效可期。

"痹非中风，四肢苦烦，脾色必黄，瘀热以行。"（《黄疸病篇》）

脾为人身气机升降的枢纽，能运化水湿而统摄血液，如脾失健运，则湿热停滞中焦，遏郁熏蒸于肝胆，热陷于血分，以致胆汁不能循常道而外溢，故"瘀热以行"。肤色之黄，实因热郁血瘀所致，故今人有"治黄不离瘀"之说，确属经验之谈。

（五）痈脓阻塞

"肠痈者，少腹肿痞，按之即痛如淋，小便自调，时时发热，自汗出，复恶寒。其脉迟紧者，脓未成，可下之，当有血。……大黄牡丹汤主之。"（《疮痈肠痈浸淫病篇》）

本条既点出肠痈的主要脉症，又明确指出肠痈的病机"当有血"。肠痈之所以形成，是因为热毒内壅，营血瘀结肠中。治宜泄热化瘀并重，才能清其伏热，而祛其血块，故用大黄牡丹汤以收清热解毒、逐瘀攻下之功。

前人有云："不通则痛"。痛之所以成，滞也、积也、瘀也。滞者宜调而导之。积者宜消而化之。瘀有寒热虚实之分，虚寒则温补而行之，如血虚而寒凝经痛，用附桂四物汤或少腹逐瘀汤；实热则泻实散血而化之，如热与水结的蓄血证用桃核承气汤。本条指的是热郁肠中、营血瘀积下焦、经脉不通的病变，故以荡涤实热、凉血化瘀之法治之。

（六）癥瘕漏红

"妇人宿有癥病，经断未及三月，而得漏下不止，胎动在脐上者，为癥痼害。妊娠六月动者，前三月经水利时，胎也。下血者，后断三月，衃也。所以血不止者，其癥不去故也，当下其癥，桂枝茯苓丸主之。"（《妇人妊娠病篇》）

本条主要是讲孕妇宿有癥病而引起胎漏下血的证治。气血循经脉而运行全身，温煦濡养四肢百骸。当瘀血停滞经脉，血液不能正常循行，新血不得归经，在孕妇则有胎漏下血之变。本着"有故无殒"之旨，遵"通因通用"之法，以桂枝茯苓丸治之，但只有孕妇体质素壮而无滑胎史者方可用，且务必用丸剂，取其"丸者缓也"之意。本方为活血化瘀之剂，凡是由血瘀引起的血证，如月经过多、崩漏、痛经、堕胎、小产或胞衣不下及恶露绵绵日久不绝者，均可加减用之。瘀血消除，新血得生，经脉畅通，则痛者可消，漏红者可止。

（七）经产留瘀

经产致瘀的因素是多方面的，其病因概括起来有以下几种：

1. 堕胎半产

孕妇不慎堕胎或半产，冲任损伤，瘀血停滞经脉。"曾经半产，瘀血在少腹不去……当以温经汤主之"（《妇人杂病篇》）。"妇人则半产漏下，旋覆花汤主之"（《妇人杂病篇》)。

由于堕胎、半产，瘀血停滞，经脉不利，常有腰痛如折、少腹、小腹疼痛、阴道出血不止等症，故用温经汤以温经补虚、散寒化瘀，或用旋覆花汤调气散结、化瘀止血。配方中宜酌加止中有化之品，如蒲黄炭、艾叶炭、荆芥炭之类，以加强其化瘀止血之功。

2. 恶露不绝

一般来说，新产妇恶露的排出，1~2周内干净，倘若淋沥不绝，拖延过长，则往往发生它变。"产后七八日，无太阳证，少腹坚痛，此恶露不尽"（《妇人产后病篇》）。恶露不尽，则新血不得生，败血停留于下焦，故少腹坚痛。如治不当，瘀血停留日久，耗伤阴液，则变为干血蓄积下焦，所以"产妇腹痛……此为腹中有干血著脐下，宜下瘀血汤主之"（《妇人杂病篇》）。患者不仅有少腹坚痛，而且出现肌肤甲错、舌质紫暗等一派"干血"的症状，治宜下瘀血汤逐瘀止痛，瘀消则痛自止。治产后瘀积日久如此，治瘀积经水不利亦如此，故曰"亦主经水不利"。

3. 水血互结

妇人新产之后，多属虚瘀之体，治宜益气养血以扶正，祛浊化瘀以生新。若处理不当，则水与血互结于血室之中，所谓"妇人少腹满如敦状，小便微难而不渴，生后者，此为水与血互结俱在血室也"（《妇人杂病篇》）。既然是水与血俱结，治之当须活血利水兼施，故用大黄甘遂汤。以大黄破瘀，甘遂逐水，因产后正虚血亏，故以阿胶扶正养血，使邪去而正不伤。但本方仍偏于峻攻，用时宜适可而止。

4. 虚寒积冷

"妇人之病，因虚、积冷、结气，为诸经水断绝，至有历年，血寒积结，胞门寒伤，经络凝坚"（《妇人杂病篇》）。因虚则阳气不足，鼓动蒸化无能，寒冷之邪乘虚积结胞门，因而经脉不利，故月经不行。治之当用温经散寒、活血化瘀之法，如温经汤、少腹逐瘀汤、桂枝茯苓丸之类。

5. 结气郁滞

"妇人之病……结气"（《妇人杂病篇》）。人体血之与气，相辅相成，气赖血载，血赖气行，如情志抑郁，气机不畅，则导致血行不利，出现经水不畅之变。治之当用疏肝理气之法，如柴胡疏肝散、逍遥散之类。

6. 脏坚不散

"妇人经水闭不利，脏坚癖不止，中有干血，下白物，矾石丸主之"（《妇人杂病篇》）。胞宫本是主月经和孕养胎儿的脏器，如有陈败的瘀血停留，久郁化热生虫，不仅月经闭止不行，而且带下绵绵，质秽阴痒。本"急则治其标"之旨，治宜先用矾石丸除湿热以止带，待带止之后，再用活血逐瘀之品以通经。

7. 风血相搏

"妇人六十二种风，及腹中血气刺痛，红蓝花酒主之"（《妇人杂病篇》）。妇人经产之后，因体虚卫阳不固，风邪最易乘虚而入，与血气相搏于经脉之中，以致血瘀不利，故少腹、小腹时感刺痛。本"治风先治血，血行风自灭"之旨，治以行血活血之红蓝花酒之类。

二、治疗特色

仲景根据《内经》"疏其气血，令其调达"、"坚者削之"、"结者散之"、"留者攻之"等有关原则，结合自己长期的临床经验，在治疗上有以下特点：

（一）重视辨证施治

在活血化瘀的基础上，根据致瘀的不同原因，采取不同的治法。例如瘀血引起的经水不利，就有下血逐瘀汤逐瘀止痛、土瓜根散破瘀通经、抵当汤破血逐瘀、大黄甘遂汤破血逐水以及攻补兼施等之分。又如疟母癥瘕、五脏虚劳干血，均属正虚邪实之变，但前者为寒热痰湿之邪与气血相搏而成，故用鳖甲煎丸治之，以扶正祛瘀，消癥化积，后者则为五脏虚极，阴阳气血俱亏所致的干血，故用大黄䗪虫丸治之，以缓中补虚。

（二）喜用大黄和虫药

在治瘀方中，多处用大黄和虫类药物。大黄性味苦寒，《本经》谓其能"下瘀血，破癥瘕"。《血证论》云："大黄之性，亦无不达，盖其气最盛，凡人身气血凝聚，彼皆能以其药气克而治之"。可见大黄能泻能降，既可泻热通便，又可破积行瘀，凡属瘀积之变，在化瘀导滞方中酌加大黄一味，确能倍增"推陈致新"之功。虫药性味咸寒，善入络搜邪，软坚化瘀。如鳖甲咸寒滋阴，能软坚散结，又能入血搜邪；水蛭、虻虫性善啮血，功专破血逐瘀。《伤寒来苏集》云："蛭，昆虫之巧于饮血者，虻，飞虫之猛于吮血者也，兹取水陆之善取血者攻之，同气相求耳。"蛭、虻、䗪诸虫并用，同入血分，确有破血逐瘀之卓效。凡久治不愈的癥瘕，加用虫药，可获较好疗效。

（三）慎用理气之药

血之与气，相互为用，病变时亦相互影响，故后人有"治血不忘气"之说。但在《金匮要略》治瘀方中，除鳖甲煎丸中之厚朴属气药之外，其余诸方中均无行气之品。《金匮要略》本是治疗内伤杂病的专书，而致瘀之变多是气血亏损、阴阳两虚、本虚标实的疾病，如果过用行气之药，最易耗伤阴血、损害正气，反而对治瘀不利，故慎用之。

总之，《金匮要略》治瘀用药，偏重于温运辛开，直入血分，搜邪散结，咸寒滋润，养阴通络，软坚化瘀，做到祛瘀不伤正，扶正不滞瘀，其用意之深，是值得后人很好地学习的。

试论张仲景对妇科学的贡献

张仲景，名机，东汉南郡（今河南省南阳县）人。他刻苦好学，既善于"勤求古训"，又能虚心"博采众方"，并结合长期的医疗实践，写出了《伤寒杂病论》。这部珍贵的巨著，不仅以六经论伤寒，以脏腑论杂病，概括了整个内科，而且也渗透到外科、妇产科、儿科及五官等科，对理、法、方、药进行了系统的论述，为辨证施治奠定了基础。所以千百年来，一直是学习中医者所推崇的名著，认为是中医学方书的鼻祖，尊张氏为医中圣人。

张仲景对妇科学的贡献，集中表现在《金匮要略》妇科三篇，这三篇的原文虽然不长，但对妇科的病因病机、辨证论治、立法遣方、用药加减等都有精辟的论述。现就个人体会，作以下的探讨。

一、论述病因，扼要精审

疾病的发生，其原因甚为复杂，既有外感六淫之邪，又有内伤七情之变，或饮食不节，劳倦过度损伤等之分。仲师独具慧心，对妇女的致病因素，总的提出"妇人之病，因虚、积冷、结气"。这几个字是出自《妇人杂病脉证并治》篇，实际上是概括了妇女经、带、胎、产的发病原因。虚，即是精血不足，正气亏损，所谓"精气夺则虚"。"积冷"，从字义上说，是深积寒冷之气，可以理解为外感六淫之邪，其中以寒冷属阴邪，最易损害气机，凝滞血脉，以此为例罢了。"结气"是指气机郁结，也就是说，由于七情郁结，气机不畅。人体的气机贵乎调达，气血贵乎充盛，血脉贵乎温通，如此则能保持人体的健康，否则就会发生病变。以上所说的"虚"、"积冷"、"结气"，既有本虚不足的一面，又有外感六淫之邪，内伤七情之变，当然会引起月经不调，甚或经闭不行。而月经发生病变，其他的疾病便可随时发生。正如唐宗海所说："凡周身之血，总视血海为治乱，血海不扰，则周身之血，无不随之而安"（《血证论·脏腑病机论》）。由于虚、积冷、结气的危害，均能导致血海的不治，血海不治，则周身气血不和，五脏功能失调，便会发生经、带、胎、产的病变，所以说仲师这几个字，既是病因病机的概括，又可以说明血海与周身血流畅通的关系，血海安和，则全身气血流通而人体健康，否则便要发生疾病。仲师的这些论述是很合理，又很扼要，不论过去还是现在，一直能指导临床实践。

二、疑似症状，辨在关键

疾病的发生和发展是多种多样的，要通过四诊、八纲的综合归纳，全面地加以分析，才能作出正确的诊断。而病人的寒、热、虚、实症状，如果在疑似之间，必须抓住其关键，才能从复杂的症状中找出疾病的本质。仲师在这方面，做出了很好的示范。例如，产后腹痛，是新产妇常见的疾病，在《妇人产后病脉证治》篇中有血虚、寒凝、气滞、血瘀、瘀血兼阳明腑实等的不同，同是产后腹痛，而有虚实气滞血瘀之分，其辨别的关键，血虚兼寒凝的当归生姜羊肉汤证则在"腹中疗痛"；气滞的枳实芍药散证则着眼在"烦满不得卧"；血瘀的下瘀血汤证则在用枳实芍药散之后，"假令不愈者，此为腹中有干血着脐下"；瘀血而兼阳明腑实的大承气汤证则以"少腹坚痛，此恶露不尽，不大便"为着眼点。又《妇人杂病脉证并治》中论述经水不利的有三节，均是由于瘀血而引起，但在治疗上则有活血消瘀、逐瘀行水、逐瘀下血等之分。其辨证的关键，在土瓜根散证，是在"经一月再见者"，月经虽行而不利，不利则败血内停，久留则成瘀，故着眼在消瘀，而不是在通行，瘀积消失，则经水自调；大黄甘遂汤证在"生后者，此为水与血俱结在血室也"，症由水与血互结在血室而引起，故其治疗，不仅要逐瘀，而且要行水，水血并治，则经水通畅；抵当汤证则着眼在"经水不利下"，故以逐瘀通经之法治。以三方而论，均有活血消瘀的作用，其所不同者，土瓜根散是又和又通，为三方中平和之剂；大黄甘遂汤既能破瘀逐水，又有滋阴补血之功，为攻补兼施之剂；抵当汤功专攻逐，为三方中峻破之剂，凡体质不虚而干血着脐下，小腹硬痛者宜之。

从以上的举例可见仲师在复杂疑似的症状中，很注意抓住症状的关键，洞察疾病的本质，为立法遣方、用药配伍的依据。

三、药随证转，灵活多变

疾病的发生和发展的全过程是千变万化的，因而必须根据疾病寒热虚实的不同阶段，采取或温或清，或补或攻的治疗方法，才能达到治疗目的。仲师对月经病、带下病、胎孕病、产后病等的治疗，都做出了很好的示范，真正做到有是症则用是药、药随证转、不拘一格的境地，如妊娠下血，腹中痛的胞阻，用胶艾汤以和血止血，温煦胞宫以止痛；仅"腹中疗痛"而无下血，则以当归芍药散养血而柔肝，健脾和中以除湿，从肝脾两调来达到止痛安胎的目的；病情较重，本着《内经》"有故无殒"之旨，纵然是有毒犯胎之品，仍然酌情而用，如妊娠阳虚寒甚，胞宫不温而引起的腹痛，"当以附子温其胎"。明知附子辛热有毒，有破坚堕胎之弊，但子脏寒甚，非此大辛大热之品不能温肾散寒，暖宫安胎，盖"阴阳之要，阳密乃固"，阳复寒散，子脏温暖，气血和调，封藏之功能牢固，则无胎漏之虞。又新产之妇，多是又虚又瘀夹杂之体，其治疗之法，既要温养以扶正，促进气血的恢复，又要化瘀以祛邪，达到除旧生新的目的。如产后腹痛一症，既有用当归生姜羊肉汤以温养散寒、补血止痛者，又有用枳实芍药散以调气止痛，甚或以下瘀血汤破血逐瘀者。又如产后发热，为新产妇常见的疾病，根据其寒、热、虚、实的不同，属阳明腑实的用大承气汤以通便泄热；属太阳中风表证的则用桂枝汤解肌退热；虽有表证而兼阳虚的，则用竹叶汤以扶正祛邪，表里同治，提高其疗效。总之，有此症则用此药，既不忘于产后，又不拘于产后，药随证转，方贵中的，其效可期。

四、立法遣方，不忘血本

仲师的《伤寒杂病论》，对外感疾病和内伤杂病的病因病机及治疗都作了系统而精辟的论述，也就是说理、法、方、药俱备，是理论结合实践的专书，其用药是灵活多样的。就拿《金匮要略》妇科三篇的用药来说，就是很广的，既有药物的配伍，又有针灸的腧穴疗法，内治的剂型有汤、丸、散、酒之分，外治则有熏、坐、洗、敷之别，可以说治疗八法之中，除了吐法之外，其余均兼而有之。这是因为疾病有寒、热、虚、实的不同而采用的治疗方法。但仲师始终本着妇女以血为主，以血为用，"有余于气，不足于血"的特殊情况，在遣方用药上，时时刻刻不忘以血为宗。血虚不足者，固然以温养之法治之。而血实者，在活血化瘀之中，仍然不忘气血的盈亏。例如产后腹痛，有虚、实、寒三种不同的类型，血虚而兼寒者，以当归生姜羊肉汤治之，既要温经散寒，又要养血止痛；若气血郁滞而痛者，以枳实芍药散调理气机，宣通气血；瘀血停滞而痛者，则以下瘀血汤润燥活血、化瘀破结之法治之。但行气活血攻伐之品，常有戕伤正气之虞，故枳实芍药散以麦粥送服，以和养胃气，保护气血生化之源；下瘀血汤以炼蜜为丸，酒煎送服，实取丸以缓之，酒以引药入血，防其攻伐太过。又如产后热利，既用白头翁汤清热燥湿以治病，又要用阿胶滋阴养血，甘草甘缓和中，以期达到祛邪不伤正的目的。其他如妊娠小便难而用当归贝母苦参丸以解郁养血，清热利水；漏下出血之用温经汤温经散寒，补虚化瘀，均是本着祛邪治病，又要照顾气血。

从以上的分析可见，仲师对妇科的贡献是很大的，对妇科疾病的致病原因，作了精要的论述，这些论述，既概括了外感六淫，又点出了七情内伤；在辨证论治上，根据病情寒热虚实的不同，点出其关键之所在，辨明疾病的本质，然后立法遣方，用药加减等，都作出了很好的示范，是后人学习的准绳，只要我们能很好地继承，结合临床实践，灵活加减应用，自然能收到预期的效果。

张景岳妇科学术思想初探

张景岳为明代大医家，博学多才，医理精通，技术高明，经验丰富，对妇女的月经、带下、胎孕、产后等病变，曾有极为精辟的论述。兹根据《景岳全书·妇人规》的内容，结合个人学习体会，加以扼要的介绍。

一、月经三本，其根在肾

经者血也。血为五脏精气之所化，其"生化于脾，总统于心，藏受于肝，宣布于肺，施泄于肾"（《妇人规·经脉类·经不调》）。在脏腑经脉之中，胃主受纳腐熟而为水谷之海，是水谷精微之源泉；脾主运化而统血，为气血生化之源；心为阳中之阳而生血，为胞脉之所属；冲脉丽于阳明而为五脏六腑之血海。所以景岳特别强调"月经三本，所重在冲脉，所重在胃气，所重在心脾生化之源耳"（《妇人规·经脉类·月经之本》），血旺则经行自调，然三本之中，以冲脉为首。冲脉是否旺盛，一赖于五脏六腑阴血的来源，二赖于肾气的强弱。既要五脏功能正常，阴血生化不息，又要"肾气盛……天癸至，任脉通，太冲脉盛，月事以时下"（《素问·上古天真论》）。天癸是否依时而至，任脉是否通畅，太冲脉是否旺盛，取决于肾气的盛衰。所以说冲脉、胃气、心脾虽然均为月经之本，若是进一步溯本求源，分清来龙去脉，则月经的根源在于肾，只有先天济后天，后天养先天，两者相互为用，才能使精血充沛，经行自调。

二、淋带微甚，总由命门

带浊为病，证情错综而复杂，有因外感六淫为患，有因内伤七情所致。景岳特别强调"不遂"、"太遂"、"遂而不遂"及房室之劳等病因，如其在《妇人规·带浊遗淋类·带下》中指出："凡妇人淋带，虽分微甚，而实为同类，盖带其微而淋其甚者也，总由命门不固。而不固之病，其因有六：盖一以心旌之摇之也，心旌摇则命门应，命门应则失其所守，此由于不遂者也；一以多欲之滑之也，情欲无度，纵肆不节则精道滑而命门不禁，此由于太遂者也；一以房室之逆之也，凡男女相临，迟速有异，此际权由男子，妇人情兴，多致中道而止，止则逆，逆则为浊为淋，此由于遂而不遂，乃女子之最多，而最不肯言者也。以上三证，凡带浊之由乎此者十居八九。"这里景岳指出，淋带虽为同类而有微甚之分，总由命门之不固。当然，景岳在强调房室为患引起病变的同时，并不否认其他的致病因素，所以他接着便说："此三者之外，则尚有湿热下流者，有虚寒不固者，有脾肾亏陷而不能收摄者。"景岳此论，固然不能囊括带浊的所有病因，但对临床仍有重要指导意义。盖带浊者，不外乎水湿不化和精液津血的滑脱。脾为土脏，主运化水湿而升清，肾主水而为封藏之本。脾虚不运，则水湿不化，清气不升，反而下流；肾气亏虚，则蒸腾、封藏无能，故带浊绵绵。"命门总主乎两肾，而两肾皆属命门。"脾肾的亏虚，致命门不固，所以治带、治淋，除随证施治之外，还要着眼于脾、肾和命门。

三、胎病多端，以虚为主

胎孕之为病，有内因，也有外因，其证甚为复杂。"盖胎气不安，必有所因，或虚或实，或寒或热，皆能为胎气之病。去其所病，便是安胎之法，故安胎之方不可执，亦不可泥其月数，但当随证随经，因其病而药之，乃为至善。若谓白术、黄芩乃安胎之圣药，执而用之，鲜不误矣。"（《妇人规·胎孕类·安胎》）这里景岳明确指出胎孕之病有寒、热、虚、实的不同，治之应当药随证用，不可拘泥固定之方，以治灵活多变之病，否则纵然如白术、黄芩之所谓"安胎圣药"，亦非所宜。可是，景岳在强调"当察其所致之由，因病而调"的同时，又特别指出胎病"总不离于气血之虚"。如言："凡胎孕不固，无非气血损伤之病，盖气虚则提摄不固，血虚则灌溉不周"（《妇人规·胎孕类·数堕胎》），"胎不长者，亦唯血气之不足耳"（《妇人规·胎孕类·胎不长》）。诚然，妇女在怀孕期间，由于气血骤然汇集胞宫以温养胎元，母体气血相对不足，以致往往有偏虚的现象。但气血不足之原因多端，有先天之影响，如禀赋本虚，也有后天之因素，如外感六淫之邪、七情过极所伤、房室不慎、跌仆损伤、药食不当等等，是故证当有寒热虚实之分，或虚中夹实，或实中有虚，或寒热错杂。以景岳之博学而识广，当明乎此，决不会以纯虚纯补立论，其所以言胎病"总不离于血气之虚"，亦不外乎告诫同人以至后学，在辨证立法之时，要从照顾气血的生发着眼，凡是阻碍气机，耗伤气血之品，均非所宜。学习先贤，务必领其要旨，神而明之，不可执而不化，否则便要犯"虚虚实实"之戒！

四、产后为病，毋泥于虚

对产后之病，丹溪曾有"产后无得令虚，当大补气血为先，虽有杂证，以末治之"（《丹溪心法·产后》）之论。景岳初时，亦非常信服之，随着临床实践的不断深入，学验俱增，便逐渐对其产生怀疑。他说："凡产后气血俱去，诚多虚证，然有虚者，有不虚者，有全实者，凡此三者，但当随证随人辨其虚实。以常法治疗，不得执有诚心概行大补，以致助邪，此辨之不可不真也"（《妇人规·产后类·论产后当大补气血》）。景岳此说，指出新产妇"有虚"、"有不虚"、"有全实"之分，确是符合临床实际的，是公允之评论。盖新产之妇，气血耗损过多，固然常有虚证之变，但产褥过程，不无离经之血，"既是离经之血，虽清血鲜血，亦是瘀血"（《血证论·瘀血》）。另外外感客邪、内伤七情、饮食不慎等，亦可引起产后病，故产后之病，多是寒热错杂，虚实并见，临证当察其寒热虚实，辨其虚瘀之孰轻孰重，权其标本缓急。以虚为主者，当调补气血为先；瘀血停滞胞宫，以致恶露不止，或乍寒乍热，或小腹硬痛者，当祛瘀以生新，使瘀血去则新血自生，营卫调和而正气可复。倘若不能知常达变，拘泥于"虽有杂证，以末治之"之说，则难免贻误病情，悔之莫及。

五、治妇人病，重在脾肾

景岳认为妇女之病变，"病之肇端，则或由思虑，或由郁怒，或以积劳，或以六淫、饮食，多起于心肺肝脾四脏，及其甚也，则四脏相移，心归脾肾。盖阳分日亏，则饮食日减，而脾气胃气竭矣；阴分日亏，则精血日涸，而冲任肾气竭矣，故子曰：阳邪之至，害必归阴；五脏之伤，穷必及肾，此源流之必然，即治疗之要着。"（《妇人规·经脉类·经脉诸脏病因》）外感客邪、郁怒忧思内伤、房室劳倦等，可导致脏腑功能失常，气血生化无源，所以景岳主张"治妇人之病，当以经血为先。"（同前）因为，妇女以血为主，又以血为用，五脏功能不和，气血失调，均足致疾病丛生，应从调理气血着眼。而脾为后天，是气血生化之源，肾为先天，是气血之始，气血之盈亏，尤与脾肾密切相关。故在治疗上，必须重在脾与肾，正如景岳所说："调经之要，贵在补脾胃以资血之源，养肾气以安血之室，知斯二者，则尽善矣。"（《妇人规·经脉类·经不调》）温补脾肾，既可以促进气血之生化，又能调节气血储藏运行，使经脉旺盛，营卫调和，则诸病不生。

试探张景岳辨证论治的特点

张景岳，名介宾，字会卿，又号通一子。原籍四川绵竹，明初迁居山阴（今浙江绍兴）。生于嘉靖四十二年（1563 年），卒于崇祯十三年（1640 年）。13 岁时随父至京师，拜名医金梦石为师，性资聪敏，虚心苦学，不几年便尽得师传。壮年游燕冀间，从戎幕府，曾到过揄关、风城、鸭绿江等地。军中数年，怀才不遇，无所成就，遂毅然南归，致力于医学，著有《类经》32 卷、《类经图翼》11 卷、《类经附翼》4 卷、《景岳全书》64 卷等著作。这些书既阐明《内经》等经典著作及古代医家的理论，又有自己独特的见解，对当时及后世都有极大的影响。

张景岳是晚明一位杰出的医学家，学识渊博，经验丰富，他在理论上认为"阴以阳为立，阳以阴为基"，而"阳非有余，阴亦不足"。因而对元阴元阳非常重视，一贯用药偏于温补，强调滋阴，善用熟地，有重虚轻实的倾向，但并不能说张景岳治病不辨证，不分寒热虚实，这可以从《传忠录》中的《六变辨》、《论治篇》和《新方八阵》等有关篇章得到证明。现在综合摘要介绍如下：

一、辨证明确，治则专精

"天下之病，变态虽多，基本则一；天下之方，治法虽多，对证则一。凡治病之道，必确知为寒，则径散其寒；确知为热，则径清其热，一拔其本，诸症尽除矣。"这里明确地指出疾病的发生，虽然是错综复杂、变化多端的，治病之方，也是多种多样的，但只要辨证准确，抓住疾病的本质，分清寒热虚实，便能有目的地用药。如属寒证则给予温散之法，属热证则投予清热之剂，病因既除，则一切症状便会消除。寒证、热证如此，其他实证、虚证也不例外。所以张景岳明确指出："凡施治之要，必须精一不杂，斯为至善，与其制补以消，孰若少用纯补，以渐而进之为愈也；与其制攻以补，孰若微用纯攻，自一而再之为愈也。故用补之法，贵乎先轻后重，务必成功；用攻之法，必须先缓后峻，及病则已。若用治不精，则补不可以治虚，攻不可以去实。"总而言之，要辨证明确，抓住疾病发生发展规律，然后用药立方，才能精一不乱，药能对证，则药到病除，反之，辨证不明，用药庞杂，不论或攻或补，或清或温，都达不到"补虚去实"的目的。

二、补必兼温，泻必兼凉

"虚实之治，大抵实能受寒，虚能受热，所以补必兼温，泻必兼凉"。景岳此说有对的一面，也有不足的一面。盖虚有阴（血）虚、阳（气）虚之分，实有热实、寒实之别，其治疗自有不同，阴虚则宜甘凉，如麦冬、杞子之类；阳虚则宜甘温，如人参、熟地、鹿胶之类；热实则宜苦寒清降，如大黄、芒硝之类；寒实则宜辛热温下，如巴豆、硫黄之类。可见，"补必兼温，泻必兼凉"之"必"字应该活看，不可胶柱。

三、温补阴分，托散表邪

张景岳对于正与邪的关系，强调以正为重，治病要扶正才能祛邪，他批评一些只知"所急在病，而全不知所急在命"的人，缓急不清，本末颠倒，结果"治夹虚伤寒，不知托散，而只知攻邪，愈攻则愈虚，则无有不死。"所以他认为："故凡治病者，必以形体为主，欲治形者，必以精血为先。"这里所说的"命"、"形体"、"精血"，都可以理解为属于正气的范畴。张景岳不仅这样说，而且也这样做，对于一些虚人外感寒邪的疾病，采取温托的方法。如《新方八阵·热阵》中的理阴煎（熟地、当归、干姜、炙草）是温中汤的变方，除了"通治其阴虚弱，胀满呕哕，妇人经迟血滞等症"之外，也用于"真阴不足，素多劳倦，因而忽感寒邪，脉见无力者"的虚人外感。乍看此方，一无表散之药，但仔细察之，确有深意在焉。盖阳本根于阴，汗液则化为血，此方以熟地、当归补阴养血，干姜温散，炙草和中，实收到"温补阴分，托散表邪"之功，"若寒凝阴盛而邪难解者，必加麻黄一二钱"以加强其温托之力。细察立方之源，仍然不离仲景《伤寒论》之意。仲景对外感寒邪，首用麻黄、桂枝二汤汗之，使邪从阳分而出；景岳以理阴煎温补阴分，托散表邪，同是外感寒邪，故治之同用温散之法，但证有虚实之分，因而治之又有一从阳、一从阴分，一从表散、一从内托之别，同中有异，异中有同，可见张景岳在继承前人的基础上，是有所独创的。

四、阴阳并补，皆从肾气

张景岳认为："阴阳二气，最不宜偏，不偏则气和而生物，偏则气乖而杀物。"阴以阳为主，阳以阴为基，必须"阴平阳秘"，才能维持人体的健康。如果阴阳失去相对的平衡，所谓"阴阳离决，精气乃绝"，人便要发病，甚或死亡。所以必须注意调补阴阳。至于如何调补呢？他说："治水治火，皆从肾气，此正重在命门，而阳以阴为基也。"命门为肾之精室，为"天一"所居，是真阴之府，精藏于此，精即阴中之水，谓之元精；气即阴中之火，谓之元气。肾为阴阳之根、水火之源泉，所以调补阴阳应该"皆从肾气"。但张景岳在阴阳并补之中，仍然是以阳为主的，因为他认为："故阳唯畏其衰，阴唯畏其盛，非阴能自盛也，阳衰则阴盛矣。"

五、补阴配阳，补阳配阴

张景岳根据阴阳互根、命门水火互济的理论，对于虚损病变的治疗，确有其独到的地方。他认为虚损的疾病，阴损的可以及阳，阳损的也可以及阴。阴虚的患者，往往伴有阳虚，而阳虚的患者，阴分亦常常不足。所以他在《新方八阵·补阵》中说："故善补阳者，必于阴中求阳，则阳得阴而生化无穷；善补阴者，必于阳中求阴，则阴得阳升而泉源不竭"。只有补阳不忘滋阴，滋阴不离扶阳，从阴补阳，从阳养阴，才能保持阴阳互根、水火既济的密切关系。他的左归丸和右归丸便是这个治疗原则的代表方剂。左归丸有滋补肾阴、壮水之主的作用，凡真阴肾水不足、津液枯竭、精髓内亏之证，均可用之。此方在一派滋阴药中加入鹿胶之温煦，则其生化之力蓬勃。右归丸有温养肾阳、益火之源的作用，凡元阳不足、命门火衰亏损之证者宜之。本方原是补阳温养之剂，但仍以大补肾阴之熟地为君，并配以当归、杞子益阴养血，在附子、肉桂项下又注"渐加"，点出附、桂辛热刚燥，必须慎用少用。其目的在于补阳不伤阴，从补阴达到补阳，使阳气得到当归、熟地的滋养而生化无穷。可见左归、右归立方之旨，是补阴以涵阳，补火以配水，是张景岳重视温补、重视命门水火真阴真阳的具体表现。

六、药重四维，善用熟地

张景岳制方用药有其独到的地方，其中特别侧重人参、熟地、附子、大黄的运用。他在《本草正·毒药部》附子项下说："夫人参、熟地、附子、大黄，实乃药中之四维，病云至于可畏势，非庸医所能济者，非此四物不可设"。他把人参、熟地喻作治世的良相、将帅，非将帅之勇，不足以平天下之乱，无良相之才，难以安天下，治国如此，治病又何尝不如此？当病势危急，非用走而不守之附子不足以回阳救逆；热结硬痛，非用斩将夺关之大黄不为功。但兵能治乱而不能安天下，可暂而不可久，温通或寒泻之药，仅能用于祛邪，不能扶正归元，故平乱不可忘治，祛邪必须扶正，人参、熟地在所常用，亦犹治世之能臣。由于张景岳偏重温补滋阴，在四维药之中，他又特别强调附子与熟地的重要，"附子禀雄壮之质，有斩关夺将之气，能引气药行于十二经，以追复散之元阳；引补血药入血分，以滋养不足之真阴；引发散药开腠理，以驱逐在表之风寒；引温暖药达下焦，以驱除在里之冷湿。"在附子的应用方面，他主张配合人参、熟地、炙甘草等甘润之品，才能制其毒而制其刚，以发挥其培补的作用。"附子性悍，独任为难，必得大甘之品，如人参、熟地、炙甘草之类，皆足以制其刚而制其勇，以培补之，无往不利矣。"对熟地、人参的论述，尤为中肯："人参、熟地则气血之必不可无，故诸经之阳气虚者，非人参不可；诸经之阴血虚者，非熟地不可。人参有健运之功，熟地禀静顺之德，此熟地与人参，一阴一阳，相为表里，一形一气，互相生成。"张景岳一生，善用熟地，几乎每方必有，故有"张熟地"之称。

七、疑似之间，治法探病

疾病是错综复杂的，如证在虚实寒热疑似之间，一时难断者，张景岳主张以相反之药探病，他说："如当局临证，或虚实有难明，或寒热有难辨，病在疑似之间，补泻之意未定者，即当先用此法。若疑其为虚，意欲用补而未决，则以轻浅消导之剂，纯用数味，先以探之，消而不投，即知为真虚矣。疑其为实，意欲攻而未决，则以甘温纯补之剂，轻用数味先以探之，补而觉滞，即知有实邪也。假寒者略温之，必见燥痰；假热者略寒之，必加呕恶，探得其情，意自定矣"。张景岳以药探病，古有遗训，今有常例。如《伤寒论》："阳明病……若不大便六七日，恐有燥屎，欲知之法，少与小承气汤，汤入腹中，转矢气者，此有燥屎也，乃可攻之"。这里"不大便六七日"是在使用大承气汤攻下疑似之间，盖大承气汤为苦寒攻下的峻剂，张仲景恐后人不当用而误用，或者用之过早，或者用之过重，均足以偾事，故示以小承气汤探之，以有否矢气为用药的依据，今人对一时不明原因的疾病，偶然亦用以药探病之法。如风温卫分阶段的发麻与麻疹前驱期的发热，常常在疑似之间，但前者每投辛凉轻清之剂而热即退，而后者虽投辛凉疏解，必待疹出毒解而热始退。当然，为医治病，首先应该辨证清楚，诊断明确，有针对性地用药，才能提高疗效。但由于病情复杂，病变多端，在疑似之间，姑且用药探病，此非治疗之常规，乃权宜之治法，"必不得已而用之"。

总之，张景岳的理论是以阳为主，"难得而易失者唯此阳，既失而难复者亦唯此阳"，故重视补法，强调用温、用广、用纯、用久、用重。对温补法应用的论述，确有宝贵的经验，以上所举，仅择其要而已。

论脏腑学说与妇科的关系

脏腑学说主要是研究人体生理功能、病理现象及其相互关系的一门学说。人体的生命活动，都起源于内脏的生理功能活动，内而饮食消化、血液循环，外而视听言行、肢节运动。妇女以血为本，血旺则经调子嗣。心主血，肝藏血，脾统血，而血来源于水谷的精微所化，可见妇女的经、带、胎、产与脏腑的关系极为密切。

一、肝

肝为风木之脏，内寄相火，体阴而用阳，具有疏泄气机、储藏调节血液的作用，为冲任二脉之所系。肝气条达，脏腑安和，气血津液生生不息；肝血充足，气机冲和，则冲任脉通盛，月事得以时下，已婚育龄妇女，易孕而胎壮，分娩顺利，产后乳汁充足。倘若肝失疏泄，肝郁则诸脏皆郁，气机怫结，则诸病丛生，如经行前后不定，量多少不一，甚则崩漏或经闭不行，已孕则多有胎痿不长、堕胎、小产等之变。不论从肝的生理功能还是病理变化，都说明肝在妇科中的地位是十分重要的。所以叶天士强调"女子以肝为先天"，确是卓识之论。

病例

黄某，女，21岁，学生。

13岁月经初潮，一向周期、色、量、质正常，经期中无不适。近因毕业考试将临，情绪紧张，作息失常，已两个月无经行。3天来头晕腰痛，心烦易躁，夜难入寐，寐则多梦，胃纳不振，大便干结，小便淡黄，脉象细弦，舌质淡红，苔薄黄。

按语：肝藏血而主谋虑，患者因思虑过度，思则气结，以致肝气抑郁，故月事不能以时下；郁久则化热，相火内动，故经水欲行而不能行之际，心烦易躁，腰痛楚楚。本《笔花医镜》"养血疏肝"之法，以柴胡疏肝散加味治之。归身12g，柴胡5g，白芍9g，枳实6g，香附6g，川芎6g，益母草20g，黄精12g，薄荷3g（后下），怀牛膝6g，甘草3g。

此为肝体、肝用合治之法，并用益母草、牛膝通降，服药 2 剂，经水即来潮，诸症消失，精神舒爽。

二、心

心为火热之脏，为五脏六腑之主，主血脉而司神明。"主明则下安"，心的功能正常，能协调各个脏腑的功能活动，气血流通，神志爽朗，思维敏捷，保持人体的健康。反之，"主不明则十二官危"，不仅发生神志和血脉的各种病变，而且导致各个脏腑的功能失调，所谓"心动则五脏六腑皆摇"。妇女以阴血为主，胞脉属心而络于胞中，心主血脉，神明的功能如何，将直接影响到妇女的生理活动和病理变化。心神畅达，心阳之气下降，心血下交于胞中，则月经按期来潮，胎孕有期。倘若忧愁思虑太过，以致暗耗心阴，营血不足，神志郁结，胞脉不通，气血不能下达于胞宫，血海空虚，则月经不调，甚或闭止不行，胎孕艰难。《素问·评热病论》云："月事不来者，胞脉闭也。胞脉者，属心而络于胞中，今气上迫肺，心气不得下通，故月事不来也。"月经的通行或闭塞，虽然有多种的原因，但总的来说，是与心主血脉的运行息息相关。

病例

韦某，女，36 岁，南宁某厂干部。

往时月经基本正常，经中并无不适。自随爱人调邕工作迄今半年，月经闭止不行，自觉并无所苦，睡眠、胃纳、二便一般，脉细数有力，苔薄白，质如常。

按语：患者平时月经本无异常，自调邕工作之后，实由于环境变迁，生活骤变，公私事务，肇端从新，难免暴喜多思，"喜则气缓"，"思则气结"，以致心阳之气不能下达胞脉，胞脉闭塞，故月事不行。其所以无所苦者，以病在神而不在形故耳。拟芳香辛开，温通血脉为法，以通窍活血汤加减治之。当归 9g，川芎 5g，桃仁 6g，红花 6g，老葱 9g，桂枝 6g，佛手 9g，石菖蒲 5g，远志 5g，益母草 15g，炙甘草 5g。

上方水煎服 3 剂，经水即行。

三、脾

脾居中焦，性属湿土，为后天之本，主运化而升清，输送水谷精微于心肺，化为津液气血，故称脾为气血生化的源泉。脾气健运，则气血的生化源源不息，使气血循经脉而运行，上输心肺，下达肝肾，外灌四旁，保证各个脏器和四肢百骸得到充足的营养，从而支持人体的生命活动。倘若脾气虚弱，运化失常，统摄无能，往往月经来潮前后不定，量或多或少，甚则有崩漏或闭经等之变；脾阳不振，不能运化水湿，湿浊下注，则带下绵绵；湿邪泛溢于肌肤，在孕妇则为子肿；脾气下陷，血亏不养胎，往往有堕胎、小产之虞。可见脾气的盛衰盈亏，都直接影响到妇女的经、带、胎、产。

病例

赵某，女，32 岁，南宁市某门市部售货员。

经期前后不定，量多少不一，色淡质稀，经期眼胞及四肢轻度浮肿，平时带下量多，色白质稀，神倦嗜卧，四肢乏力，纳差，便溏，舌苔薄白，舌质淡嫩，脉象虚迟。

按语：脾虚不统血，故经行前后不定，量多少不一，脾阳虚则不化湿，故带下绵绵，经行浮肿，余亦为脾虚之象，拟温肾健脾之法，药用附子汤加味。制附子9g（先煎），白茯苓9g，白芍12g，党参15g，益智仁9g，台乌药9g，当归身12g，炒谷芽15g，炙甘草6g。

上方为经、带合治之法，守方出入，每天1剂，水煎服，连服9剂，胃纳转佳，大便正常，精神良好，经行周期、色、量均正常。

四、肺

肺为乾金，主持一身之气而朝通百脉，有宣发肃降的作用。肺气宣发，才能输送气血津液于全身，以营养各个脏器；肺气肃降，才能通调水道，下输膀胱，保持人体水液的输布排泄；肺主气而朝百脉，气为血之帅，气行则血行，周流全身，循环不息。若肺虚气弱，宣发肃降功能失常，不能朝通百脉，则心主血脉不畅，常有胸胁苦满甚则闪痛；肝失疏泄，不能储藏调节血液，因而常常有月经不调、崩漏或闭经；子病及母，以致脾失健运，湿浊下注，带下绵绵；脾不统血，则月经前后不定，量多少不一，甚则经闭不行；肺主气，气之根在肾，肺气虚弱，则可导致肾气封藏无能，便有月经过多、崩漏，孕妇则多有堕胎、小产之变。

病例

孙某，女，28岁，南宁市某中学教师。

患肺结核病两年，经治疗肺结核病灶钙化，但尚感疲劳，四肢乏力，经行错后2~3周，量少而色淡，两天即净，胃纳一般，二便正常，脉虚细，苔薄白，舌质淡，体质消瘦。

按语：肺痨虽有好转，但元气尚未恢复，肺气未充，治节无能，故疲倦乏力，经行错后而量少，拟益气养血为法，药用圣愈汤加味。炙北芪20g，潞党参20g，当归身9g，川芎6g，熟地15g，白芍5g，佛手5g，益母草9g，红枣10g。

上方每日1剂，连续守方出入煎服半月，经行周期、色、量正常，再以异功散善后。

五、肾

肾为先天，乃水火之脏，是元阴元阳之所出，有藏精、主水、主骨及生髓的作用。肾的功能正常，则能主宰人体的生长发育及其生殖。所谓"肾气盛……天癸至，任脉通，太冲脉盛，月事以时下，故有子。"如是肾气不足，精血衰少，肾的主蛰封藏无能，则往往经行量多，崩漏，带下质稀如水；"胞脉系于肾"，在孕妇则多有小产、滑胎之患。所以肾气的强弱，是决定经、带、胎、产的关键。肾气充沛，作强封藏功能正常，则康健无恙；肾气虚弱，则百病丛生。

病例

黄某，女，35岁，南宁市公共汽车售票员。

结婚10年，3次堕胎，现又受孕两月余，阴道少量出血已3天，色淡红，小腹胀坠，隐隐而痛，腰脊酸痛，腿膝软弱，面色苍白，头晕耳鸣，胃纳一般，大便正常，小便较多，脉虚细，苔薄白，舌质淡。

按语：患者多次堕胎，其原因未明，但据现在脉症，乃属肾气虚弱，封藏不固，故孕后两月余而漏红，此为胎漏之兆，仿寿胎丸加味。菟丝子20g，桑寄生9g，川续断9g，川杜仲9g，阿胶珠12g，太子参20g，荷叶蒂6g，缩砂仁3g。

上方每日煎服1剂，连服3剂，出血即止。以后转用泰山磐石散出入，以善其后，足月顺产一婴。

除了以上从五脏的生理及病理说明五脏与妇科病的密切关系外，六腑的传化和奇恒之腑的藏泄功能如何，当然也影响到妇女的生理和病理，其中与胃、女子胞以及冲脉的关系更为密切。不过五脏与六腑互为表里，奇恒之腑通过经脉与五脏相连，所以以五脏为中心，也包括六腑和奇恒之腑在内了。

总而言之，心主血，肝藏血，脾统血，肺主气而朝百脉，肾藏精，精血同源。妇女以血为主，其经、带、胎、产、乳等与血有密切的关系，而血来源于水谷的精微，尤其是血的生成和运行循环，更要有脾的生化、心的总统、肝的藏受、肺的宣发、肾的施泄协同作用，才能完成。所以说五脏的生理活动和病理变化都直接或间接影响到妇女经、带、胎、产的变化，它们的关系是非常密切的。

试论心与妇科的关系

张景岳说："经本阴血，何脏无之。"可见妇女的经、带、胎、产与五脏的关系极为密切。可是过去对心与妇科的关系，多略而不详。我认为心在妇科中的地位很重要，它对妇女病变的分析及在治疗上的立法遣方，都有指导意义。

一、经本阴血，血以心为主

心为火热之脏，为五脏六腑之大主，主血脉而司神明。心的功能正常，"主明则下安"。若心的功能不正常，"主不明则十二官危"，不仅发生神志和血脉的各种病变，而且导致各个脏腑的功能失调，所谓"心动则五脏六腑皆摇"。妇女以阴血为主，而血的来源、生成，虽然以脾胃的水谷精微为物质基础，但还要经过一系列的气化作用，才能变为血液。在这个过程中，既有脾胃的气化作用，更有心阳的气化功能，所以《内经》针对血的生成指出："中焦受气取汁，变化而赤是谓血"，"营气者，泌其精液，注之于脉，化以为血"，"心生血"。说明水谷精微和津液之所以能变化为血液，心是起着主导作用的。只有心气旺盛，心的功能正常，则血液化生不息。要是心阳衰败，便不能化生血液，则血海空虚，不能濡养四肢百骸，经源枯竭。

二、心与胞宫，连属密切

心与胞宫有着直接的连属关系，"胞脉属心而络于胞中"。奇经中的冲、任、督三脉同起于胞中而上行，冲脉"至胸中而散"，任脉行于身之阴，督脉行于身之阳，一前一后，"贯心"，"入目"，"络脑"。"头者，精明之府"。可见胞宫通过经络的连属，实际上与"血肉之心"、"神明之心"都有密切的联系。心神的爽郁，心气的盛衰，心血的盈亏，都直接影响到胞宫的作用。心气旺盛，心血充足，脉道通畅，血液才能在脉道内正常运行，周流不息，营养全身。心阳之气下达，心血下注于胞宫，血海满盈，则月经按期来潮，胎孕有期。倘若忧愁思虑太过，喜怒无常，以致心阴暗耗，营阴不足，胞脉不通，则月经不调，甚或闭止不行，胎孕维艰。月经的通行或闭塞，胎孕的难易，虽然有多种原因，但总的来说，是与心主神明、心主血脉息息相关的。

三、治法多端，不离于血

从临床方面来说，妇女的疾病，尽管多种多样，但综合其病情，不外乎寒热虚实。因此在治疗上，当有温清补泻之分。不过，不论温清或补泻，均不离于调理气血，使其平和。例如，思虑过度，劳伤心脾，因而心悸怔忡，健忘失眠，面色萎黄，经行超前，量多，色淡，质稀，或淋沥不止，脉细弱，苔薄白，舌质淡者，此属心脾两虚，摄血无能，常用养心健脾、益气补血之归脾汤治之。方中既有参、术、芪、草以补脾，更用茯神、远志、酸枣仁、桂圆肉之甘温酸以补心，其目的在母子同治，使心脾功能恢复，保证完成心主血、脾统血的作用。血液能生化不息，又能固摄循经，则月经周期正常。又如崩漏一证，以血热、气虚、血瘀者为多见。血热者当用清热凉血，药如生地、丹皮、栀子之类；气虚者则用补气摄血，药如党参、北芪之类；血瘀者，本"通因通用"之旨，不离祛瘀止血，药如红花、桃仁、蒲黄之类。有些药是凉血的，有些药是祛瘀的，有些药是补气生血的，其作用虽然有所不同，但都是入心活血。又如湿热带下，量多而质稠秽，赤黄白相兼者，常用龙胆泻肝汤泻肝利湿，以清其湿热而止带。婚后多年不孕，久虑多思，营阴暗耗，以致心虚血少，神气不宁，怔忡心悸，月经错后、量少，甚或闭止不行者，常用补心汤治之。本方以"人参、黄芪以补心气，川芎、当归以养心血，茯苓、远志、柏子仁、酸枣仁以泻心热而宁心神，五味收神气之散越，半夏去扰心之痰涎，甘草以培心子，赤桂引药以入心经，润以滋之，温以补之，酸以敛之，香以散之，则心得其养矣。"

总之，血"生化于脾，总统于心，藏受于肝，宣布于肺，施泄于肾"（《景岳全书》），与五脏有着密切的关系。但由于心为神之所居，主一身之血脉，是主持全身血液循环和精神意识思维活动的中心，其生理功能如何，都会影响到各个脏器的活动，尤其是妇女以血为本，长期处于"有余于气，不足于血"的状态，当心有病变时，往往影响到经、胎、产、乳等。因此对妇科疾病的治疗，必须注意心神是否舒爽，心血是否充盈等等，然后根据不同的病情，或以调为主，或以养为宗，则其疗效可事半功倍。

【病案举例】

病例1

韦某，女，36岁，南宁某厂干部。

往时月经基本正常，经中无不适。自随爱人调邕工作，迄今半年，月经闭止不行，自觉并无所苦，睡眠、胃纳、大小便正常。脉细数有力，苔薄白，舌质如平。

患者平时月经本无异常，自调动工作之后，实由于环境变迁，生活骤变，公私事务繁多，难免暴喜多思，"喜则气缓"，"思则气结"，以致心阳之气不能下达胞脉，胞脉闭塞，故月事不行。其所以无所苦者，以病在神而不在形故耳。拟芳香辛开、温通血脉为法，以通窍活血汤加减治之。

处方：当归9g，川芎5g，桃仁6g，红花6g，老葱9g，桂枝6g，佛手9g，石菖蒲5g，远志5g，益母草15g，炙甘草5g。连服3剂，月经来潮，色量一般。

病例2

赵某，女，28岁，南宁市某大学，干部。

结婚半年，现受孕两月余，阴道少量出血，点滴而下，色淡红。夜能寐而多梦，腰腿酸软，大便干结，3日1次，小便正常。脉细数，苔少，舌尖红。

受孕两月余而见红，显系胎漏之兆，结合脉症，乃属心火有余、肾水不足而导致肾失封藏、冲任不固而发生的病变，拟用滋阴济火之法治之，仿两地汤加味。

处方：生地黄20g，玄参20g，杭白芍10g，麦门冬15g，地骨皮10g，阿胶珠10g（另包烊化服），柏子仁10g，鲜荷叶15g。3剂后阴道出血停止。再以《医学衷中参西录》之寿胎丸加川杜仲、覆盆子、川栀子治之，连服6剂，疗效巩固，足月顺产。

小　结

心在妇科中的地位是很重要的，但这并不否定肾藏精、肝藏血、脾统血、肺主气而朝百脉等在妇科中的重要作用。

人是不可分割的整体，在强调治血、治心的同时，必须注意脏腑之间的相互关系。例如，心血不足不仅是心的病变，往往多是心脾两虚或心肝血虚，治之当选用既能治心又能治脾治肝之方，如归脾汤或四物汤之类。又如心火不能下降于肾而独亢，多由肾阴不能上济，以致心肾不交之变，治之当用壮水制火法，临床常用归芍地黄丸（汤），既要滋养肾之阴，又要濡养心之血，从而达到心肾并治。可见观症之主次，察其所兼，权衡其轻重缓急，以心为主导，选方遣药，以平和中的为贵，则疗效可期。

调补肝肾在妇科病中的临床应用

妇科病的治疗原则，和中医其他各科一样，都是从整体出发，根据辨证论治的精神而定的，这些原则都是从长期临床实践中总结出来的。现仅就调补肝肾在妇科病的临床应用谈谈个人的体会。

一、调补肝肾的重要性

（一）妇女的经、带、胎、产都和肾有直接的关系

1. 肾气的强弱，决定月经的盈亏有无及畅通与否。《素问·上古天真论》云："肾气盛……天癸至，任脉通，太冲脉盛，月事以时下……七七任脉虚，太冲脉衰少，天癸竭，地道不通，故形坏而无子也。"肾为经水之源，肾气充沛，则月经按期来潮；反之，肾气不足，则月经错后或闭止不通。

2. 带下的异常，决定于肾气的蒸化是否正常。关于带下的发生，《傅青主女科》说："夫带下俱是湿证"。脾为土脏而主运化水湿，脾的运化功能如何，除脾自身之外，在很大程度上取决于肾阳温煦，而肾本为阴阳之根，是水火之宅，是人身气血之始，又"肾者水脏，主津液"（《素问·逆调论》）。这说明了带下的病变，不仅与脾有关，而且与肾的关系尤为密切。

3. 胎孕的牢固，依赖肾脏的封藏。《素问·六节藏象论》云："肾者主蛰，封藏之本，精之处也"。胞脉络肾，与肾的生理、病理有密切的关系。肾的封藏正常，则胎元牢固，足月顺产；反之，若肾气虚衰，封藏不固，则胚胎夭折。

4. 产的难易，和肾的开阖有关。《胎产心法》有"胎之发生，主乎肾肝"的说法。胎之未生，赖肾气以载之，胎之将产，赖肾气以运之。

（二）肝藏血而主生发，在妇女为先天

1. 肝为风木之脏，以血为体，以气为用，体阴而用阳。妇女以血用事，血为气配，气血不能分离。

2. 肝主疏泄，能生化气血。《素问·六节藏象论》云："肝者罢极之本……以生血气"。同时肝为冲任所系，肝性刚，喜条达，人若精神舒畅，肝气冲和，则血脉流通，经气正常；反之，木郁不达，肝气不得疏泄，则气血失调，势必影响冲任而引起经带胎产诸病。

3. 肝脉络阴器，肝主筋，前阴为宗筋之所会。《素问·上古天真论》曰："七八，肝气衰，筋不能动"。《素问·五藏生成》也说："肝之合筋也"。因此，肝的功能失调，会影响到前阴。同时，妇女的经常胎产都与奇经八脉有关，而肝肾的亏损，必导致奇经的失常，奇经功能失常，则妇女经常诸病丛生。

二、调补肝肾的依据

妇女的疾病多属气血亏损，脏腑功能失调，属于内伤的范畴，而肝肾功能正常与否尤为主要。因为肝肾与脏腑之间有密切的关系，它们在生理上相互依赖，病理上相互影响，治疗上相互促进，五行上相互生克制约，形成不可分割的整体。肝肾也有它的特性，《素问·五常政大论》曰："木曰敷和……水曰静顺"。《尚书·洪范》亦有"水曰润下，火曰炎上，木曰曲直"之说。《内经》说："肝苦急，急食甘以缓之……肝欲散，急食辛以散之，用辛补之，酸泻之"；"肝恶风"；"肾苦燥，急食辛以润之，

开腠理，致津液，通气也"；"肾欲坚，急食苦以坚之，用苦补之，咸泻之"；"肾恶燥"。在治病时除了正确辨证外，还要搞清脏腑的特性。例如肝与肾，除了精血同源的关系外，由于肝主疏泄，肾主封藏，这里就存在开与阖的关系。脾以升为健，胃以降为和，脾之升要赖肝的升发，胃之降从乎胆的下泄，但脾胃虚弱，中焦湿盛，也可导致肝木不升、胆气不降的局面。可见在临床上全面分析各方面的情况是很重要的。

三、调补肝肾的临床运用

调补肝肾之法，不仅可用于妇女的疾病，也可用于其他各科的疾病。在辨证上，肝病同样有虚实之分，但虚证"虚则补其母"，从肾论治，所以有"肝无补法"之说。其治多以疏肝为主，由于肝阴易亏，肝阳易亢，用疏肝之法，亦以辛平芳香为宜，做到"疏中有养"，"养中有疏"，即不但要调还要补，如柴胡疏肝散以疏为主，而一贯煎则为"养中有疏"之方。所以《素问·至真要大论》说："疏其气血，令其调达，而致和平"。

一般来说，肾无表证与实证。肾之热，属于阴虚不济火之变，肾之寒，属于命门火衰阳虚之变，在临床上分为阴虚和阳虚两大类。总的治疗原则是"培其不足，不可伐其有余"，所谓"壮水之主，以制阳光，益火之源，以消阴翳"。阴虚者则用甘润壮水之剂，忌用辛燥或苦寒之品。阳虚者则用甘温益气之品，忌用凉润或辛散，不论是滋补或温补，均要注意补阴要配阳，补阳要配阴，如果阴阳俱虚，则精气两亏，就宜阴阳并补。

现就调补肝肾在妇科经、带、胎、产临床上的应用分述于下。

（一）月经病

经者血也，血者阴也，冲任二脉主之，冲任二脉皆起于胞中，俱通于肾，肾主蛰，有藏精系胞的作用。故妇女月经病变，凡属虚证者，都和肾有直接或间接的关系。《女科经纶》说："月经全赖肾水施化，肾水既乏，则经水日以干涸。"同时由于肝藏血而主疏泄，喜条达，为冲任之所系，所以月经病多与肝、脾、肾有关，故其治疗以疏肝调气为主，兼以养肾扶脾，因为胞宫系于肾，冲任二脉又起于胞中，经水出于肾，脾为气血生化之源，正如《景岳全书·妇人规》所说："故调经之要，贵在补脾胃以资血之源，养肾气以安血之室"。

1. 月经不调

月经不调是指月经前后不定期，量多少不一，断断续续不净，其原因有：

（1）血热：症见月经先期，量多，经色紫黑或鲜红，脉滑数，舌红苔黄。治以凉血清热之法，用芩连四物汤或地骨皮饮，实热则泻肝心之火；虚热则养肝肾之阴，方如两地汤之类。

（2）血寒：症见经行后期，量少色淡，畏寒喜热，舌质淡，脉沉迟。治以温经散寒，用温经汤。

（3）血瘀：症见经行腹痛拒按，经血紫黑有块，脉沉迟。治以活血逐瘀，用桃红四物汤。

（4）血虚：症见经行后期，色淡而量少，脉虚细，舌质淡嫩，苔薄白。治以补血益气，用圣愈汤。

（5）气郁：症见经行不畅，量少色紫，经行胸胁、少腹、小腹胀痛，精神抑郁，脉弦细或细涩，治以疏肝理气，用逍遥散。

（6）阴血虚衰：症见经量少，色淡红，舌淡苔少，脉虚弱或细数。治以滋阴养血，用归芍地黄丸（汤）。

（7）肝肾亏损：症见经行时断时续，量少、色淡、质薄，腰酸膝软，舌淡，脉弦细。治以调肝补肾，用定经汤。

2. 痛经

引起本病的原因虽有气滞、血瘀、寒凝、血虚、肝肾亏损等之分，但总不外乎虚实两方面的原因。实证采取疏肝调气、活血化瘀、温经散寒、健脾渗湿等法治之，选用加味乌药汤、宣郁通经汤等。虚证当着眼于肾，以促进经水之化生，待经水一足，筋脉得养，肝肾之气得舒，则经痛自除。如经行量少色淡，经后少腹、小腹绵绵而痛，腰酸膝软，舌质淡，脉细弱者，此为肝肾不足，经后血海空虚，不能濡养筋脉之变，治之常用《傅青主女科》中之调肝汤，益精柔肝并用。

3. 崩漏

崩漏是月经病中常见而比较重的病变。其发病原因虽有瘀、虚、寒、热等之别，但肾为封藏这本，是胞宫所系，肾的功能和冲任之盛衰，可直接影响月经，所以治疗以肾为主，肝肾同治，可选寿胎丸、五子衍宗丸、两地汤等，俱加二至丸、益母草，血虚宫寒用胶艾汤。

（二）带下病

带下是妇科常见病，临床上有白带、青带、黄带、赤带、黑带之分，《傅青主女科》说："而以带名者，因带脉不能约束而有此病，故以名之"。关于带下的原因，《傅青主女科·带下》认为："夫带下俱是湿证"。所以历来治带多从湿论治。脾为土脏，位居中州，上输心肺，下达肝肾，外灌四旁，主升而运化水湿，故治湿先治脾，脾气健运则湿化而带自止，健脾升阳确是治带的大法之一。但从探本求源来说，治肝肾与治带的关系尤为密切，因带下的异常，决定于肾气的蒸化。同时肝郁可化火生热，肝木乘脾土，也可使脾失健运，引起湿热下注而为带下，所以治带以温肾健脾为主，兼以疏肝清热之法。

根据带下不同的临床表现，下面重点介绍调补肝肾在带下治疗中的应用。

1. 脾虚带下

症见带下色白，如涕如唾，无臭秽之气，质稀水样或如米泔，面色苍白，四肢不温，甚或下肢浮肿，胃纳不佳，大便溏薄，舌淡嫩，苔薄白润，脉细缓者，宜温肾健脾，升阳除湿，方用完带汤。

2. 肝郁化火

症见带下赤白，溺黄，精神抑郁，胸胁痛，脉数，舌干红苔黄，宜调肝解郁，方用丹栀逍遥散；热甚宜清肝泄热，方用龙胆泻肝汤治之。

3. 阳虚带下

症见带下色白质稀，肢冷，脉迟，舌淡嫩，苔薄白，宜温肾培元，方用附子汤加缩泉丸。

4. 阴虚带下

症见带下赤白，口干，舌红少苔，脉细数，宜壮水制火，方用知柏八味丸。

（三）妊娠病

妇女从怀孕到分娩前的一段时间，称为胎前。在这段时期内，由于生理上的特殊变化，往往容易产生一些与妊娠有关的疾病，称之妊娠病。这些疾病的发生，在病因上虽然也有内伤、外感的不同，但与肝肾功能失调有密切的关系。胎之生赖于肝肾，胎之长赖于脾土，妊娠的病变应以补肾安胎为主，兼以健脾益气、柔肝养血之法，如此则胎气牢固。现就常见妊娠病分述如下。

1. 妊娠腹痛

本病发生由于气血运行不畅所致，其引起的原因一般有血虚、气滞、虚寒等不同。子宫虚寒用附子汤温寒补虚，附子为大辛大热有毒之品，用之必须细察，确属阳虚者宜用，同时必须适可而止，方不致误。气滞腹痛治以行气疏肝，用逍遥散加味。

2. 子肿

临床所见虽有虚实之分，但以脾肾阳虚为主。肾阳虚可用温肾扶阳、健脾行水之真武汤，气滞引起者可用理气行滞之天仙藤散。

3. 胎漏

引起本病的原因，虽有虚实寒热的不同，但总的来说，均属冲任不固，不能摄血安胎所致。若肾虚胎漏，可用益气养血的圣愈汤加杜仲、川续断、桑寄生、菟丝子等补肾安胎之品。肝气郁滞胎漏，可用疏肝理气的紫苏饮酌加摄血止漏之品治之。

（四）产后病

产后疾病，其发病原因虽多，但总的来说是亡血伤津、既虚又瘀、虚实夹杂的病变，因而其治疗原则，既要补养气血扶正以固本，又要活血通络化瘀以治标，而补虚与化瘀又与肝肾有密切的关系，因为肾为水脏而主津液，肝藏血，肝肾同源，津血耗伤，实是肝肾亏损；胞宫与肾同居下焦，"胞络者系于肾"，瘀血停积胞宫，不仅小腹刺痛，恶露淋沥不断，而且腰痛，腰为肾之外府，故产后病的论治，调补肝肾仍是重要法则之一。

1. 产后恶露不下，属气滞者，宜理气行滞，可用七气汤；属血虚的宜补血活血，佐以益气，用圣愈汤。

2. 产后小便频数或不禁，多是产后劳倦，气虚下陷所致。属虚者，宜补肾固胞，八味地黄丸加桑螵蛸、补骨脂之类。

3. 产后血崩者，急宜补气回阳，用救败求生汤治之。

总而言之，妇科的疾病，主要是经、带、胎、产的疾病，治经必先治血，治血必先治气，气生于肾而主于肺；带下以湿为主，水之制在脾，水之主在肾；孕育的生长，胎产的顺易，均与肝肾有直接的关系，所以调肝补肾是妇科病治疗的重要法则。"调"就是疏解、调养之意，补则有滋补和温补之分。前者偏用于肝，后者偏用于肾，因前人有"肝无补法，补肾即补肝"（虚则补其母）、"肾无泻法，泻肝即泻肾"（实则泻其子）之说。肝是体阴而用阳之脏，肝阴易亏，肝阳易亢，所谓"治肝不难，难在肝阴之不足"，因此治肝之法，必须疏中有养，养中有疏，所以说肝以疏解、调养为宗；肾藏精，为水火之脏，故治之以补为主，但肾是阴阳之根，病变有阴虚、阳虚之不同，治之有温补、滋补之分，临床中要分清楚。

论治肝特点及其在妇科病中的应用

任何疾病的治疗，都离不了辨证论治，肝病的治疗，当然也和其他疾病一样，"治病必求其本"。肝为风木之脏，内寄相火，体阴而用阳，主藏血，司疏泄，性喜条达，恶抑郁，主生发阳气，以升为用。同时，肝又为将军之官，易动易升，所以在治肝时，必须根据肝阴易亏、肝阳易亢的特点，以柔养为法。

治肝之法，前人已留下极为丰富的经验。如《素问·藏气法时论》："肝苦急，急食甘以缓之……肝欲散，急食辛以散之，用辛补之，酸泻之。"《素问·六元正纪大论》："木郁达之。"《难经》："损其肝者缓其中。"《金匮要略》："见肝之病，知肝传脾，当先实脾。"清代王泰林在《西溪书屋夜话录》中将肝病分为肝气、肝风、肝火三大证治，提出治肝三十法。这些内容被叶天士归纳为"治用、治体、治阳明"三法。

肝体阴而用阳，治肝要体、用并重，阳明为水谷之海，主津液的来源，土润则木荣，故治用、治体之外，必须兼及阳明。所谓治用，即是调理肝的功能，疏其肝气，因为"气有余便是火"。肝用不仅有太过，也有不及，但由于肝为刚脏，所以肝用之变，一般多指实证，如头晕、头痛、口苦、吐酸、目赤、耳聋或耳肿等症，均属于肝经实热，肝火上扰，机能亢进的病变，治之当用龙胆泻肝汤以泻肝清热。肝胆相为表里，泻肝即是泻胆通腑，使邪热从胆下泄。如七情过极，暴怒伤肝，气逆动火，胸胁胀痛，烦热目赤等症，治之除常用左金丸、金铃子散之类清肝泻火之药外，又常加丹皮、栀子以泻胆火而凉血，从而使肝胆之火下降，脏病以通腑气而使邪有出路，此即叶天士所说的"肝用宣泄"之意。

治体，即是指滋补肝血和肝阴的亏损。肾水滋生肝木之体，津血来源于脾胃水谷的精微，肝实质之所以受到损害，除了其他的因素外，实与肾和脾胃有密切的关系。例如，脾虚不能健运，肝脏藏血不足，不能濡养肝木而致肝气郁结，症见胸胁胀痛、头晕目眩、神困食少等症，常用逍遥散疏肝扶脾，解郁和营。血虚太甚则加熟地、首乌、黄精之类；血虚而生内热则加丹皮、栀子，使火从胆腑降泻。又如，肝肾阴虚，肝木失养，导致肝气横逆，或肝火上逆，因而症见头晕目眩、胁肋疼痛、目赤、耳聋、苔少舌红、脉弦细数等，治之当用一贯煎或归芍地黄丸以养肝肾之阴。

《临证指南医案》："治肝不应，当取阳明。"《沈绍九医话》："柔肝当养胃阴，疏肝当通胃阳。"可见治阳明是治肝病的重要法则之一。所谓治阳明，这里包括脾和胃，因为脾胃是津液、气血生化的来源，当肝脏藏血不足，或肝阴亏损之时，必须通过健脾养血以调达肝气，如用黑逍遥散治血虚肝郁所致的脘胁作痛，或滋养胃阴以濡润肝急，如用一贯煎滋养肝肾肺胃之阴，以治肝气不舒，胸胁、脘痛胀痛等症，二者都是通过治阳明而达到治肝目的的。

以上论述的是治肝要治用、治体、治阳明，其中以治肝用、治肝体为主要。前者以疏泄清降为主，如丹栀逍遥散，既能养血解郁，又能清泻胆火，使邪热从胆腑出，亦即"肝欲散，急食辛以散之，用辛补之"之意；后者以柔养阴血为主，如归芍地黄丸以滋阴生肝体，一贯煎以养肝胃之阴以荣肝木，亦即"肝苦急，急食甘以缓之"。

总之，肝木以"敷和"为荣。但肝为风木之脏，为将军之官，主动主升，有刚脏之称，在病变上，肝阴易亏，肝阳易亢。所谓"治肝不难，难在肝阴不足"，即是指此而言。故《类证治裁》有"大抵肝为刚脏，职司疏泄，用药不宜刚而宜柔，不宜伐而宜和"之说。以柔养之剂，木得之则荣，以调和之法，则肝阳不偏亢。

治肝的方法，要以治肝用、治肝体、治阳明为纲，用药以柔和为贵。当妇女的经、带、胎、产发生病变时，是否要治肝？如何治肝？对于这个问题，我认为应该从生理上的相互依赖和病变上的相互影响来研究。

在生理上，肝藏血而主疏泄，为罢极之本，能生血气，以血为体，以气为用。肝脉络阴器，肝主筋，前阴为宗筋之所会，妇女以血为本，以肝为先天，奇经八脉隶于肝肾。肝的功能活动，直接影响到奇经八脉，因为奇经八脉均汇集于小腹，为足厥阴肝经和足少阴肾经所属地带，督脉、冲脉、任脉皆起于胞中，一源而三歧。督脉行于身之后，总督一身之阳，维护人身的元气，这除了与肾和命门有密切的联系外，还与肝息息相关。冲脉从中直上，主血海，涵养精血，温濡表里。任脉行于身之前，主一身之阴经，主胞胎生育。冲任的功能，除了取决于肾气的盛衰之外，还与肝的生发血气分不开。带脉环腰一周，能约束诸脉，有赖于脾气的升清和肝气的生发。肝为"罢极之本"和肝主筋的功能，能促进阴跷脉、阳跷脉对人体的跷健活动。阳维脉起于诸阳之会，阴维脉起于诸阴之交，它们能维系全身的经脉，也是依赖肝肾的功能才能完成的。可见，奇经八脉与肝肾的关系甚为密切，正如《温病条辨·解产难》所指出："盖八脉丽于肝肾，如树木之有本也；阴阳交构，胎前产后，生生化化，全赖乎此。"肝肾的功能既直接影响奇经八脉，也影响到妇女的经、带、孕、育。

肝肾与奇经八脉息息相关，因而肝肾功能的失常，必然要波及奇经八脉。奇经八脉失其正常的功能，则导致妇女经、带、胎、产诸病的发生。如：肝的疏泄太过，肾失固藏，冲任固摄无能，则月经提前，量多，甚或崩漏不止；肾阴不足，肝血亏少，血海空虚，则经行错后，量少，甚或经闭不行；七情过极，肝气横逆，木强土弱，脾失健运，因而带下绵绵，色黄或赤；"胎之生发，主乎肾肝"，肝肾阴虚，肝的藏血不足，冲任亏损，肝的生发之气不振，常常导致胎元不长；肝火旺盛，疏泄太过，肾的开阖失职，督脉失其统摄，带脉不能约束，往往有堕胎、小产之变；临产忧思惊恐，情志抑郁，肝不疏泄，常常有滞产或难产之变。《医学心悟》载有保产无忧散"撑开"之法，实取其养肝血、疏肝气以催产之意。总而言之，妇女的病变就是奇经八脉的病变，其原因有两方面：一是脏腑气血的亏损（尤其是肝与肾），导致奇经八脉的失常；二是奇经八脉自身的病变，如房室纵欲、产育频多、手术损伤、药物局部刺激等，均能直接损伤冲、任二脉。但局部与整体有密切联系，经脉离不了脏腑，脏腑的病变固然可以影响到经脉，而经脉的损伤同样也可以累及脏腑。奇经八脉之所过，主要是肝肾之所属，故不论是生理或病理，肝肾与奇经八脉之间的关系都很密切。

根据以上分析，可见肝在妇科病中的重要性。现就个人多年来的临床实践，谈谈治肝在妇科病中的应用。

肝的病变对妇女病的影响虽然是错综复杂的，但总的来说，主要是气滞血瘀、肝血不足、阴虚阳亢、阳虚不振等方面，因而，其治疗在治用、治体、治阳明的大原则下，不外乎调气、化瘀、补血、滋阴、温肝等。

1. 疏肝解郁

肝喜条达而恶抑郁。凡症见月经将行时胸胁、乳房、少腹、小腹胀痛，经行前后不定，量多少不一等，此属素性抑郁，或忿怒过度，导致肝气逆乱之变，治宜本法，可用《和剂局方》之逍遥散治之。《傅青主女科》谓："逍遥散最能解肝之郁与逆"。以归、芍养血平肝，苓、术、草和中培土，柴胡、薄荷疏肝解郁，陈皮、煨姜暖振胃气，遵"木郁达之"之旨，是治用、治体、治阳明之妙剂。如有肝郁乘脾，症见经行量少或多，色淡质稀，平时带下色白、四肢不温等，宜用《金匮要略》之当归芍药散以养血疏肝，健脾渗湿。有血块者，则加香附、元胡、莪术、益母草以调气化瘀；腰脊胀痛者，则加桑寄生、川断、川杜仲以壮腰补肾。

2. 温血化瘀

血气喜温而恶寒，凡症见经行不畅，经行时少腹、小腹胀痛剧烈，唇青肢冷，经行不畅而夹血块者，此属冲任气虚，寒凝血瘀之变，可用《金匮要略》之温经汤加益母草、三棱、莪术治之，从而达到温养冲任、补血化瘀之功。如阳虚宫寒，少腹、小腹冷痛，脉沉紧者，可加鹿角霜、制附子、小茴香、艾叶之类，以温肾暖肝。祛瘀之剂，本属攻伐之品，最易耗气伤血，何况妇女本属娇嫩之体，不堪受药物之偏颇，故祛瘀之法，以温化为佳。

3. 健脾柔肝

脾统血，为气血生化之源；肝藏血，为冲任脉之所系。若血海空虚而症见经行后期，量少色淡，甚或经闭不行者，宜用八珍汤或人参养荣汤治之，以四物汤滋养肝血，四君子汤健脾和中，气血双补，冲任旺盛，血海充溢，则经期自调。人参养荣汤本是五脏交养之方，能促进五脏气血的修复，但其重点仍在归、芍、地养血，参、芪、术、苓、草补气，故名之"养荣"，即含有健脾益气、柔肝养营之意。

4. 疏肝清热

带下的病变，有寒热虚实之分，但其终归为湿邪下注，故《傅青主女科》有"夫带下俱是湿证"之说。凡是症见带下赤白，质稠黏而臭秽，时有阴痒，口干口苦，溲黄而痛，抑郁胁痛者，为肝郁化火，湿热停滞下焦，治之以丹栀逍遥散加蕺菜、土茯苓、龙胆草以调肝解郁，清热化湿；湿热过盛，带下质稠臭秽而阴痒难忍者，宜清肝泄热，以龙胆泻肝汤治之。肝属脏，主藏，邪无可出之路，虽曰泻肝，实则为利胆（胆属腑，以通降为用，肝胆相为表里）、泻心（心为肝之子，实则泻其子）以清肝邪，下焦湿热一除，则带下、阴痒自止。

5. 滋肾养肝

肾藏精，肝藏血，肝与肾为母子关系，又为精血同源的关系。凡是症见经行或前或后，量多少不一，色淡质薄，面色苍白或晦暗，头晕耳鸣，小腹不温而坠痛，腰膝酸软者，多属房室纵欲，或多孕多产，以致造成冲任损伤、肝肾亏损之变，治之可用定经汤。傅青主称"此方疏肝肾之气，补肝肾之精"，该方有调有养，以养为主，养中有疏，肝肾同治，使精血充足，则经行正常。又肝肾阴虚，冲任损伤，经行淋沥不断，量少色红，头晕耳鸣或口鼻出血者，宜滋养肝肾以摄血，可用六味地黄丸配二至丸加当归、白芍、桑叶治之。如阴虚生内热，舌红苔少，脉细数者，宜用两地汤配二至丸治之，水旺阴复，其虚火自平。

6. 温肾暖肝

肾为水脏而主津液，肝肾内寄相火，如命门火衰，不能化气行水，因而症见带下量多，质稀清冷，终日淋沥不断，面色晦暗，便溏溺多者，此为肾阳不足，下元亏损，带脉失约，任脉不固摄之变，当用《伤寒论》之附子汤加川椒、小茴香、菟丝子、桑螵蛸、益智仁、鹿角霜之类，以温肾暖肝、健脾温涩之法治之。温则能化气行水，涩则能收敛培元，温涩并用，邪去正复，其效可期。肾为经水之源，胞宫系于肾，如婚后多年不孕，经行延期，性感淡漠，甚或厌惧者，此多属肾阳虚衰，肝阳不振，阳虚宫寒，卵子发育不良之变，治宜温养肝肾，可用张景岳之右归丸加茺蔚子、蛇床子、淫羊藿治之。此方可调动肾的"作强"、肝的"罢极"及生发功能，肾阳振作，肝木得温，生机之气蓬勃，则子脏温暖，经行正常，卵子活跃，受孕有期。

7. 补肝固胎

肝者主升主动，主开主散；肾者主沉主静，主阖主伏。肝肾治和，则肝能生发，肾能封藏，孕后胎元长养，足月顺产。如素体本虚，肝肾不足，或其他原因损伤冲任，则孕后胎元不固，往往1~2月之间而堕胎。治之当于未病之先，补养肝肾，调摄冲任，可用《医学衷中参西录》之寿胎丸加川杜仲、沙蒺藜、覆盆子之类治之。根据《临证指南医案》中"治肝不应，当取阳明"之意，也可用泰山磐石散以健脾益气，温补气血，使上厚木荣，肝血充足，血海盈满，则能荫养胎元，其胎自固。

8. 调肝顺产

胎之未生，有赖于肝肾精血以长养；胎之将生，有赖于肝肾之气以运载。如孕妇临盆之时，忧思惊恐，情志抑郁，则肝不疏泄，肾的开阖失常，往往导致滞产或难产，可用益气补血，疏肝解郁之法，以保产无忧散治之。本方既能益气补血，扶助运胎之力，又有疏肝解郁，促进开阖功能，使血足郁解，则其胎自下。

总而言之，妇女以阴血为主，以肝为先天，妇女经、带、胎、产的病变，均属带脉以下肝肾所管地带的病变，因而从肝论治妇科的疾病是很广泛的，以上所说仅是其梗概而已。

逍遥散在妇科临床中的应用

逍遥散始载于宋朝《太平惠民和剂局方》，系由张仲景《伤寒论》之四逆散加减化裁而成。本方的适应证范围很广，内、外、妇、儿各科的许多疾病，都可根据病情运用此方加减进行治疗，尤其是在妇科疾病中用得更广泛，为治疗各种妇科疾病的常用代表方剂之一。

一、原方组成

逍遥散由柴胡、当归、白芍、白术、茯苓、甘草组成，方中除甘草一味用量为五钱之外，其余诸味用量均为一两，共为粗末，每服二钱，水一盏，烧生姜一块，薄荷少许，同煎至七分，去渣热服，不拘时候。近代多数改为水煎剂或丸剂使用。作水煎剂时，笔者常用药量如下：柴胡 5g，当归 9g，白芍 9g，白术 9g，茯苓 9g，薄荷 2g，甘草 3g，生姜 3 片。

二、适应证

关于本方的适应证，历代名医论述很多。《太平惠民和剂局方》指出："治血虚劳倦，五心烦热，肢体疼痛，头目昏重，心忪烦赤，口燥咽干，发热盗汗，减食嗜卧，及血热相搏，月水不调，脐腹胀痛，寒热如疟，又疗室女血弱阴虚，荣卫不和，痰嗽潮热，肢体羸瘦，渐成骨蒸。"明·赵献可《医贯·郁病论》说："予以一方治其木郁，而诸郁皆因而愈。一方者何？逍遥散是也。……凡外感者，俱作郁看，以逍遥散加减出入，无不获效。"徐灵胎《医略六书·妇科指要》说，本方"治肝脾血虚，临经腹痛，脉弦虚者。……治血虚潮热，月事不调，脉弦虚者。"综上所述，凡症见两胁胀痛，胸闷不舒，嗳气吞酸，营卫不和，寒热往来，头晕目眩，口燥咽干，神倦纳差，妇女月经不调，经行少腹、小腹胀痛，乳房作胀，平时带下量多，色白、黄、赤，质稀等，都可应用本方加减治疗。

三、方义简释

对本方的配方用意，《医宗金鉴·删补名医方论》曾有很精要的解释："肝木之所以郁，其说有二：一为土虚不能升木也，一为血少不能养肝也。盖肝为木气，全赖土以滋培，水以灌溉。若中土虚，则木不升而郁，阴血少，则肝不滋而枯。方用白术、茯苓者，助土德以升木也；当归、芍药者，益荣血以养肝也；薄荷解热，甘草和中；独柴胡一味，一以为厥阴之报使，一以升发诸阳。经云：木郁则达之。遂其曲直之性，故名曰逍遥。"根据肝属风木，性喜条达，为藏血之脏，体阴而用阳的理论，笔者认为柴胡是全方的主药，有疏肝解郁，开枢清热之功。配薄荷之辛凉，则其疏解之力更佳；当归、白芍养血敛阴以柔肝；茯苓、白术、甘草健脾和中；煨姜与归、芍配用，能调和气血。全方有补有疏，以补为主，凡属脾气虚弱，血虚肝郁的病变，均可辨证应用。

四、在妇科临床中的应用

（一）月经不调

经者血也，治经必治血，活血先治气，气血与脏腑息息相关，肝藏血而主疏泄，为冲脉之所系，肝气是否条达，直接影响月经的来潮。

1. 经行先期

肝郁化火，热扰血室，症见经行超前，量多，色深红或暗，质稠秽，伴有口苦咽干，心烦易怒，胸闷乳胀，苔黄舌红，脉弦数者，宜本方去生姜加丹皮、栀子、益母草、藕节、白茅根之类以疏肝解郁、凉血调经。

2. 经行后期

肝气郁结，疏泄失常，症见经行错后，量多或少，色紫红夹血块，伴有胸胁、乳房、少腹胀甚于痛，心烦失眠，脉细涩，苔薄白，舌质边尖紫暗者，宜本方加合欢花、佛手花、香附、益母草、泽兰之类以疏肝解郁，消滞化瘀。经行量少，色淡质稀夹紫块，脉细弱，舌质淡紫者，此为虚中夹实之证，宜加入首乌、熟地、益母草、北芪之类。

3. 经行胀痛

肝经经脉循于两胁及少腹，下络阴器，乳头属肝，乳房为阳明胃经所属，凡因肝气郁滞，气机不利，症见经前或经中乳房胀痛，甚至痛不能触，少腹胀痛连及胸胁，烦躁易怒，经行前后不定，量多少不一，色暗红甚或夹块者，宜本方加素馨花、佛手花、香附、益母草治之。舌红脉数者，为肝郁化火，宜去生姜之温，加丹皮、栀子、川楝子之类，以凉血止痛。少腹、小腹疼痛剧烈，唇面发青，肢冷汗出，脉沉紧，苔薄白，舌暗淡者，为寒凝气滞，肝气受遏，宜加肉桂、艾叶、小茴香、台乌药之类，以加强其温经止痛之功。

（二）带下量多

带下以湿为主，治之多责于脾肾二脏。但肝与脾，在生理上有"相克"关系，在病理上有"相乘"、"相侮"之变，而肝与肾又是"乙癸"同源关系，故治带亦与肝有关。凡月经不调，经行胸胁不舒，乳房、少腹胀痛，平时带下量多，色白或青，质稀或稠，脉弦细，苔白滑，舌质正常或淡嫩带紫者，可用本方加青皮、炒苡仁、扁豆花、黄饭花、马鞭草之类治之。

（三）胎动不安

妇人在怀孕期间，肝血注入胞宫以养胎元，常导致肝气有余，而失其条达之性。如妊娠数月，症见少腹、小腹胀痛或腰腹坠胀，胸胁痞闷，心烦易怒，嗳气纳差，脉弦滑，苔厚腻而舌暗红者，即为此患，治宜本方加鲜苏叶、佛手花、砂仁壳之类疏肝扶脾，顺气安胎。

（四）新产寒热

新产之后，气血骤虚，营卫不和，邪易乘虚而入，症见发热恶寒，鼻塞头痛，肢节烦痛，脉虚浮，苔薄白，舌淡者，治当扶正祛邪，可用本方加鲜苏叶、生葱白、北荆芥等药。

（五）乳癖

乳头属肝，乳房为阳明胃经所属，七情偏激伤肝，肝病及脾，形成肝脾郁结，气滞血瘀，积结而成小块于乳房内。该病初起不痛或胀痛，经将行或经行之时胀痛剧烈，甚至手不能触，经后虽然胀痛有所减轻，但块核依然，触之疼痛加重，此为乳癖。治疗既要软坚消块，又要照顾气血，可用本方加瓜蒌仁、生牡蛎、玄参、浙贝、王不留行、夏枯草之类治之。

五、体会

郁证包括气、血、痰、火、食、湿等六郁，均与肝脏有直接关系。因肝主疏泄而性喜条达，气机舒畅或郁结不利，直接与肝有关，故有"治郁不离肝"之说，此确属经验之谈。

妇人以血为本，气常有余而血常不足，肝藏血而为冲脉之所系。妇人的病变，尤其是中年妇女月经的疾患，多责之于肝，直接和肝的条达有关，故本方为常用的代表方剂。

本方虽为疏肝扶脾，养血和营，养中有疏之方，但妇女的病变，多属阴血不足，故常加首乌、熟地、麦冬、沙参之类，以加强柔养之功。即使疏肝理气之品，亦多用辛平香淡如合欢花、素馨花之类，以防止过燥伤阴。

柴胡为本方主药，但其性偏于升发，清代叶天士曾有柴胡劫阴之说。故临床上有寒热往来，胸胁苦满，口苦咽干等症者，每剂可用 9 ~ 15g，其余用作调肝疏气者，笔者认为用 3 ~ 5g 即可，这样既能疏解，又不伤阴。

活血化瘀法在妇科病应用的体会

活血化瘀是治疗血证大法之一，历来为临床医家所重视和应用。清代医家王清任著《医林改错》一书，根据《素问·阴阳应象大论》"血实宜决之，气虚宜掣引之"之旨，立活血化瘀和补气化瘀之说。唐宗海在《血证论》中强调"凡血证，总以祛瘀为要"，使治瘀之法日臻完善。近年来，由于中西医结合，活血化瘀法被广泛应用于内、外、妇、儿各科的疾病，都取得了相当好的疗效。

妇科疾病尽管是错综复杂的，不过总的来说，主要是经、带、胎、产等的病变，其致病的因素有外感六淫、内伤七情、多产房劳等之分，其病情亦有寒热虚实的不同。但妇女以血为主，病变均与血分的虚、瘀息息相关，故活血化瘀之法是治疗妇女疾病的重要法则之一。笔者在学习古人及时贤经验的基础上，谈谈个人的一些肤浅体会，以飨同道。

一、掌握瘀血的本源是治疗的关键

《内经》有"治病必求其本"和"必伏其所主，而先其所因"之说。要掌握好活血化瘀之法，首先要深入了解瘀血的本源，也就是导致瘀血的因素。妇女瘀血的病因，在临床上常见的有气滞、气虚、寒凝、热郁、湿困、外伤以及出血处理不当等。

1. 气滞与气虚

血为气之母，气为血之帅，气赖血载，血赖气行，气行则血能行，气滞则血瘀，故《素问·举痛论》云："百病生于气也"。朱丹溪则说："气血冲和，万病不生，一有怫郁，百病生焉。"气滞则气机不宣，升降失常，以致经脉不利，血行受阻；气虚则气机鼓动乏力，不能运通血液。可见气滞与气虚虽然有一虚一实的不同，但均能导致血液运行障碍而形成瘀血停滞，所以《素问·调经论》有"血气不和，百病乃变化而生"的论述。

2. 寒凝与热郁

寒为阴邪，其性收引凝滞，且血得温则行，遇寒则凝，正如《素问·调经论》所说："血气者，喜温而恶寒，寒则泣而不能流，温则消而去之……寒独留，则血凝泣，凝则脉不通"。妇科寒凝血瘀的病证，在临床上是多见的。关于热郁血瘀，自从《伤寒论》提出"瘀热在里"、"下血乃愈"的理论之后，热瘀便为后人所重视。张洁古、李东垣治疗妇人血瘀经闭（热瘀），皆主和血泻火；唐容川的《血证论》对"热瘀经闭"的病理和治法分析得比较细致。除了寒凝血瘀之外，我们对热郁血瘀也不能忽视，寒与热虽然有属阴属阳不同，但过寒过热均能导致血液运行不畅而成血瘀。

3. 湿困气机

妇女疾病的发生，俱是带脉以下的病变，下焦为阴湿之地，湿为阴邪，其性重浊黏腻，既能阻遏阳气，使气机升降失常，五脏气血不和，经络阻滞不畅，又能直接阻滞胞脉而损害胞宫。所以，瘀血的病变亦与湿邪息息相关。

4. 跌仆损伤

《灵枢·邪气脏腑病形》："有所堕坠，恶血内留。"凡是刀伤跌仆、虫兽咬伤等，均可直接损伤肌肤经脉，或损及五脏六腑，使血液溢脱于经脉之外，停滞于组织间隙而为瘀积之患。

5. 出血处理不当

出血的病变，虽有寒热虚实的不同，但均有离经之血。《血证论·瘀血》认为："吐衄便漏，其血无不离经。……然既是离经之血，虽清血鲜血，亦是瘀血。"出血的病变如果处理不当，则留瘀为患。如过早服用炭类药（包括一切收敛药），离经之恶血不清，残留阻塞经脉，导致新血不得归经，因而遗留瘀积之患。

二、根据瘀血的不同病因，应当采取不同的治则

活血化瘀之法，总的来说有疏通经络、祛瘀生新、行血止痛、软坚散结、止血归经等的作用。但瘀血的形成有多种因素，因此必须在活血化瘀的基础上，针对其不同的性质，采取权宜变通的方法，方能达到预期的目的。常用的方法如下：

1. 理气化瘀

七情所伤，气机不宣，升降失常而致血瘀不畅者宜之。如妇女经行愆期，经将行时，胸胁、乳房、少腹、小腹胀痛剧烈，经色紫红有块者，此为气滞血瘀之患，可本《素问·至真要大论》中"疏其血气，令其调达而致和平"之精神，采取疏肝理气，活血化瘀之法，方选柴胡疏肝散合金铃子散、失笑散之类。肝主疏泄而藏血，是冲任之所系，在妇女与肾同为先天，理气必疏肝，肝能条达，则经血自调。但肝体阴而用阳，肝阴易亏而肝阳易亢，疏肝理气之品，性多升散香燥，最易损伤肝阴，所以在疏肝理气之剂中，宜酌加甘润之品，以防其偏弊。笔者曾治一乳癖（某医院诊为乳腺小叶增生症）患者，连续使用逍遥散合失笑散加桃仁、红花、路路通之类，连服三十多剂，增生块有所缩小，但胁痛、乳痛未减。后发现其脉细而略数，苔少，舌尖红，伴有头晕、夜寐不佳等症，显系肝阴已亏之兆，乃改用滋润疏肝之一贯煎合润化消块之消瘰丸，再加泽兰、苏木、瓜蒌皮之类，取其既能疏肝理气，又能滋养柔肝，且破瘀不伤正之功，连续服二十余剂，增生块消失，诸痛俱除。

2. 益气化瘀

正气衰弱，气虚不运，血行不畅而致癥瘕积聚者，均可用益气化瘀之法，王清任之补阳还五汤，为本法公认之代表方剂。笔者常用本方或桂枝茯苓丸（汤）合当归补血汤加减，治气虚而有卵巢囊肿者，有一定疗效。对于气虚血瘀引起的月经不调，常用桃红四物汤加黄芪、益母草、鸡血藤治之，收到较好的疗效。黄芪甘温，能益气生血，与化瘀药同用，既能扶正，又能化瘀。黄芪不仅能益气生血，而且善于运阳利水，如脾气虚弱，水湿不化而带下绵绵者，配用黄芪治之，则效果较佳。如口干口渴者，为气津不足之象，宜配党参以益气生津。

3. 温经化瘀

凡是由于寒邪凝滞而引起的月经不调、经痛、经闭、不孕等，都可用"寒者热之"，以温经化瘀之法治之。不过寒有实寒、虚寒之别，前者宜温经化瘀并用，后者则宜温肾扶阳，补消兼施。例如经行错后，量少，色暗红而夹块，小腹绞痛，得热或血块出则稍舒，伴有畏寒肢冷，唇面发青，苔薄白，脉沉紧者，此为实寒引起的月经不调，常用温经汤（《妇人大全良方》）加益母草、元胡之类，以达到温经化瘀、行气止痛的目的。如属阳气不足，寒从中生而致宫寒血凝者，宜扶阳温经，补虚化瘀并用。笔者曾治一肾虚多年不孕的患者，表现为经行错后量少，血色紫暗而夹块，小腹疼痛，按之则减，腰腿酸软，神疲乏力，小便清长，苔薄白而滑润，脉沉迟等，用毓麟珠与少腹逐瘀汤轮换服用，连用半年，月经转为正常，后受孕足月顺产。

4. 凉血化瘀

郁热火毒之邪，炽盛于胞脉之中而致血液沸溢妄行，或灼伤津液，以致阴血受损而血液停滞为瘀者，均可用"热者寒之"，以清热凉血化瘀之法治之。如素体阳盛，经行超前量多，色红而夹紫块，口苦苔黄，舌红脉数者，宜用地骨皮饮去当归、川芎之辛窜之品，加白茅根、荷叶、鸡血藤、丹参、泽兰、益母草等辛甘凉的药物以治之。盖妇女以阴血为主，苦寒之剂，虽能退热，但用之不当，容易化燥伤阴，戕伐脾胃之生机。若投以辛甘凉之品，不仅能退热且有养营益血之功，对于顾护正气，祛除瘀块，都有极大作用。

5. 滋阴化瘀

阴虚火旺而致月经超前夹块者，当用此法治之。笔者曾治一女，年16岁，月经超前量少，夹有小血块，经行时心烦易怒，夜寐不佳，小腹胀痛，平时皮肤发痒，身上、面部、四肢时起红疹，以面部较多，形如蝴蝶（经某医院诊断为红斑狼疮），以阴虚不能制火、邪毒内结而致血液停滞论治，以滋阴解毒、清热化瘀之法治之，用杞菊地黄丸（汤）加丹参、红花、凌霄花、紫花地丁、野菊花、赤芍之类加减，守方连服3个月余，月经周期正常，红疹亦得到控制。

6. 补血化瘀

气血不足，又有血瘀之患者，当用补血化瘀之法。如新产妇人，气血骤虚，一时尚未能恢复，又有离经之恶血停滞，证属虚瘀夹杂，生化汤为常用之方。顾名思义，本方有生血化瘀的作用，为各地临床医生和民间广泛应用，实践证明确有疗效。对于虚瘀夹杂的患者，在随证加减用药方面，最好选用补中有化、化中有补之品，如鸡血藤、丹参之类。盖鸡血藤甘平，微温涩，能补血活血，且有舒筋活络的作用；丹参苦而微寒，前人曾有"丹参一味，功同四物，能补血活血"之说，虽然言过其实，但其活血化瘀之力较为平稳，确为虚而瘀者之良药。此外，苏木甘咸平，泽兰苦而微温，均为化瘀而不伤正之品，若用之得当，实能收到事半功倍之效。

7. 燥湿化瘀

既有血瘀之月经的病变，又有带下绵绵者，当用燥湿化瘀之法。《傅青主女科》："夫带下俱是湿证"，可见带下多与湿有关。湿为阴邪，其性黏腻重浊，湿之不去，则带下不止，血瘀难化，故《丹溪心法》论带下的治法有"主治燥湿为先"之说。一妇年三十，已婚5年不孕，体胖，经行错后，量少而夹紫块，经行时腰酸胀，少腹、小腹胀痛，肛门有坠胀感，平时带下绵绵，质稀如水，大便溏薄，诊其脉濡缓，苔薄白，舌质淡嫩。按阳气虚弱，阴盛于内论治，以附子汤合缩泉丸（汤）加泽兰、苏木治之，调治数月，带止经调而受孕。盖附子汤之温化，缩泉丸之固涩，泽兰、苏木之活血化瘀，治湿又治瘀，面面俱到，故药到病除。

以上仅就妇科常见的瘀血病变，谈些治疗原则。至于跌仆损伤以及出血处理不当而导致的瘀血，如属正气未衰，可直接用活血行血、破瘀导滞之品。总而言之，在具体应用时，应当根据病情的变化，采取既有原则性，又有灵活性的办法，才能收到预期的效果。

三、徐图缓攻，时时顾护正气

在治瘀的过程中，必须正确处理正气与瘀血的关系，因为正气是本而瘀血是标。一般来说，瘀血的病变，多是顽固之疾，首先要根据正气的强弱，采取徐图缓攻之法，或温化，或凉散，或行血，或软坚，或滋润，或攻补兼施，或先补后攻，务必时时顾护正气，才能收到瘀去正复的效果。如果猛破峻攻，妄图收效于旦夕之间，则往往伤伐生机，反而导致病情的加重。同时，在瘀血已基本消除之时，应该适可而止。正如《素问·五常政大论》："大毒治病，十去其六，常毒治病，十去其七……无使过之，伤其正也。"笔者曾治一体壮的癥瘕（某医院妇科诊断为慢性附件炎，附件增厚）患者，开始时冀图速效，用桂枝茯苓丸（汤）加穿山甲、水蛭、虻虫、当归尾、红花等品大破猛攻，以为药到病除，可收到立竿见影之效。讵知服药十多剂之后，患者少腹、小腹疼痛加剧，腰酸胀如折，且有头晕、眼花、耳鸣、四肢乏力等之变，显系攻伐太过，瘀血未除，正气已伤。乃改用桃仁四物汤加鸡血藤、茺蔚子、北芪治之，又攻又补，徐图缓攻，扶正祛邪并重，调治月余而收效。

总而言之，在应用活血化瘀法的过程中，必须时时顾护正气，而保护正气的方法，除了慎用活血破瘀之品、切忌峻破猛攻之外，还要注意适当的营养，正所谓"毒药攻邪，五谷为养，五果为助，五畜为益，五菜为充，气味合而服之，以补精益气"（《素问·藏气法时论》）。治病与调养都是不可偏废的。

谈谈同病异治和异病同治

同病异治和异病同治是辨证论治的重要内容之一，它是根据致病因素及病理变化的具体情况而决定的。前者虽然同是一种疾病，但由于人体有老少强弱之分，病变有虚实寒热之别，因而在治疗上便需采取不同的方法；后者虽然不属于同种疾病，但由于它们出现相同的证候类型，所以在治疗上可以采取同样的方法。在理解同病异治和异病同治的基础上，我们还应进一步认识到：同病异治，异中有同；异病同治，同中有异。这样才能做到理、法、方、药丝丝入扣，收到满意的治疗效果。

同是一个外感病，从病因来说，有风寒、风热之分，在体质上则有阴（血）虚、阳（气）虚之别，因而在治疗上除了辛凉解表、辛温解表之外，还有滋阴发汗、助阳发汗的不同。这些治疗方法，乍看起来，区别很大，但实际上都是以祛邪外出为目的。辛温解表、辛凉解表是以祛邪为主；滋阴发汗和助阳发汗是扶正和祛邪并用，而及早祛除病邪的目的则是一致的。对于病因相同而病理发展阶段不同的疾病采取"同病异治"的原则，更要特别注意异中有同。例如温病的发展变化，一般有卫、气、营、血的不同阶段，其在治疗上便有在卫宜辛凉透表，到气宜清透里热，入营血宜清热凉血，但温病为阳热之邪，易伤津耗液，因而不论病情发展到什么阶段，采取什么治疗方法，都要注意"存津液"。若在卫宣透太过则过汗伤津；到气过用苦寒，不仅能化燥，而且易损伤脾胃的腐熟运化，不利于津液的化生和输布；入营入血，过用滋腻之品，则生机受遏，不利于津液的化生。所以，顾护津液是治疗各种温热病方法的异中之同。

【病案举例】

病例 1

张某，女，30 岁，社员，来宾县人。

已孕 5 月余。头晕痛、鼻塞、流涕已 3 天，胃纳尚好，大小便正常。诊见其脉虚浮，重按无力，苔白润滑，舌质淡嫩。此为气虚外感，拟以益气、安胎、疏解之法为治。

处方：北黄芪 18g，桑寄生 15g，川续断 12g，生葱白 18g，鲜苏叶 30g。连服 2 剂，汗解而愈。

病例 2

李某，女，32 岁，工人，北海市人。

产后 5 天外感，鼻塞流涕，色白而稀，头晕痛，全身肢节困重，恶露未净，色量一般，食欲、大小便正常。诊其脉浮缓，苔白润滑，面色苍白。此为产后血虚外感，拟养血疏解之法为治。

处方：鲜苏叶 30g，荆芥 6g，秦艽 9g，归身 24g，川芎 6g，桃仁 3g，炮姜 2g，炙甘草 6g，葱白 15g。连服 3 剂，邪解病愈。

以上两例，均属外感，然例 1 病起于产前，例 2 发病于产后。故例 1 以北芪、桑寄生、菟丝子、川断补肾益气安胎，例 2 以苏叶、葱白、荆芥、秦艽疏解而祛邪外出。安胎与养血，此其治法之异也，而疏解祛邪则为共同之目的。

疾病是千变万化、错综复杂的，不同的疾病出现相同的证候，固然可以根据其共性，采取相同的治疗方法，但在治疗时，仍然不能忽略每种疾病的个性。例如脱肛和子宫脱垂，论其病情，都是由于正气不足、中气下陷而致，治疗均可用"下者举之"，以达到益气升提的目的。然脱肛之治，偏重在气血之化源，宜补脾胃为主；而子宫属肾，所以它的治疗，在温补后天脾胃的同时，更要补肾，以期达到脾肾气足，既能升提，又能封藏的目的。

病例 3

钟某，女，56 岁，桂林市人。

咳喘日久，动则喘息更剧，心悸，肢冷，形瘦神疲，眼胞及下肢轻度浮肿，纳差，便溏，溺清，脉沉细，苔薄白，舌质淡。此为肾阳虚衰，寒水射肺，气不归根之虚喘，拟温阳利水，纳气归根之法为治。

处方：制附子 9g，云苓 12g，白术 9g，破故纸 9g，白芍 9g，党参 12g，桑螵蛸 5只，代赭石 24g，生蛤蚧 1 只（另炖服），红枣 3 枚。连服 5 剂，病情好转。

病例 4

姚某，女，49 岁，柳州市人。

月经闭止 2 年。现腰酸膝软，头晕，四肢乏力，带下量多，色白，质稀如水，无特殊气味，纳差，便溏，脉细缓，苔薄白，舌质淡嫩。此为脾肾阳虚，水湿不化所致之带下，拟健脾温肾之法为治。

处方：制附子9g，云苓12g，白术9g，白芍9g，党参12g，台乌药9g，益智仁9g，怀山药15g，桑螵蛸5只。连服3剂，带下病解。

以上两例，病虽不同，但其均属肾阳虚衰而致，故皆用温肾助阳之法。然例3之病变，其本在肾而标在肺，肺主气而气之根在肾，所以除以附子汤温暖肾阳之外，酌加代赭石之重坠引降，桑螵蛸之温涩，以加强肾之封藏固摄。

总之，我们必须注意疾病的共性和个性，做到同病异治，异中有同，异病同治，同中有异，才能更好地掌握辨证施治的精神。

治血法在妇科病中的临床运用

血液的病变是错综复杂的，从病因而言，有外感六淫之邪、内伤七情之变、饮食不节、劳倦过度等之分；在病性上则有寒热虚实之别；在病位上有在上在下，在经在络，或脏或腑的不同。但不论病位的上下深浅，病情的寒热虚实，其结果都能影响血脉的通行，如血寒则血行不畅，甚或凝滞，阻遏经脉；血热则迫血妄行溢出常道，停滞经脉之间隙而为瘀，灼伤阴血，枯竭凝结；血虚则血脉不充，搏动乏力，血液不能畅利通行；血实有寒实、热实、痰湿、气滞、虫积等之分，均足以阻塞经脉，使血液不能正常运行。所以血液的病变，尽管有寒热虚实的不同，其结果均能影响血行不畅，甚或闭止不行，以致脏腑经络、五官九窍、四肢百骸得不到充分的温养灌注，因而导致功能的失常。

治血之法，前人的论述很多，首先要辨别疾病的寒热虚实，血寒则温，血热则清，血虚则补，血实则破。但血寒有实寒、虚寒之分，前者治之宜温经通行，可用当归四逆汤加干姜、附子之类，以姜、附加强其温开之力，促进血脉的通行；后者则宜温养扶阳，可用当归生姜羊肉汤加肉桂、附子之类，既能扶阳散寒，又能温养血脉，则阳复血充，自无瘀滞之患。血热则宜清宜凉，但血性本温，遇寒则凝，用之不当，反而留瘀为患，故在选方遣药之时，在清热凉血之中必须佐以通行之品。如芩连四物汤、泻心汤之类，既取芩、连能泻火止血，又取当归、川芎之辛润，大黄之苦降以祛瘀逐陈，清除离经之血，则血足而无留瘀之患。血虚则宜补养，补养之法，有补血与活血并用，如四物汤之类；有阳生阴长、益气止血之法，如当归补血汤。在补养之中，取当归之润滑，川芎之走窜，可防止纯补壅滞之偏颇。血实则宜攻宜破，但血实有热结和寒凝之分，治之又当有凉开与温化之别，前者可用桃核承气汤或抵当汤以清热逐瘀，化瘀通行；后者则宜小温经汤（《血证论》）或少腹逐瘀汤之辛窜走动，温化逐瘀。痰湿为患者，宜用祛湿化痰、活血逐瘀之品，如导痰汤加当归、赤芍、苏木、浙贝、菖蒲、远志之类。虫积壅滞而导致血脉不通者，可宗酸苦辛甘、能温下清上之乌梅汤加槟榔、使君子、榧子、三棱、莪术之类杀虫逐瘀。七情过极而导致气滞血瘀者，可用疏肝理气、活血化瘀之法，如血府逐瘀汤之类。总之，气血以流通为贵，而血病多瘀，影响血脉的运行，因而治疗血病之法，虽然有补养、攻伐、温化、凉开等之别，但其着眼点均在"通行"二字，亦即要达到《素问·至真要大论》所说"疏其血气，令其调达，而致和平"的目的，使气血运行不息，营养全身，维持健康。

妇女以血为本，以血为用，其月经、带下、妊娠、产乳等的生理功能活动或病理变化均与血分息息相关，所以可以说治血之法，即是治疗妇科病之法。

一、经本阴血，经病要治血

经者血也，血液是月经的主要成分，月经的病变可以说就是血液的病变，所以治月经病必定要治血，根据其寒热虚实的不同病机，有针对性地采取或清火、或温经、或消瘀、或补养的不同方法。如月经超前，量多，色红，脉数，舌红苔黄者，是外感热邪或过食燥热之品，以致血热炽盛而引起的病变，治之当用清热凉血之法，方用芩连四物汤之类。但当归、川芎辛温走窜，容易动血，在出血量多的情况下，用之不太相宜，在临床中多用味苦而性微甘温之鸡血藤和苦而微寒之丹参代之，既能凉血止血，又能防止离经之血留瘀为患；血热由肝郁化火而起者，当用疏肝清热之法，可宗丹栀逍遥散加减治之。血得温则行，过热则妄，遇寒遇冷则凝滞。苦寒之品，虽然能凉血止血，但又能凝滞血液，化燥伤阴，所以对苦寒之品如黄芩、黄连、栀子等必须慎用或不用，或者改用甘平或甘凉之品如白茅根、藕节、荷叶之类，既能凉血，又能化瘀；经行错后，量少色淡，腰腹冷感，腿膝酸软，脉虚细而舌淡者，此属阳虚宫寒，气血两虚之变，当用大补气血、温肾暖宫之法治之。常用人参养荣汤加桂圆肉、巴戟天、制附子之类。本方为五脏互养补益之方，再加附子、桂圆肉、巴戟天之温养通行，则血海充溢，经行如期。由于七情过极，肝气郁滞，血行不畅而导致经将行少，小腹、胸胁、乳房胀痛者，治之当用行气导滞之法，方用逍遥散、越鞠丸之类；少腹、小腹胀过于痛偏于气滞者，当酌用芳香行气之品，如素馨花、佛手花、甘松之类；少腹、小腹痛过于胀，经血紫暗有块者，此偏于血瘀，当用活血化瘀之法，以逍遥散加苏木、泽兰、延胡索、益母草治之。益母草辛苦微寒，能活血化瘀，也能止血；苏木甘咸平，能活血祛瘀而不伤正；泽兰甘苦微温，泄热和血，"补而不滞，行而不峻，为女科要药"。如虚瘀夹杂之经行疼痛，又当用温经散寒、补血化瘀之温经汤治之。崩漏出血量多，或量少淋沥日久不净者，当辨别其寒热虚实，病情的轻重缓急，或"急则治其标"，或"缓则治其本"，从而达到血净漏止的目的。从临床所见本症以血热、血瘀、气虚、虚瘀夹杂为多见。如出血量多，色淡质稀，脉虚缓者，此属气虚不摄血之崩漏，宜用归脾汤或补中益气汤补气摄血；量多如山崩，病势危急，当取独参汤单味直入，以益气固脱；出血量多，色红而夹紫块，脉数，苔黄舌红者，此属冲任伏火内动血热之变，治之当用清热止崩之法，常用《妇人良方》之四生丸（汤）加丹皮、丹参、藕节、旱莲草、大小蓟之类出入；阴道出血量或多或少而夹紫块，小腹胀痛剧烈，块出则痛减者，此属血瘀之患，常见于西医诊为子宫肌瘤或子宫内膜异位症者，治之有缓急之分，出血时以《傅青主女科》之逐瘀止血汤为主方，酌加三七末、炒山楂、仙鹤草之类，其既能化瘀，又能止血，从而达到"化瘀之中有止血"的目的。

以上说明，治经病一定要治血，但由于妇女"有余于气，不足于血"的生理特点，在治血之时，必须着眼于冲任，注重于肝肾的调节。

二、带下多湿，见赤要治瘀

带下的病变，在分类上有白带、黄带、赤带、青带、黑带、五色带等之分；在病机上有湿热虫毒、肝郁化火、湿瘀郁结、脾肾气虚等之别，但总的来说，均与湿邪有关，所以傅青主对带下病作了"夫带下俱是湿证"的概括论述，确是经验之谈，因而在治疗上虽然有温肾健脾以升阳除湿、清热利湿以止带、疏肝清热以化火、解毒以杀虫等之不同，但均着眼于湿邪之为患，尤其是湿瘀互结之害更烈。湿邪重浊黏腻，阻遏气机，则血脉不利，血行不畅易为瘀滞，瘀积壅滞，又影响水液的蒸腾输布，反而下注胞宫，瘀湿互结，损伤胞脉，则带下色赤，或白赤相兼。所以凡是带下色红，似血非血淋沥不断者，此是湿热之邪蕴于带脉之间，导致冲任之功能失常，胞脉受损而血随湿热之气下注，治之既要清热利湿，又要化瘀止血，常用四妙散加土茯苓、凌霄花、鸡冠花、刘寄奴、海螵蛸、茜根、丹参、鸡血藤之类治之，则湿可除，瘀可消，其赤带可愈。

三、孕病之治，要顺气养血

妊娠的疾病同样是错综复杂的，但其治疗总的原则不外乎治病安胎。只治母病不顾胎元，则有堕漏之虞，只安胎不治母病，则胎元之本不固，两者是相互影响的。母血是胚胎的营养物质，孕妇之情绪之舒爽或忧怒，气血的充盈或亏损，时时刻刻影响胎元的发育，而胎气的壅滞，又可以影响孕妇五脏功能的不和、气血的失调。所以必须在辨证论治的基础上，既要养血以治病，又要顺气以安胎，才能达到治疗的目的。例如妊娠呕吐、妊娠腹痛、胎漏下血等，在症状的表现上虽然有所不同，但妊娠之用桂枝汤，旨在调和营卫，使脾胃调和，气血平和而已。妊娠腹痛之用当归芍药散或加味逍遥散，虽然是有一偏于肝虚血滞，一偏于肝郁气滞的不同，但其着眼点均不离开血，不过一则重在肝脾调和，养血理气，健脾利湿而止痛，一则通过疏肝解郁，理气行滞以止痛。胎漏下血的治疗，血虚的用胶艾汤以调补冲任，养血安胎；气血两虚，治重肝脾的调养，常用泰山磐石散以益气养血，顺气以安胎；肾虚胎漏之用《医学衷中参西录》寿胎丸，已为医家公认的良方。总之，安胎之剂所以喜用菟丝子、桑寄生、川杜仲、川断和北芪、党参、白术、归身、熟地等双补气血、补肾壮腰之品，盖肾不仅主蛰，是封藏之本，而且又是气血之始，肾充则胎固。脾统血而主升，肝藏血而主生发，脾土气旺，肝血充足，则胎气生长不息，发育正常，足月顺产。

四、产后之治，要养血化瘀

产后的疾病，既有外感六淫之邪，又有七情过极及饮食不节等致病因素。但分娩的全过程，既有阴血耗损，元气不足的一面，又有分娩时离经之血，溢出经脉之间隙，或胞衣残留不尽的一面。所以对产后病的治疗，在审证求因，审因论治的基础上，既要养血扶正，促进气血的恢复，又要活血祛瘀以生新，在以虚证为主时，固然要用补养之剂以养之，但为了防止留瘀之患，应该在补养之中酌加行滞化瘀之品，如益母草、莪术、泽兰之类，则补而不滞，有利于血液的再生；如以瘀证为主者，贵在逐瘀祛邪，《金匮要略》曾有"产后腹痛，干血着脐下"而用下瘀血汤之法。盖瘀不去则新血不生，祛邪即可以扶正，两者相反而相成。

今人对新产妇的调养多善用生化汤出入，此方为钱氏首创，《傅青主女科》推崇是"血块圣药"。顾名思义，本方有生血化瘀，推陈出新的作用，凡产后又虚又瘀的疾病，均可加减用之，对虚证则能补，瘀滞则能化，补血不滞瘀，祛瘀不伤正，有病则能治病，无病则能防病，扶正抗邪，促进血液的再生，胞宫和冲脉、任脉的修复。

总而言之，新产之妇，既虚且瘀，其病变的治疗既不要忘于产后，又不泥于产后，补血之中要化瘀，化瘀之中要扶正，所以补血与化瘀均属治血的范畴。

从以上的分析可见，妇女的月经、带下、胎孕、产后等的病变，尽管有寒、热、虚、实的不同，在治疗的立法遣方，有温化、清凉、补养、攻邪等之分，但均以治血为着眼，如能正确掌握治血之法，则对妇科病的治疗当收到左右逢源之功。唐宗海在《血证论》中概括治血之法有止血、消瘀、宁血、补血四方面，确是宝贵经验，足为后人效法。

六经病变与妇科病变的关系

妇女经、带、胎、产等的病变，一般来说，是由于脏腑和奇经八脉功能失常、气血不和、冲任亏损所引起，因而在临床上多以脏腑辨证为主。但《伤寒论》的六经辨证，既然是以脏腑经络为基础，在病位上有在表、在里、在经、在脏、在腑之分，在病性上有属阴、属阳、属热、属寒、属虚、属实之别，所以六经辨证同样可以说明妇女的病变，进而找出它的治疗规律。试分析如下：

1. 太阳经

太阳为六经之藩篱，主人身之表，当外邪自表入侵，首先表现的是头项强痛、恶寒、脉浮等太阳经病的症状，又称表证。但太阳之腑，便是膀胱，如经证不解，邪热内传膀胱，邪热与水或血搏结，就有太阳蓄水证或蓄血证等之变。妇女以血为主，其月经的病变，虽然有多种原因，但经者血也，治经不离治血，凡属瘀积引起的经行错后、少小腹硬痛，均可仿蓄血证之法施治。又太阳经脉分布在项背而统摄营卫，与少阴为表里，腰为肾之腑，背俞为脏腑气血流注之处，不仅太阳表邪可侵于项背，同样内脏的病变，也可以从项背反映出来。如初孕之妇，由于胎气上逆，导致营卫不和而呕吐不止，每每用调和营卫之法而收功；屡次滑胎之妇，多有腰脊坠胀如折之感，治之当用温养冲任、固肾安胎之法。又太阳寒水主气,其见证以寒、水、湿为多。妇女的带下病,其原因虽多,但均以水、湿为主,治之多用温肾利水或扶阳化湿之法。婚后多年不孕,如属阳虚宫寒,每用温肾暖宫之法而收功。总之,"背以太阳为主","心肺为太阳之里","太阳之根,即是少阴"(《伤寒论翼·太阳病解》)。太阳的病变,不仅局限于经脉,而且与脏腑气血息息相关,所以同样可以用于妇科病的辨证论治。

2. 阳明经

阳明为多气多血之经,燥金主令,病邪由表传里,病多燥热,故其症除以但热不寒、大热、大渴、大汗、便秘、脉洪大或沉实为主之外,由于其经脉行于人体前面,常伴有面赤、胸腹烦满等之变。一般来说,阳明病为属里、属实、属热之证,但由于阳明为传化之腑,与太阴湿土相为表里,因而也有属于虚寒的。如《伤寒论》226 条:"若胃中虚冷,不能食者,饮水则哕",《伤寒论》243 条:"食谷欲呕,属阳明也,吴茱萸汤主之",便是胃阳虚弱,水饮壅塞,以致胃失和降的病变。

脾胃为气血生化之源,而冲脉为血海,隶属阳明,凡属脾胃虚弱,气血不足而致月经不调者,每用调养脾胃,建其中气而收功。又妇女经前呕恶,头晕目眩,如坐船中,多因水饮不化,停聚中州,浊气上逆而致,常用温中化饮、降逆止呕之法,如吴茱萸汤之类治之。胃为燥土,以和降为顺,如产后恶露不尽,瘀血内阻,以致胃失和降而燥实发热,大便不通,少腹硬痛者,亦可用桃核承气汤泄热通便、活血化瘀,从而收到大便通、瘀血尽之效。总之,"阳明居中,主土也,万物所归",不论阳明之燥热或虚寒,均可导致妇女的病变。

3. 少阳经

少阳分布胸胁,位居半表半里,以口苦、咽干、目眩、往来寒热、胸胁苦满、默默不欲饮食、心烦喜呕、脉弦等为主要表现。由于少阳与厥阴风木相为表里,内寄相火,故论中有经水适来适断,邪热内入血室,与血相搏,用小柴胡汤和解少阳,或针刺期门,以泻肝经之邪的说法。在临床中,凡是经行前后不定,胸胁苦满,乳房胀痛,或经行之时头晕目眩,乍寒乍热如疟状者,常用和解少阳、调理肝气之法而收到预期的效果。总之,少阳主枢,能开能阖,凡半表半里,寒热错杂,虚实互见之病变,均可用和解之法,故小柴胡汤不仅为少阳病立,亦为其他杂病之宗方。

4. 太阴经

太阴湿土主气,病变为中焦虚寒,故呈腹满而吐、食不下、甚者腹痛、自利等一派阳虚寒盛、水湿不化的虚寒症状。太阴内含脾、肺两脏。脾肺气虚,不能宣化水湿,则不能食而带下绵绵;脾虚不统血,则导致月经过多,甚或崩漏;脾虚不升,则有胎漏之虞。故健脾调经、温中止带、益气安胎均为临床常用之法。总之,妇女以血为本,但有余于气,不足于血,太阴主内,为阴中之至阴,主运化水谷而为气血生化之源,妇女经、带、胎、产的病变,多与脾虚不运不升有关,故从太阴论证,从脾土论治,是极为重要的。

5. 少阴经

邪入少阴,总的来说,属全身性虚寒证,以无热恶寒、但欲寐、脉微细等为主要表现。但少阴内含心、肾二脏,兼水火二气,故亦有"心烦、自利、呕渴"等的化热证。肾为作强之官，为先天之根本，肾气盛则太冲脉充盈，任脉通畅，月事以时下，反之，肾气亏损，则经闭不行或崩中漏下。肾主水，为封藏之本，肾阳虚衰，则水湿不化而形成湿浊带下，在孕妇则有堕胎、小产之变。心为君主之官而主血脉，《素问·评热病论》："月事不来者，胞脉闭也。胞脉者，属心而络于胞中，今气上迫肺，心气不得下通，故月事不来也。"心阳虚弱，不能生血通脉，则有经闭不行等之变。总之，少阴为水火之地，证多寒热夹杂，其病变多在心肾二脏。肾藏精，心主血，精血互化，妇女以血为主，其经、带、胎、产的病变，均与心肾有关，故常用温肾扶阳或养血宁心之法。

6. 厥阴经

厥阴为三阴之尽，是风木主气，其见症以厥、利为主，厥有脏厥、蛔厥、寒厥、热厥之分，利有热利、寒利、厥热下利之别。厥阴内含肝和心包，肝藏血而主升发，心包平时代心行事，病变时代心受邪。肝失疏泄，心神抑郁，均能导致月经、胎产等的病变。如肝血不足，则胎痿不长；心神抑郁，则月事不行；产时出血过多，精明失养则有血晕、郁冒等之变。总之，厥阴是阴尽阳生，证多寒热错杂，虚实互见，病情骤急而变化多端，故仿其法以治妇女虚瘀并见的产后病或变化无常的月经病，均收到满意的效果。

【病案举例】

例1：经行感冒

黄某，女，35岁，工人。

1年来经行周期基本正常，色量一般，但每逢经行之时则感冒。现经行第一天，头晕痛，鼻塞，泛恶欲呕，肢体腰脊酸痛，苔薄白，舌质淡嫩，脉沉不浮。证属经行正虚，荣弱卫强，腠理不密，邪得乘虚而入，仿桂枝汤治之。

处方：当归身12g，川芎、桂枝、白芍、生姜、炙甘草、大枣各10g。连服3剂。嘱以后经前服3剂，坚持半年，病不再发。

例2：经行发热

李某，女，24岁，已婚，司机。

经行第3天，量多，色暗红，乍寒乍热，口渴，胸胁苦满，入夜加剧，脉弦数，苔薄黄，舌质红。此为热入血室之变也，拟和解少阳之枢，泄其邪热为治。

处方：柴胡、党参、花粉、当归、瓜蒌壳、南丹皮、大枣各10g，黄芩、竹茹、生姜、炙甘草各5g。3剂。

按语：经行正虚，邪热乘虚陷入血室，厥阴与少阴相为表里，故以小柴胡汤加减化裁和解少阳，枢机一转，则正气振奋，邪热自退。

例3：妊娠失眠

莫某，女，30岁，工人。

平素夜难入寐，寐则多梦。孕后4月余，经常失眠，每晚仅能入睡2～3小时，头晕目眩，心烦心悸，口苦咽干，但不多饮，脉细数，苔少，舌红。证属阴虚于下，阳亢于上，心肾不交之变。仿《伤寒论》"少阴病，得之二三日以上，心中烦，不得卧，黄连阿胶汤主之"之意。

处方：川黄连 3g，黄芩 5g，白芍 10g，阿胶（烊化）12g，鸡子黄（冲）2 枚，夜交藤 15g，麦冬 10g。

按语：心火肾水，水火相济，心肾相交，则寤寐正常。今肾阴不足于下，心阳独亢于上，故不得眠而心烦。特以芩、连配鸡子黄清心中之火而补血，阿胶、芍药、麦冬、夜交藤补肝肾之阴而敛神，使水升火降，心肾交合，则当能入寐。

例 4：产后腹痛

廖某，女，25 岁，司机。

第一胎剖宫产已 5 天，恶露量少，色暗红，夹紫块，少腹、小腹硬痛，按之加剧，潮热，口渴，大便 3 天未解，苔薄黄干，脉沉实。证属瘀血内停，邪热积滞。拟活血祛瘀、通便泻热之法。

处方：桃仁、益母草、延胡索各 10g，熟军（后下）、桂枝、炙甘草、元明粉各 5g。服 1 剂后，大便通，少腹、小腹疼痛减轻。为防其滑脱，改用桃红四物汤活血化瘀治之。

按语：《伤寒论》有"太阳病……外已解，但少腹急结者，乃可攻之，宜桃核承气汤"。本例剖宫产后，少腹硬痛，且有潮热便秘，故仿太阳病邪热传腑之蓄血证而用桃核承气汤加益母草、元胡治之。

谈谈妇女病治疗的一些问题

如何做好妇女病的防治工作，是每一个医务工作者必须加以重视的课题，也是义不容辞的责任。为了互相学习，特根据近年来临床治病中的肤浅体会，谈谈个人对妇女病治疗的一些看法。

一、要自觉地用唯物辩证法指导医疗实践

中医学是劳动人民长期与疾病作斗争的经验总结，它包含着朴素的唯物论和自发的辩证法思想。我们要自觉地用辩证法指导医疗实践，以便能更系统、更全面地认识疾病的本质，作出正确诊断，施以合理治疗。疾病发生原因及临床表现尽管错综复杂，但总离不了正与邪的斗争关系。唯物辩证法认为，外因是变化的条件，内因是变化的基础，外因通过内因而起作用。人所以得病，归根到底是正气不足。"邪之所凑，其气必虚"。正气是本，邪气是标，所以治疗的着眼点，应放在扶助正气方面，以达到祛除病邪的目的。

人体是以五脏为中心的有机统一体。在心的主导下，脏与脏、腑与腑、脏与腑、脏腑与五官九窍及体表组织，保持着紧密的联系。因而人体发生病变时，既有局部的症状，又有全身性反应。例如一个久治不愈的三度宫颈炎患者，既有小腹疼痛、浓浊

秽臭带下的症状，又有脉虚无力、气血两虚的表现，这就要求"我们必须学会全面地看问题，不但要看到事物的正面，也要看到它的反面"，"不但要看到部分，而且要看到全体"，只有正确理解局部与整体的关系，才能全面认识疾病的本质。

同一个疾病，往往存在着矛盾的普遍性和特殊性。例如痛经的致病原因，虽然有气滞血瘀、寒湿凝滞、气血虚弱、肝肾亏损等之不同，但其主要的机理是血气运行不畅，故其临床症状，均有"痛"的表现，这是痛经的普遍性。但由于致病原因有一定的区别，因而除了其普遍性的一面外，又有其特殊性的一面。经将行又痛又胀，按之不减，多属气滞血瘀；经行抽痛，得温则稍减，乃寒湿凝滞之变；经中、经后绵绵而痛，按之则舒，多属气血虚弱或肝肾亏损。

二、脏腑辨证是妇女病治疗的主要依据

审证求因，辨证论治，是认识疾病和立法用药的依据。辨证的方法有八纲辨证、脏腑辨证、气血津液辨证、六经辨证、卫气营血辨证与三焦辨证之分。妇女病的治疗，主要是以脏腑辨证为依据，这不仅是因为脏腑辨证是各种辨证的基础，而且妇女的疾病主要属于内伤病范畴，只要结合脏腑辨证，掌握脏腑生理功能的共性和每个脏腑的特性，便能对病变的部位、性质有较全面的认识。例如，脾虚、肾虚都可导致带下，都可出现带下色白质稀、大便溏薄、脉虚细等一派虚寒的症状。但脾为后天之本，主运化水湿，主肌肉四肢；肾为先天之本，主水，是元阴元阳之根。所以除了上述共同症状外，前者多有胃纳不振、四肢不温、面色㿠白等表现，后者常伴有小便频数、腰酸如折、面色晦暗等症状。当然，我们强调脏腑辨证为主要依据，并不否认气血津液等其他的辨证，但这些辨证方法，必须在脏腑辨证的基础上才能完成，因为气血津液的来源，先天始于肝肾，后天来自脾胃。疾病表现情况如何，标志着正邪搏斗的胜负，是脏腑气血盛衰强弱的表现。

三、充分调动病人的积极性，注意防与治的结合

药物是治疗疾病的重要因素，但不是决定因素，决定因素是人而不是物。各种治疗的措施，只有通过人才能起作用，所以在治疗疾病的过程中，要正确处理好人与物的关系。医务人员要处处关心和体贴病人，并做好病人的思想工作，使病人正确对待并努力战胜疾病。临床上常常碰到一些由于肝气郁结引起月经不调、痛经、崩漏、胎漏等的病例，如果患者能树立乐观主义精神，就能使情志舒畅，正气振奋，气血调和，阴平而阳秘，抗病能力加强，从而收到比较满意的疗效。反之，疗效就相对较差。

治病，始终是一个消极的、被动的措施，我们应该积极地贯彻预防为主的方针，根据疾病发生的规律及可能的传变，做到未病先防、已病防变、防微杜渐，保证妇女的健康。例如痛经的病变，多与寒凝有关，应告诉病人平时及行经时多注意保暖，避免寒湿之气的侵袭。又如胎漏往往容易引起滑胎，当胎漏出现时候，应该及时滋养肝肾或温肾健脾，以达到止漏安胎的目的。

四、妇女病的治疗，要从调理气血着眼

人体以脏腑经络为本，以气血为用。妇女的月经、胎孕、产育、哺乳等，都是脏

腑经络气血化生作用的表现。因为月经的主要成分是血，胎元的生长，主要是依靠母血的滋养，分娩时又耗血伤气，产后哺育婴儿的乳汁为气血所化。故妇女的病变，往往表现在血分的不足，所以《灵枢·五音五味》篇说："妇人之生，有余于气，不足于血，以其数脱血也"。气为血之帅，血为气之母，两者有着极为密切的关系，在治疗妇女病时，要时时考虑到气血的调和，阴阳的相对平衡，要做到"治血不忘气，治气要顾血"，以防其偏弊，从而达到"疏其血气，令其调达而致平和"的目的。

五、正确掌握血药与气药的应用

妇女病的治疗既然要从调理气血着眼，因此对血药与气药的应用，必须要有足够的认识。一般来说，气药有补气、行气、破气、降气之分。对于血药与气药的应用，我认为有几点值得注意：

1. 气药多辛温香燥，容易耗伤阴血；血药多甘腻，容易阻滞生机。所以使用血药与气药时，要掌握好剂量与疗程，做到恰如其分。

2. 气为阳，血为阴，气行则血行，阳生则阴长。在血药中要适当配用气药，甚至采用益气生血法，如当归补血汤。

3. 补血与行血，有相辅相成的作用，应补中有行，行中有补，以达到补而不腻，行而不伤正的目的。

4. 出血者的正治是止血，反治是化瘀，止血与化瘀，两者有极为密切的关系，不止血则有血崩阳脱之虞，不化瘀则新血不得归经，虽止血而不效。所以宜止中有化，化中有止，以止血不留瘀，化瘀不破血为准则。

5. 血赖气以行，得温则通，遇寒则凝。所以前人说："大抵气行血行，气止血止，故治血病行气为先，香附之类是也；热则得通，寒则凝结，故治血病以热药为佐，肉桂之类是也。"对瘀血凝滞的疾病，除了应用行气活血破瘀之品外，必须适当佐以温通之剂，疗效才比较满意，如少腹逐瘀汤，便是常用的温通逐瘀代表方剂。

6. 炭药（包括一切收敛药）的应用不宜过早，以免留瘀遗患。炭类药性能收敛，在出血证中常用，但必须在无腹痛或腹痛极轻、无血块或血块极少的情况下才能应用。如血块多，腹痛剧烈而妄投炭药，不仅疗效不佳，而且遗患无穷！同时应用炭药，还要根据病情的寒热虚实而用，如血热宜用芩、连、栀子之类凉血炭，血寒的宜用干姜、艾叶之类温血炭。

六、适当配合现代医学检查，走中西医结合的道路

走中西医结合的道路，是我国医学发展的方向。中医学由于受到历史条件的限制，仅凭四诊八纲等方法，对有些病的发病部位是难以作出正确判断的。例如，先天性无子宫引起的闭经和输卵管闭塞所致的不孕症，如无现代医学配合检查，就较难知道它的病位所在。因此必须把中医的辨证和西医的辨病很好地结合起来，这样才能全面地了解疾病。当然，我们在强调要配合现代医学检查，全面了解疾病的同时，切不可忽视辨证论治的重要性。因为不问寒热虚实，不考虑病人具体情况，生搬硬套，一病一方，始终不变的治法，往往收不到预期的效果，而且还会给病人带来不应有的痛苦。

总之，疾病是千变万化、错综复杂的。对于妇女病的治疗，我们必须以唯物辩证法为武器，通过四诊的搜集，在结合八纲辨证同时，适当结合辨病，从调理脏腑气血着眼，扶助正气，祛除邪气，这样才能收到预期的疗效。

读书与临床

读书是理论，临床是实践。读书是窥微索隐的门径，是探讨理论的主要方法之一；临床实践是验证医学理论的标准，是提高理论的进程。所以过去把学有根底、经验丰富、学识造诣高深的中医，称之为"儒医"，即指既有深邃理论，又有丰富临床经验而言。

读书的方法，要根据各专业的不同而采取不同的途径。中医书籍之多诚浩如烟海，如何选其要而读，才能收到事半功倍之效？我认为首先要解决是从源到流还是从流到源的问题。所谓从源到流，先从难从深而后浅出，从经典著作开始，如《内经》、《难经》、《伤寒论》、《金匮要略》、《神农本草经》等。对经典著作有了比较全面地了解，然后再读秦汉以后历代诸家之说，则能明辨是非，全面地继承前哲的理论，在临床上当有左右逢源之妙。近来有个别同仁认为经典著作文简意深，甚或认为理论陈旧，已不适应时代的要求，对经典著作的重要性抱着怀疑甚或否定的态度，我却不以为然。经典著作是人类智慧的结晶，是前人长期医疗实践的经验总结，精华是主要的，今天仍有重要的指导意义。例如活血化瘀法治疗冠心病和消除慢性肾炎蛋白尿的疗效，已为当前中西医同仁所注目，其理论早在《内经》和《金匮要略》中已有精要的论述。《素问·至真要大论》说："疏其血气，令其调达，而致和平。"《金匮要略·妇人杂病脉证并治》说："水与血俱结在血室也，大黄甘遂汤主之。"文词虽异，但均是活血化瘀之意。所谓从流到源，即是由浅到深，一般是先读《笔花医镜》、《医学心悟》、《温病条辨》、《温热经纬》、《陈修园医书七十二种》等比较通俗的书，对中医学有了概要的认识，然后再读有关经典著作。应用这种循序渐进的办法，纵然经典著作理奥意博，也能领悟其真诠。

理论虽然是临床的准绳，对临床有指导作用，但只有理论而无临床实践，仍然是空洞无物。所谓"熟读王叔和，不如临证多"，虽是谚语之词，仍有至理在。李时珍之所以能写出《本草纲目》，除了他博览群书，有精湛的医学理论之外，和他勇于实践，历经 30 年跋涉山川，大量实地调查分不开的。所以学习中医，不仅要在书本上多下工夫，还要多临床，不断总结经验，才能对书本知识有全面的理解和提高。如《医林改错》认为少腹逐瘀汤是"安胎种子第一方"。其实此方的组成配伍，全是温行之品，只能对宫寒血滞不孕有效，若是湿热、痰湿、气滞等引起的不孕或气血两虚的胎动不安，不仅罔效，而且有不良的后果。又如五子衍宗丸，《证治准绳·女科》谓其"男服此药，添精补髓，跤利肾气，不问下焦虚实寒热，服之自能平秘"。历来均认为此方乃治男子无嗣之方，其实本方为阴阳并补之平剂，不仅男子精亏不育能用之，妇女肾虚引起的病变亦可加减应用，如室女经漏以本方加减治疗，常常收到满意的效果。可见理论能指导临床，而临床又能验证理论，提高对理论的认识。

书是前人留下的知识宝库，是理论的结晶。书不仅要读，而且要勤读、精读，才能用来指导临床。但书本知识是否正确，是否能适应时代要求，只有通过实践印证，才能去伪存真，进而充实提高理论，所以读书与临床两者的关系是非常密切的。

继承与发扬

近年来针对中医药学的继承与发扬出现了不同的看法，有人强调继承，有人则片面追求发扬。其实继承与发扬的关系是非常密切的，继承是发扬的基础，发扬是为了更好地继承。没有继承，便没有发扬可言；只强调继承而忽视发扬，则会使学术停滞不前，甚或倒退。在继承与发扬的问题上，前哲与时贤已给我们树立了很好的榜样。

东汉时张仲景之所以能写出《伤寒杂病论》这一巨著，创造性地提出外感热病的六经病机和内伤杂病的脏腑病机，比较系统地为中医学奠定了理、法、方、药的理论基础，除了长期的临床实践经验积累之外，也与他善于"勤求古训，博采众方，撰用素问、九卷、八十一难"等继承前人的理论和经验分不开的；金元四大家之一刘河间的"火热论"是在《素问·至真要大论》病机十九条中火热居其九以及其他有关热论篇章的启示下，结合当时疾病流行的特点而形成；张子和的"攻邪论"，是在钻研《内经》、《难经》、《伤寒论》等古医籍的基础上，并私淑刘完素的火热病机，结合他自己的临证经验而确立的；李杲在张元素脏腑病机的启示下，深入阐发《素问》"土者生万物"的理论，创"脾胃论"和"内伤说"，强调"内伤脾胃，百病由生"的论点，为内伤诸病在病因病机、辨证用药等方面作出了卓越的贡献；朱丹溪之"相火论"，强调"阳常有余，阴常不足"，善用滋阴清热药，成为滋阴派的先驱者，除了当时疾病流行的背景外，也与受到刘完素、张从正、李杲等学术思想的影响分不开。由此可见，中医学术的发展离不了吸取前人的经验，更需要结合临床实践。

只强调继承，完全不讲发扬，固然是不对，而只要发扬，不提倡继承，更是不对。在目前中医界青黄不接，后继乏人、乏术没有根本改善的情况下，应该特别强调继承的重要性，只有把前人的精华系统而全面地继承下来，才能更好地发扬。新中国成立以后，有很多老中医之所以能治"乙型脑炎"等急性热病，都是因为善于继承有关温病的学术经验。要是没有"六腑以通为用"以及针灸能疏通气血而止痛的理论，便不会有今天蓬勃开展的"急腹症"的中药治疗和针麻下手术等丰硕成果。源远则流长，根深则叶茂，万里长征始于足下，只有很好地继承，才能谈得上发扬；没有继承，等于无源之水，无根之木，也就无所谓发扬。我们应该以继承为基础，在继承之中来发扬，在发扬的过程中更好地继承，继承与发扬，相互促进，为推进中医学的发展不懈地努力。

古方能治今病

所谓"古方"，有两方面的含义，狭义的"古方"，指《伤寒论》与《金匮要略》所载之方剂，即所谓"经方"；广义的"古方"指新中国成立以前的所有方剂，包括经方和时方。本文所指"古方"，仅指前者而言。

古方能治今病，近年来国内外临床报道较多，疗效亦很好，这是客观存在的事实。可惜近年来都有一些人片面理解张元素"古今异轨，古今新病，不相能也"之说，认为随着社会的进步、环境的变迁、人民生活水平的不同，疾病的发生也与汉代有异，因而汉代的经方便不适用于今天。这种看法表面上看来有一定道理，但是只要深入研究经方的组合及其配伍严谨的原理，并将其与临床实际相结合，便可看出这种认识是站不住脚的。例如，汗法的麻黄汤与桂枝汤，下法的大、小承气辈，和法的小柴胡汤，清法的白虎汤，温法的四逆汤，补法的炙甘草汤，消法的抵当汤，吐法的瓜蒂散，咳喘寒饮用的小青龙汤与茯苓桂枝白术甘草汤，胸痹心痛用的瓜蒌薤白白酒汤，妇人诸疾痛用的当归芍药散等，都是当前医家临床常用的方剂，疗效亦卓著。我在长期的临床实践中，既用时方，也用经方，现将临床应用经方的案例简介如下。

一、经行感冒

感冒的治法，属实证的有辛温解表、辛凉解表之分，属虚证的则有滋阴发汗、扶阳发汗之别。妇女在月经即将来潮或经行一二天时，外感风寒，头晕头痛，乍寒乍热，鼻塞流涕，肢节酸痛，脉象浮缓，舌苔薄白者，证属外感风寒，常用桂枝汤加当归、川芎治之。桂枝汤调和营卫，解肌发汗。妇女以血为主，经者血也，在经行之中外感风邪，故除以辛温之品祛寒外出之外，特加当归以补血活血，以川芎入冲脉血海，通行上下，促进血脉畅通，则可扶助正气，祛邪外出。

病例

农某，女，38岁。

经行周期基本正常，但量少色淡，每在经前一两天或经行之中，头晕头痛，鼻塞流涕，咳嗽有痰，色白质稀，舌苔薄白，舌质淡，脉象虚缓。此属经行体虚，卫阳不足，邪得乘虚而入，治宜调和营卫，燮理阴阳，祛邪外出。

处方：桂枝6g，白芍6g，川芎6g，当归10g，远志5g，炙甘草6g，大枣10g，生姜6g。嘱每次月经前连服3剂，连续服药3个周期，以巩固疗效。

二、肥人眩晕

眩晕一证，有风、火、痰、虚之别。肥人眩晕，多是既有痰又有虚，治之既要温化痰湿，又要扶助正气。如头晕头重，视物如屋之将倒，胸脘痞闷，泛恶欲呕，舌苔白厚而腻，脉象濡滑，形体肥胖者，应本着"病痰饮者，当以温药和之"，用真武汤配苓桂术甘汤治之，以温肾健脾而逐水湿，痰湿之邪一除，其眩晕之症自退。

病例

朱某，女，48岁。

体形肥胖，经常头晕目眩，泛恶欲呕，剧时站立不稳，下肢微肿，大便溏薄，小便清长，舌苔白厚而腻，脉象弦细。此属脾肾阳虚，水饮内停，以温化之法论治。

处方：制附子6g（先煎），桂枝6g，茯苓15g，白术10g，白芍10g，炙甘草6g，生姜10g。每日清水煎服1剂，连服6剂，病情缓解，下肢不肿，眩晕减轻。

三、寒凝经痛

妇女月经即将来潮或经行一二天时，少腹及小腹胀痛剧烈，甚则呕吐清水，四肢寒冷，冷汗淋漓，口唇发青，经水量少，色泽紫暗，夹有血块，块出则痛减，舌苔薄白，舌质有瘀点，脉象沉紧者，此为寒邪伤于下焦，客于胞宫，寒性收引凝滞，以致经血欲行而不能行或行而不畅的病变，常用当归四逆汤加吴茱萸生姜汤治之。本方既能温散寒邪，活血化瘀，又能养血扶正，疏通血脉，气血调和则寒邪除而疼痛止。

病例

江某，女，18岁。

16岁时在经期于江河中游泳，随即每次月经即将来潮时，少腹及小腹胀痛剧烈，按之加重，汗出而肢冷，面色苍白，口唇发青，甚则昏厥，经色紫暗夹块，量少，脉象沉紧，舌苔薄白。证属寒凝血滞，经脉不通畅，以温开通行之法论治。

处方：当归10g，赤芍10g，桂枝6g，吴茱萸6g，北细辛3g（后下），通草6g，艾叶10g，炙甘草6g，大枣10g，生姜10g。每日清水煎服1剂，每月经行前1周连服3～6剂，连续服药半年而收效。

四、带下如水

妇女带下，其病因虽很复杂，但总的来说主要有湿热与寒湿二端，其治则为热则清化，寒则温开。如带下清冷，量多色白，质稀如水，终日淋沥不净，面色晦暗，大便溏薄，小便清长，小腹冷感，舌苔薄白，舌质淡嫩，脉象沉迟者，属脾肾阳虚，寒湿内停，常用附子汤加味温化为治。

病例

黄某，女，48岁。

经行紊乱，前后不定，量多少不一，色淡质稀，平素带下绵绵，量多色白，质稀如清水，每天均用卫生纸垫，精神困疲，腰酸楚楚，大便溏薄，小便频数，脉象细弱，舌苔薄白，舌质淡嫩。此属脾肾阳虚，水津不化的病变，以温肾健脾，祛散寒湿论治，

宗《伤寒论》附子汤加味，

处方：制附子 10g（先煎），党参 15g，炒白术 10g，白茯苓 10g，杭白芍 10g，益智仁 10g，补骨脂 10g，桑螵蛸 10g。每日清水煎服 1 剂。守本方出入，连服 12 剂而收功。

五、妊娠水肿

水肿的证型，一般有阴水与阳水之分。妊娠水肿，多属于阴水证型，与脾肾阳虚、水湿不化、输布失常，或七情抑结、气机不畅、水湿壅滞有关。凡在妊娠期间眼胞及下肢浮肿，精神不振，纳食不香，大便溏薄，小便短少，脉象虚细，舌苔薄白，舌质淡者，常用当归芍药散加味，以调理肝脾、温运水湿论治。

病例

李某，女，30 岁。

妊娠 5 个月余，2 周来胃纳不振，肢体困倦，眼胞及下肢浮肿，以手按压良久始起，大便稀薄，脉象虚缓，舌质淡嫩。证属脾气虚弱、健运失常所致病变，方用当归芍药散加味。

处方：当归身 12g，白芍 15g，茯苓 20g，川芎 5g，白术 10g，泽泻 10g，川木瓜 10g，补骨脂 10g，黄芪 20g。每日清水煎服 1 剂。守本方出入，连服 15 剂而见效。

六、产后腹痛

产后腹痛，有虚与瘀之分。凡产后腹痛绵绵，按之则痛减，头晕目眩，腰酸坠胀，形寒肢冷，恶露量少，舌苔薄白，舌质淡，脉象细弱者，此属气血亏损，筋脉失养之病变。治宜温养气血，常用当归生姜羊肉汤治之。如产后少腹及小腹胀痛，按之不减，恶露量少，色暗而夹块，舌苔薄白，舌质正常或边尖有瘀点，脉象沉紧者，此为产后虚瘀夹杂，瘀血内停之病变，轻者以枳实芍药散加味治之，重则用下瘀血汤治之。

病例

李某，女，28 岁。

产后 15 天，小腹胀痛剧烈，痛过于胀，按则痛剧，恶露量少，色暗夹小块，纳差，大便已 3 天未解，小便正常，脉象沉紧，舌苔薄白，舌质一般。证属离经之血停滞，经脉不利之病变，宜活血化瘀、导滞通行之法为治。

处方：枳实 10g，赤芍 10g，当归 10g，川芎 10g，桃仁 5g，熟大黄 5g（后下）。每日清水煎服 1 剂，连服 3 日，胀痛消失。

总之，经方是久经考验的有效之方，用药精简，配伍严谨，一方能治数病，多种疾病可用一方，只要辨证准确，并结合病情变化随证加减，其疗效可期，所以说古方能治今病。

辨证与辨病

　　辨证论治是中医的精华。疾病发生的原因是多方面的、错综复杂的，仅仅依靠四诊收集资料，运用八纲、六经、脏腑等辨证方法，有时对某些疾病的认识不够全面，甚或无法认识疾病。例如无子宫的闭经、不孕症的病人，往往六脉平和，神色形态如常人，纵然四诊周详，结果仍然无法探知其病变的所在，也不知其病性的症结。所以解决的办法是在辨证为主的基础上，辨证与辨病相结合。

　　谈到辨病，要注意既要辨西医的病，也要辨中医的病，因为中西医具有不同的理论体系，各有所长和所短。西医通过现代的检查方法，对疾病的病因、病位的认识相对来说比较具体，但对疾病的性质及其邪正消长盛衰的认识却是有所欠缺。例如输卵管梗阻而引起的不孕症，虽然经过通水或通气等检查，能证实其病位之所在，然而对其致病的因素是瘀血或是痰湿或是气滞及其病性的寒、热、虚、实，往往是认识不全的。中医则通过四诊资料的收集，着眼于整体观，审证求因，能综合而较全面地认识疾病，不仅能定出病名，也能判断病性。例如脾虚可以引起月经不调、带下量多、孕妇胎漏等不同的病变。这里月经病、带下病、胎漏病是不同的病名，而脾虚却是共同的病性，因而在治疗上便有同病异治、异病同治之说。月经病则本经者血也，多用健脾、益气、生血之法；带下病不忘湿，在健脾的同时还要佐以化湿之品；胎漏病则不仅要健脾，还要补肾安胎，以固封藏之本，这是我们中医辨证与辨病相结合的优越性。但对病因、病位的具体化认识是不够的，例如带下量多，色黄白相兼，质稠秽而阴痒者，虽然可说是下焦湿热之患，但是否有霉菌或滴虫感染，不通过阴道分泌物的涂片检查是无法证实的。

　　总之，以中医辨证为主，适当结合西医的辨病，有利于对疾病本质的认识和提高临床疗效，但要注意的是在结合西医辨病的同时，不要忽视中医的辨病，因为中医的辨病，由于客观条件所限，对病位认识不够具体，但往往在病名中包含了疾病的性质，如果能很好注意这一点，在立法遣方时当能左右逢源，收到满意的疗效。

治本与治标

　　疾病的发生是错综复杂的，在发病上既有新病、旧病之分，在病情上又有轻重缓急之别。因而"急则治其标，缓则治其本"便成为临床治疗的原则。要掌握好这个原则，首先要弄清标与本、缓与急的关系。

　　疾病的发生既有内在本质的一面，又有外在现象的一面；在发病的过程中，有缓慢和危急不同的阶段，所以才有标本缓急之说。但标与本不能截然分开，缓与急也是相对而言。例如阳明腑实证的大便秘结，腹部硬满疼痛而用苦寒下夺之大承气汤峻下泄热通便。这里痞、满、燥、实的便秘、腹痛是病之标，而邪热内传，阳明腑气不通，则是疾病之本，采用大承气汤下之，是既治本又治标的方法。又如妇女的气虚崩漏，阴道大量出血不止，面色苍白，脉象虚迟无力，唇舌淡紫等，当用"急则治其标"之法，便可收效迅速。补气是针对气虚而设，即是"治病必求于本"之意。由此可见，急中有缓，缓中有急，治本中有治标，治标之中也有治本，治本可以达到治标。所以在临床中，不论是急性疾病或慢性的疾病，我主张以治本为主，即使病情危急，亦宜标本并治为佳。盖只顾其标而不顾其本，往往疗效是不佳的。例如新产之妇，由于产程过长，出血过多，阴损及阳，以致肾阳虚衰而引起的小便不通，如果只着眼于标而妄投八正辈通利之品，不但疗效不佳，而且有耗伤肾气的不良后果。若能根据病因阳虚而导致小便不通，采用有扶阳利水之功的肾气丸（汤）治之。方中三补之熟地、山药、山茱萸，三泻之泽泻、茯苓、牡丹皮相反相成；桂、附之益阳温煦，鼓舞肾和膀胱的气化，临床用之则常常收到预期的效果。同样，有些病已危及生命，如果只顾其本而不顾其标，也是对病人不利的。例如多年的肺结核病人，体弱正虚，复感受外邪，新病、旧病交织为患，咳嗽痰红加重。要是只强调益气或滋阴固本，忽视新感外邪的一面，对新病的危害性认识不足，则新邪不去，正气更虚，则往往病情加重而恶化。

　　总之，在临床运用标本缓急的治疗原则时，既要掌握其原则性，又要根据病情的变化，注意其特殊情况下的灵活性，着眼于治本为主，或标本并治，治本之中不忘标，治标之中更要顾本，则疗效是肯定的。

谈 "上病下取"

　　"上病下取"是《内经》治疗原则之一。《素问·五常政大论》云："气反者，病在上，取之下；病在下，取之上。"张景岳对此段经文分析得很确切，他说："气反者，本在此而标在彼也。其病既反，其治亦宜反。故病在上，取之下，谓如阳病者治其阴，上壅者疏其下也；病在下，取之上，谓如阴病者治其阳，下滞者疏其上也"。气，是指病气，即病理变化；气反，即病气相反之意，也就是说疾病表现的症状和疾病的症结所在不一致，如病本在下，而病的表现却在上，或病本在上而症状却表现在下。因而根据"治病必求于本"的原则，可以采取"上病下取"或"下病上取"的治疗，才能达到预期的疗效。

　　要掌握好"上取"和"下取"的治疗方法，首先要弄清上与下如何区分，它的根据何在？我的体会是上下指部位而言，是相对的。它是根据人体脏腑经络的部位和相互关系、经脉的循行路线及表里阴阳关系来划分的。人体是一个既分工又合作的有机统一整体，各组织器官是息息相关的。例如三焦是"决渎之官"，但分而言之，则"上焦如雾"在上，"下焦如渎"在下，从中焦、下焦来说，则中焦是上，下焦是下；心肺相邻，同居上焦，但肺为五脏之华盖，则肺在上而心在下；以肝肾而言，肾主封藏而肝主生发，则肾属下而肝在上；以心肺与肝肾来说，心肺俱居膈上，属于上，肝肾居于下焦，属于下；足三阳经起于头而走足，属于上，足三阴起于脚而走胸腹，属于下。可见上下的部位是相对的，但在相对之中，应以脾脏及脏腑之间的相互关系作为上下划分的重点。因为脾居大腹而主中州，是上下升降的枢纽，上则可输心肺，下能达肝肾，外则可灌四旁，凡脾以上则属上，反之则属下。其次要注意脏腑之间的密切关系。例如肾主水属下，心主火属上；肺属金主肃降而在上，脾属土主运化则在下。这些关系，不仅从部位来说，而且是从脏腑之间的特殊关系来理解的，心与肾，必须保持相互交通，水火既济的关系，才能使阴阳水火相互协调，保证人体的健康；脾为生气之源，肺为主气之枢，脾与肺，是相互滋生的关系，所以只有掌握好上下的划分，才能分清什么是"上病"，以便在治疗上采取"下取"的原则。

　　人体上下部位的划分，既然是从脏腑、经络的部位以及相互关系而来，因而"上病"之所以"下取"，也是以经络的循行、相互连属以及脏腑之间的相互依赖为依据的。

一、根据经脉的根结标本

　　人体的经络是一个"内属脏腑，外络肢节"的系统，在内则连属脏腑，在外则联系筋肉、皮毛等组织。其中十二经脉的"根本"都在四肢，"标"和"结"却在头面和躯干，是"阴阳相随，外内相贯，如环无端"（《灵枢·卫气》），是气血运行转输的道路。气血的流通，阴阳的协调，都和十二经脉、奇经八脉有密切的关系。如经脉功能失常，则经气不利，往往发生病变。经络的病变，既可发生于本经，又可涉及其他有关的经脉。例如手太阴肺经的病变，不仅出现胸胀、胸痛、咳喘、肩背痛等本经的症状，而且有发热、溺黄等他经的症状。这是因为人体经脉的分布，不仅上下之间有"纵向"的联系，而且在前后之间有"横向"的联系。《灵枢·卫气》云："气在胸者，止之膺与背俞；气在腹者，止之背俞与冲脉"。所以《灵枢·邪气脏腑病形》又说："中于面，则下阳明；中于项，则下太阳；中于颊，则下少阳。其中于膺背两胁，亦中其经。"可见通过经脉根、结、标、本的联系，上病可及下，下病也可涉上，外病可传里，内病也可达表。

二、根据脏腑之间的联系

五脏六腑虽然各有不同的特性和功能，但人体是一个有机的整体，脏与脏、腑与腑、脏与腑不仅在生理上有密切的联系，在病变上也相互影响。所以根据脏腑之间的相互联系，可找出病根之所在。例如心与肾有阴阳水火升降的关系，当肾水不足，不能上滋心阴，以致心阳独亢而出现心悸、怔忡、失眠甚则梦泄等心肾不交的症状，便可采取滋阴潜阳、壮水制火之法。又如肺与大肠有表里阴阳的连属关系，若大肠实热，腑气不通，可以引起肺气不利而胸满、咳喘等之变，采用苦寒通便之法便可达到"泻下可清上"的目的。

"上病下取"除了依据经脉的根、结、标、本和脏腑之间的密切联系外，还要根据病情的具体情况而定。因为从病位来说有表里上下之分，在病性则有寒热虚实之别。一般来说，表里寒热虚实诸证，都可用"上病下取"，但外感六淫的病变及内伤亏损而导致"上盛下虚"的病变，用"上病下取"法疗效较为满意。

"上病下取"的临床应用很广泛，既用补法，也用泻法；既有外治，又有内治；既用针灸，又用药物。这是因为人体脏腑与体表苗窍有密切的联系，内脏的生理活动和病理变化，都直接或间接影响到体表各组织器官，所谓"五脏有疾也，应出十二原"。在内脏发生病变要采取针灸治疗时，可依照"五脏有疾，当取十二原"之旨，用补或泻之法。如针灸学家所推崇的四总穴歌："肚腹三里求，腰背委中留，头项寻列缺，面口合谷收"，便是"上病下取"在针灸治疗中的经验概括。在药物的治疗，更是能补能泻，既能内治，也能外治。例如发热、鼻衄、量多色红、脉洪数者，此为肺热炽盛之变，本《血证论》"火升故血升，火降即血降也"之旨，采用张仲景的泻心汤加牛膝、白茅根、荷叶之类治之，便能达到釜底抽薪、泻火止血的目的。又如多年口舌糜烂、腰膝酸软、脉细数者，此为虚火上炎，阴虚阳浮，火不归原所致的上盛下虚之证，常用麦味地黄汤加少量肉桂反佐，引火归原，往往能治愈多年的痼疾。再如高血压患者出现头晕头痛、目眩耳鸣、夜难入寐、指麻指颤等上盛下虚之证，每每投以三甲复脉之类而收到阴复阳潜之效。在外治上，凡外感风寒头痛、鼻塞者，用吴茱萸配生姜、生葱捣烂，加温外敷涌泉穴，则能振奋阳气，疏通经络，从而达到寒邪消散、表证解除的目的。

脾以升为健

脾居中州而主运化，上则输于心肺，下可达于肝肾，外则能灌四旁，与胃同为人身升降的枢纽。只有脾的升清功能正常，才能将水谷精微等营养物质输送至全身脏腑、四肢百骸，保持人体的健康。如脾气不能升清，则水谷不能运化，气血生化无源，人体失去濡养，便要发生病变，如头晕目眩，四肢乏力，大便泄泻，甚则脱肛、内脏下垂等，在妇女还可出现月经量多、闭经、带下绵绵、子宫脱垂等疾患，所以说"脾以升为健"。

对于如何保持"脾以升为健"的方法，李东垣的论述最详，选方用药重在益气升阳，如补中益气汤、黄芪人参汤、清暑益气汤、升阳汤等方剂，只要运用得宜，自然收到显著效果。但从临床所见，脾之所以不能升清，除了脾气虚弱之外，还有痰湿、食滞、阳虚、阴损等的不同，所以除了宗李东垣用参、芪、升、柴益气升阳之品外，还有化湿健脾、导滞醒脾、温阳健脾、滋润扶脾等之分。如胸胁苦满，头晕目眩，心悸怔忡，脉弦缓，舌苔厚白腻等，此属痰湿内困脾阳，常用香砂二陈汤配苓桂术甘汤以化湿祛饮，痰湿除则脾能运转；脘腹胀满，吐泻并作，口气秽酸，脉滑，苔厚者，此属过食伤脾，脾失健运，常用七味白术散或健脾丸加神曲、山楂、麦芽之类治之，滞消则脾醒，自能运转。脾为阴土，最易阳虚，如不思饮食，或食不消化，腹痛绵绵，腰膝酸软，大便溏薄，甚或五更泄泻，舌苔薄白，舌质淡嫩，脉沉迟无力者，此属脾肾阳虚，脾失健运，常用附桂理中丸或四神丸之类以温肾扶阳，暖脾升清以止泻。

一般来说，脾主湿而恶湿，治脾之方多用刚燥之品以升之。但虚损日久，往往阴火内烁，津液亏损，轻则脾阴受伤，以致出现干咳无痰、纳食不香、肌肤干燥、大便干结、筋脉屈伸不利、脉象虚数、舌苔薄白或苔少、舌质淡红等一派脾阴不足之症，治之常用甘平冲和、刚润相得之品，如人参、白芍、山药、石斛、莲肉、浮小麦、荷叶、扁豆花之类，从而达到补脾之阴不碍阳、培中宫而津液不伤的目的。由于这些药也能柔养胃之阴，所以说它们既有滋润扶脾之作用，也有滋胃阴健脾之功效。

总之，"脾以升为健"，除了宗李东垣运用人参、北芪、柴胡、升麻等益气升阳之外，还应该根据病情的具体情况审因论治。有痰湿的当用刚燥以除之；食滞所伤的当用消导之法以醒之；阳虚脾困，当用温煦扶阳；病久体虚，脾阴亏损而导致脾阳不振，宜用甘润柔和之品，补脾阴而扶脾阳。

"神明之心"

心是五脏六腑之大主，脑为奇恒之腑。由于"心藏神，肺藏魄，肝藏魂，脾藏意，肾藏志"（《素问·宣明五气论》），因而认为人的精神意识和思维活动都与五脏的生理功能有密切的关系，历来为中医界同仁所接受。但其中心与脑的问题，无论前哲还是时贤的提法都值得商讨，如《医学入门》指出："有血肉之心，有神明之心"；《中医学术研究》则直接指出"心有大脑皮层的功能"。这种提法，我认为有讨论的必要，其理由如下。

从"心者，君主之官，神明出焉"（《素问·灵兰秘典论》）和"心者，五脏六腑之大主也，精神之所舍也"（《灵枢·邪客》）的原文看来，似乎无可非议，但从另一方面，我们还应该看到"心主身之血脉"（《素问·痿论》），"心藏脉，脉舍神"（《灵枢·本神》），"血者，神气也"（《灵枢·营卫生会》）。这里都指出血、脉与神的关系，只有心主血脉的功能正常，五脏六腑的精气通过三百六十五络不断上注，滋润温养头目，才能发挥"头者，精明之府"（《素问·脉要精微论》）而审万物、辨黑白的功能。可见心主血脉是精神意识、思维活动的物质基础；心藏神则是心血充盈，循环畅通，气血调和的表现，一个是内在的根本，一个是外在的表现，两者既不宜混淆，更不宜把一个心说成两个心。

从临床治疗来看，有很多神昏谵语的患者，其发病的根源并不在脑而是其他脏腑。如外感温热之邪陷入营血，或阳明腑实的浊气上逆，或新产妇大出血等都可以出现神昏谵语，治之当根据其虚实，实者则清心开窍（如安宫牛黄丸之类）或用苦寒下夺（如承气辈）之品，邪热消退，浊气通降，则神志自清；虚者则大补气血为先，如独参汤或十全大补汤之类，心脾并治，五脏互养，待气血生发，自能康复。退一步来说，如果根据"心藏神"等的论述，便可以说有"治节之肺，谋虑之肝，技巧之肾，决断之胆"等的名称，这样一混淆起来，对于辨证论治及选方用药，都是不利的。

由于历史条件所限，我们祖先对于脑的认识还不完善，故不能把现在的观点强加于前人，但可贵的是前人认为人体以五脏为中心，以气血为根本。"人之血气精神者，所以奉生而周于性命者也"（《灵枢·本神》），若人没有大脑，当然也就没有思维意识，便要死亡；同样，若人没有心脏，也不能生存。从《内经》的原文综合分析，五脏贮藏精气的功能，尤其是心血肾精的充盈，是精神意识、思维活动的物质基础，神色形态是精血的外在表现。但不能说有"神明之心，血肉之心"，把"心藏神"变成大脑的一部分，这对于临床辨证用药是不利的。

"心开窍于耳"

　　五脏是人体组织结构的核心，它的生理活动，气血盈亏，阴阳盛衰，以及病理变化的寒、热、虚、实，都能导致五官九窍的特殊反应，所以《内经》非常强调内脏与体表苗窍的密切关系。其中以心来说，不仅开窍于舌，而且"开窍于耳"（《素问·金匮真言论》）。若心血充沛，心神安谧，则耳郭肥厚，色泽均匀，听力明晰；反之，若心血不足，心神不安，则耳形瘦薄，听觉模糊；若心火炽盛，则耳赤、耳痛。根据近现代医家临床研究的资料，耳诊在临床上具有很高的应用价值。脏腑的不同病变，在耳郭的相应点或有色泽、形态等不同的变化，或有触按疼痛。如冠心病患者的耳垂，常出现一条斜线的皱纹；肝硬化的患者，既在相应的穴位触之有压痛点，耳穴局部又出现灰色或褐红色的色素改变，甚或有斑状、条索状或丘疹样软骨隆起；晚期恶性肿瘤、肾功能衰竭等危重病人，在弥留之际，不仅耳郭及耳垂明显萎缩，而且有干瘪、枯黑、卷曲等外形的改变。总之，"耳者，宗脉之所聚"（《灵枢·口问》）。心主一身的血脉，为五脏六腑之主，手足三阳三阴的经脉都汇合于耳中，通过经脉的运行，心血不断上注濡养，故听觉清楚，能辨别五音。

　　在这里要进一步讨论的是，心肾都开窍于耳，两者的关系如何？在临床运用时孰为主孰为次？我个人的体会是，五脏与体表的每一个苗窍都有极为密切的关系，不过各有所侧重。以耳而言，与心肾的关系最为主要，因为心藏神而主全身的血脉，人的思维活动和血液的运行，都是依靠心来完成的；肾是藏精且为水火之脏，为气血之始和阴阳之根，阴阳洽调，肾精充沛，心血盈盛，精血不断上注，濡养耳窍，才能保证听觉灵敏。所以明代张景岳说："耳者心之窍……心在窍为舌，肾在窍为耳。可见舌本属心，耳则兼乎心肾也"（《类经·五脏之应各有收受》）。由此可见，在生理上心肾与耳都有密切关系，但在病理变化的反应上，却有虚实的不同。一般来说，心脏的病变反映到耳朵的，既有实证，也有虚证，而肾脏病变影响到耳部的，多是亏虚之证。如耳痛、耳鸣、耳聋，是耳科常见的疾病。在临床上，凡是耳痛剧烈，耳中流脓量多，高热，呕吐，甚或神昏谵语者，此为火热之毒内攻，邪陷心包的病变；耳鸣暴发，声若雷鸣，听力骤减，多属痰火互结，上扰耳窍；反之，耳鸣发作缓慢，声如蝉鸣，听力渐减，多属心肾两虚，阴血不足，耳窍失养之病变。我曾治过一虚一实的耳鸣患者。张某，35 岁，头痛如劈，高热不退，口渴引饮，耳鸣如雷声，脉数，苔黄，舌红。此属火热内炽，上扰耳窍的病变，以泻心汤如栀子、麦冬、生地黄清心泻火为治，守方出入，连服 6 剂而愈。黄某，62 岁，头晕目眩，夜难入寐，耳鸣如蝉声，脉细数，苔少，舌红。此属肾阴亏损，虚火上炎，波及耳窍之病变，以滋阴降火论治，用杞菊地黄丸（汤）加生龟板、女贞子治之而愈。

总而言之，人是有机的整体，内脏和体表组织息息相关，因而内脏的生理活动或病理变化都或多或少从有关的苗窍表现出来。通过苗窍的诊察，加以综合分析，对辨证论治、选方用药等，都有很大的帮助。

治郁不离肝

郁证的致病原因，有外感六淫之邪、七情内伤之变、饮食所伤、药石乱投、久病生郁或郁久生病等不同，因而在分类上《丹溪心法》有气郁、血郁、痰郁、湿郁、火郁、食郁等之分，在治疗上同样要探本溯源，针对不同的病情而采取相应的方药。但在六郁之中，以气郁为最主要，无论应用什么方药，都要着眼于气机的调节，治郁先治气，调气先治肝，才能达到治疗效果。

肝为风木之脏并贮藏血液，内寄相火，性喜疏泄条达，是一身气机的枢纽。人身脏腑气血的调和、经脉的运行循环、营卫的和谐、表里上下的畅通均与肝气的疏泄条达有关。如七情过极以致肝不能行其条达之性，气失疏泄，则本经自郁而为气郁。气为血之帅，气行则血行，气滞则血行不畅而为血郁；气机郁滞，则脾失健运，肺不治节，肾的蒸化失常，痰、湿、食郁乃生；气郁久则化火，灼伤阴血，则为火郁之变，可见气郁是诸郁的关键。所以《证治汇补》曰："郁病虽多，皆因气不周流，法当顺气为先，开提次之。"确是经验之谈。丹溪以越鞠丸统治六郁之论，为治郁之规范。盖此方的组成主要是理气之品，气机畅通，则诸郁自舒。

治郁必治气，调气不离肝。我常用逍遥散加减论治，盖此方有疏肝扶脾之功，不仅肝郁脾虚用之有效，如用之得当，则诸郁可解，兹举例如下。

1. 痰郁瘰疬

本病初期，于颈项及耳前后一侧或两侧结块肿大如花生米大，一个或数个不等，肤色不变，按之坚实，推之能动，不热不痛。多由于肝失疏泄，脾失健运，痰湿内生而致，常用本方配消瘰丸加合欢花、猫爪草治之，从而达到疏解、化痰、软坚并用之功。

2. 经行胀痛

妇女经行前后不定，量多少不一，色泽暗红而夹紫块，经将行乳房、少腹、小腹胀痛剧烈，经行之后则舒，平时带下量多，色白，质如米泔，此属肝气郁结，脾失健运，湿瘀互结之变。常用本方配金铃子散加香附、素馨花、扁豆花、炒苡仁、吴茱萸、莪术治之。此为治气郁为主的同时，兼治血郁、湿郁之法。

3. 妇女乳癖

乳房一侧或两侧出现大小不一的硬结肿块，呈卵圆形，质地坚实，推之移动，边缘清楚，肤色如常，经将行胀痛剧烈，多由于情志内伤，肝郁痰凝，痰瘀互结而致。

常用本方配二陈汤加夏枯草、海浮石、瓜蒌皮、莪术、炒山甲治之。此即疏肝解郁为主，兼以化痰通络之法。

4. 哭笑无常

夜难入寐，甚或夜间游走，或喃喃自语，或悲伤哭泣，或痴笑不休。此属心阴亏损，魂神不安之变，多由于情志内伤，肝郁化火而病。治宜疏肝解郁、养血安神之法。常用本方配甘麦大枣汤加酸枣仁、合欢花、玉兰花、熟地黄治之。此即疏养合用、心肝同治之法。

5. 宿食郁滞

暴饮暴食之后，脘腹胀满，嗳腐吞酸，肠鸣腹痛，腹痛即泻，泻后痛减，大便酸臭。此属过食损伤脾胃，食不及化，壅滞中焦，脾失健运，肝失疏泄之变。治宜消食导滞，行气和中。常用保和丸加柴胡、甘松、炒谷芽治之。在消食导滞之中，加用疏肝之品，即是治郁不离肝之意。

从以上的举例可以说明治郁的重要性。当然，我们强调治郁不离肝，并不否定其他的治法，如宿食停滞的食郁，以消食导滞的保和丸为主，加用治肝郁之品，其目的在于促进脾的健运。

治水与治血

水病、血病的发生，各有不同的病机，自有不同的治法和方药。但在病变过程中，两者往往相互影响。正如《金匮要略·水气病脉证并治》所指出的"病有血分水分之分"以及其治疗的难与易，但实际上却道出了血病可累水、水病可累血。在治疗上，"去水，其经自下"，可见治水与治血的密切关系。

治水与治血之法，同样要根据病情的寒热虚实而定。在这里，我想谈治瘀利水与滋水生血的一些体会。

一、化瘀能利水

水肿之为病大致有阴水与阳水之分，阴水治宜温化补养，阳水则宜清利通行，此为常治之法。若由于瘀积日久（肝脾肿大）而引起水肿，则必须用化瘀行水之法，如鼓胀一病，历来有气、血、水、虫等之分。凡是湿热壅结于下焦，阻滞经脉，膀胱气化不利，以致气滞血瘀而腹大胀满，胸胁窜痛，腹部青筋暴露，小便短少者，此时治疗单用五苓散之类化气行水，其效不显，必须先用或配用桂枝茯苓丸、大黄䗪虫丸等活血化瘀之药，使其癥块消除，经脉得通，其水始行。又如妇女产后，多属虚瘀之体，小便淋沥或不通，少腹、小腹胀痛，身面浮肿者，此是冲任损伤，肝肾亏虚，瘀血内停，影响膀胱的气化功能。治疗时，在扶正的基础上常配用活血祛瘀、利尿消肿之法，以生化汤加辛而微温之泽兰和辛苦微寒之益母草治之，则既能养血化瘀，又能利水消肿。近年来时有报道，用益母草等活血化瘀之品治疗慢性肾炎尿蛋白有一定的疗效，其理即是根据"血虚则精竭水结"（《血证论·阴阳水火血气论》），瘀消则水通，其胶结自能消散。

二、滋水可生血

血之为病，有寒热虚实之分，治之寒则温通，热则清开，虚则补之，实则攻伐。而补血之法，有从心以生血，如天王补心丹；有从肝以养血，如四物汤；有从脾论治，以养血之源，如圣愈汤、归脾汤；有从五脏互益以补血，如人参养荣汤。上述诸法各有侧重，但均取得了很好的效果。但我认为肾藏精而主水，藏真阴而寓元阳，是气血生化之始，有些疾病必须滋养肝肾，补其根基，才能促进血液的恢复。如长期接触放射性物质而导致四肢困倦，全身乏力，以致血红细胞、白细胞减少，血色素偏低者，常用左归丸（饮）加减治之，能收到理想的效果。又如妇女月经过多或分娩时出血过多，以致出现头晕目眩、面色苍白、肌肤干燥、头发易脱、脉象细弱等一派虚象，常用归芍地黄汤加减治之，从而达到滋阴补肾、益水生血的目的。

以上是就水病血病的偏重，谈了在治疗上有主次之分，但由于水与血均属阴类，其病变时时相关，因而在治疗上往往是水病血病同治。《金匮要略·妇人杂病脉证并治》指出："水与血俱结在血室也，大黄甘遂汤主之"。如妇女经闭不行，小便不利，两胫浮肿者，用大黄、甘遂攻破血水之结，以当归、阿胶、益母草养血化瘀，则小便通利，经水来潮。

虚痰治肾

痰的形成有外感六淫之邪，也有内伤七情之变，在病性则有寒、热、虚、实之分，在病位有在经、在络、在脏、在腑之别，但痰之所生，不论病因是由于外感还是内伤，均是脏腑功能失常，水谷不能化为气血，反而变为痰湿停滞，所以治痰之法，依照标本缓急，虽有清热、燥湿、温化、润燥、消食、理气等的不同，但最终仍着眼于脏腑功能的恢复，从而达到治病之本以除痰。这里着重谈谈虚痰治肾的重要性及其一些临床体会。

虚痰，张景岳作了简要说明："虚实二字，全以元气为言，凡可攻者便是实痰，不可攻者便是虚痰……虚痰者何？谓其元气之虚也。"痰是病之标，元气虚是病之本，而元气之所以不足均与脾肾有关，其中尤以肾为最主要。盖肾为先天，藏真阴而寓元阳，是水火之脏，为元气之根本。肾阳虚弱，命门之火衰微，既不能蒸化水液，又不能煦暖脾土以制水，水津不化而壅滞为痰湿；肾阴亏损，虚火上炎，肺失治节宣降，灼烁肺阴，炼液成痰。故痰的表现虽在脾与肺，但其根源则是肾阳的衰微或肾阴的亏损，所以虚痰的治疗必须从肾功能的恢复着眼。

本着"虚则补之"的原则，虚痰之治，当用扶正祛痰之法，但肾的不足，有阴虚与阳虚之分。阴虚者，宜壮水以制火，如肺结核潮热，盗汗，咳嗽痰多，痰中夹血丝，苔少舌红，脉细数者，常用百合固金汤（熟地黄、生地黄、百合、麦冬、当归、白芍、贝母、玄参、桔梗、甘草）加减治之。本方既能滋肾水以制火，又能润肺以化痰，是治疗肾阴亏损，虚火上炎，灼伤肺阴，炼液成痰常用之方。阴虚者，宗"病痰饮者，当以温药和之"，而用补火以制水之法。如老年咳嗽痰多，气喘时作，神疲倦怠，四肢不温，舌苔薄白而润，舌质淡嫩，脉象虚迟者，常用桂附八味丸配参蛤散治之。本方既能温补命门之火以化水，又有渗湿以化痰之功，标本并治，其效可期。

总之，痰之本在肾，痰者水也，治痰必治水，治水不离肾，尤其是虚痰虽然病情错综复杂，但其根源则在于肾之不足，当辨明其属阴虚或阳虚，采取滋补或温养之法，治其病根，则其痰自消。

从 肾 治 经

经者血也，血者阴也，冲任二脉主之。冲任二脉皆起于胞中，俱通于肾，肾主蛰，有藏精、系胞的作用，故妇女的月经病变，凡属虚证者，多与肾有直接或间接的联系，所以临床上治肾与治经有着极为密切的关系。月经的盛衰盈亏与五脏都有关系，但与肾的关系尤为密切。《素问·上古天真论》说："女子七岁，肾气盛，齿更发长；二七而天癸至，任脉通，太冲脉盛，月事以时下……七七，任脉虚，太冲脉衰少，天癸竭，地道不通，故形坏而无子也。"《女科经纶》也说："况月水全赖肾水施化，肾水既乏，则经水日以干涸。"

肾藏真阴而寓元阳，为水火之脏，是人体十分重要的器官，故称之为"先天之本"，它的主要作用是"藏精"。精既是生命的原始物质，又是生活的最基本物质，只宜固藏，不宜泄露。所以，一般来说，肾无表证，无实证，其病变多属阴虚或阳虚之证。根据"虚则补之"的原则，阴虚宜甘润壮水以滋养，阳虚宜甘温益气以温养。但阴阳有互根之密切关系，无阴则阳无以生，无阳则阴无以化，所以张景岳有"善补阳者，必于阴中求阳；善补阴者，必于阳中求阴"之说。他所制的左归丸、右归丸便是补阴以配阳、补阳以配阴的代表方剂。

从肾的阴阳偏盛或偏衰来说，不是泻其有余，而是补其不足，通过洽调阴阳的偏颇，才能达到培源固本的目的。

月经与肾有着密切的关系，因而对月经的病变，除了综合分析，辨别其寒热虚实及病在何脏何腑而进行施治外，还必须固肾培本，以善其后。下面谈谈治肾法在妇女月经病中的应用。

一、月经不调

此为常见的妇女月经病。凡属经行前后不定，量多少不一，断断续续不净而腰酸膝软者，多属肝肾亏损所引起，治宜滋肾壮水，养阴摄血，可用麦味地黄丸（麦冬、五味子、熟地、泽泻、山茱萸、丹皮、怀山药、茯苓）与二至丸（旱莲草、女贞子）加益母草治之。经行超前，量少而色红，心烦潮热而脉细数者，此为阴水不足而火旺于中之变，可用地骨皮饮（当归、白芍、生地、川芎、地骨皮、丹皮）或两地汤（地骨皮、麦冬、玄参、生地、白芍、阿胶）治之，待其肾水足则火自消，经行自调。如阳虚宫寒，经行错后，量少而色淡，经后绵绵而痛者，治宜温肾暖宫，选用桂附四物汤（肉桂、附子、当归身、川芎、白芍、熟地）加味治之。不仅由肾虚引起的月经病要从肾论治，即使是脾虚肝郁引起的月经不调，治疗仍不离于肾。盖"肾为先天，脾非先天之气不能化"，肝为肾之子，肝郁则肾亦郁。故脾虚则应健脾温肾并用，如助仙丹（茯苓、白术、陈皮、白芍、怀山药、菟丝子、杜仲、甘草）之类。肝郁则应疏肝肾之气，补肝肾之精，可用定经汤（当归、白芍、熟地、菟丝子、怀山药、茯苓、荆芥穗、柴胡）加减治之。月经不调在治疗时应既调其郁结之气，又滋其肝肾之阴，疏中不忘养，肝肾并治，使血足精充，其经自调。

病例1

魏某，女，20岁，学生。1977年8月初诊。

患者16岁月经初潮，一向超前7~10天，量一般，色暗淡，间或夹紫块，经后腰及小腹有胀感，并且绵绵而痛，持续3~5天，平时带下量多，色白或黄，无特殊气味。诊其脉细缓，苔薄白而润，舌质淡。证属脾肾两虚，冲任不足，肝木失荣，拟以温肾、补脾、调肝之法为治。

处方：菟丝子9g，白芍9g，鸡血藤15g，归身9g，覆盆子9g，党参12g，怀山药18g，益母草9g，茯苓9g，荆芥穗2g，甘草5g。

上方每日1剂，水煎服，连续6天，次月月经周期正常，腰及少腹、小腹无胀痛，平时带下亦极少。

病例2

曾某，女，37岁，教师。1977年2月初诊。

患者多年来经行超前，量多，色淡紫。经行少腹、小腹轻微胀痛，口干而饮不多，能寐而多梦，大便干结，小便多而混浊。诊其脉虚细，苔薄白，舌质淡红，皮肤干燥，体质瘦弱。证属水亏而火旺之变，拟以滋阴清热、壮水以制火之法为治。

处方：地骨皮10g，生地12g，玄参15g，白芍10g，益母草10g，葛根15g，旱莲草15g，茜根10g，鸡血藤18g。

上方水煎服，连服3剂，每天1剂，以后守本方出入加减，连服十余剂后，患者经行周期正常，色红不紫，量一般。

二、痛经

引起本病的原因，虽有气滞、血瘀、寒湿、血虚、肝肾亏损等之分，但总而言之，不外乎虚实两方面的原因。对实证病变应根据病情，分别采取疏肝调气、活血化瘀、温经散寒、健脾渗湿等方法治之；对虚证的病变，本《女科经纶》"调经莫如养血，而养血莫如滋水养火"之说，其治疗之法，当着眼于肾，以促进经水之生化，待其经水一足，筋脉得养，肝肾之气得疏，则经痛自除。例如经行量少而色淡，经后少腹、小腹绵绵而痛，腰酸膝软，舌质淡，脉细弱者，此为肝肾不足，经后血海空虚，不能濡养筋脉之故，治之常用《傅青主女科》之调肝汤（当归、白芍、怀山药、山茱萸、阿胶、巴戟天、甘草），益精柔肝并用，酌加川断、川杜仲、小茴香之类，则本方既能补肝肾之阴，又能疏肝肾之气，治本不忘标，药能对证，其病自愈。

病例

彭某，女，19 岁，学生。1977 年 8 月初诊。

患者 14 岁月经初潮，一向错后 4 ~ 6 天，经量一般，色紫暗有块，经行时少腹、小腹胀痛剧烈，不能工作和学习，伴有头晕、唇青肢冷、不能食，甚则呕吐，直至经行第三天之后，上述症状始得缓解。现经行第四天，经量已少，但小腹仍胀痛，得温则舒，口淡不食，大便 2 天一次，小便正常。平时带下量多，色白质稀，面色萎黄。诊其脉虚细，苔薄白，舌质淡。证属脾肾阳虚，寒凝血滞之痛经，拟以温经散寒、养血调经之法为治。

处方：制附子 9g（先煎），当归 9g，川芎 5g，白芍 9g，熟地 12g，艾叶 5g，党参 12g，益母草 9g，小茴香 2g，吴茱萸 2g，炙甘草 6g。

上方连续煎服 3 剂，每天 1 剂，以后根据本方加减，共服 12 剂，次月经行疼痛消失。

三、崩漏

崩漏是月经病中常见而比较重的一种。引起本病的原因，虽有瘀、虚、寒、热之别，但肾为封藏之本，是胞宫之所系，肾气之盛衰，直接影响月经的多少，甚则崩漏不绝或闭止不通。尤其是生育过多之妇女，或青春初动之少女，其所以崩漏者，前者多为冲任损伤，肾气不固之变，既虚且瘀，治宜滋阴养血，佐以化瘀之法，常用两地汤加益母草、田七花、泽兰之类治之；后者多属发育未全，肾气未充所致，常用五子衍宗丸（菟丝子、车前子、覆盆子、五味子、枸杞子）加益母草、旱莲草、怀山药之类治之，以调养其冲任而治调阴阳，待肾充本固，则崩漏自愈。

对于崩漏疗效的巩固，历来有治脾与治肾之说。脾主运化而统血，为气血生化之源；肾主蛰而为封藏之本。治脾与治肾都有理论可为依据，在临床上亦确有疗效。但脾与肾有先后天的关系，脾的运化，有赖于肾阳的温煦，肾藏五脏六腑之精，有赖于脾的健运，正如《傅青主女科·妊娠》所说："然脾为后天，肾为先天，脾非先天之气不能化，肾非后天之气不能生……补先后二天之脾与肾，正所以固胞胎之气与血，脾肾可不均补乎！"故对崩漏的固本治疗，如能以肾为主，脾肾并治，则较单独治脾或治肾的疗效为佳。

病例

黄某，女，49 岁，平果县城关公社人。1977 年 12 月 8 日初诊。

1977 年 9 月因阴道反复出血而到当地某医院住院，经治疗十多天，阴道出血停止而出院。但 20 天之后阴道再次出血，第 1～4 天量多，色紫红有血块，以后逐渐减少，经中西药治疗，效果不满意。现阴道仍淋沥出血，色淡红，量不多，每日换纸 3～4 次，无腹痛，无血块，寐、食一般，二便正常。诊见其脉虚细，舌苔薄白，舌质淡嫩，面色萎黄少华，精神不振。

以上脉症，乃属老年经漏，气虚血滞之变。由于多次反复出血，已转为气血两虚之证。拟先后天并补，以温肾补脾、益气摄血之法治之。

处方：生党参 18g，白术 9g，怀山药 18g，北黄芪 12g，茜草根 9g，覆盆子 9g，丝饼 9g，坤草 9g，升麻 5g，荆芥炭 2g，甘草 5g。每日 1 剂，共服 2 剂，水煎服。

12 月 10 日二诊：服上方后，患者精神较好，阴道出血已少，每天换纸 2 次，脉舌如上。守上方去荆芥炭，加鹿角霜 9g，以加强温肾固涩之功，连续水煎服 3 剂。

12 月 15 日三诊：服上方第一剂后，患者阴道出血完全停止，精神良好，寐食俱佳，二便正常。诊其脉细缓，苔薄白，舌质淡红。仍以补肾养阴，佐以固涩以善其后。

处方：菟丝子 9g，枸杞子 12g，党参 12g，覆盆子 9g，鸡血藤 15g，怀山药 15g，旱莲草 15g，地骨皮 9g，白及 9g，白果 9g。每天 1 剂，连服 6 剂。

观察月余，病不再发。

四、闭经

闭经之形成，有虚实之分，实者多因气滞血瘀或寒湿凝滞，胞脉受阻，经血不能通行所致；虚者多由脾肾气虚，气血生化不足，以致经源亏少，血海空虚，故经闭不行。根据"虚则补之"、"实则泻之"的原则，治疗时当然要针对病情的虚实而立法用药。但经源于肾，虚与实均和肾及冲、任、督三脉有关，故其治疗之补与泻，仍本乎肾，如寒湿凝滞而引起经闭不行，本是实闭之证，其治法仍宜温肾扶阳，佐以通行之剂，盖肾为水脏，是元阳之所出，肾阳温煦，其气蒸腾，则寒湿自化，常用《伤寒论》之附子汤加益母草、巴戟天、益智仁、牛膝之类，取其扶阳、祛寒、化湿之功，从而达到温通行经之目的。如属脾肾两虚，精血不足而经闭不行者，当宗张景岳之左归丸或右归丸之类加减治之，以收滋水养血或温经暖宫之功，从而促进月经的来潮。

病例

黄某，女，32 岁，售货员。1973 年 9 月 5 日初诊。

自 28 岁分娩第一胎之后，迄今 4 年未孕。经行错后 10～20 天 2 年，量少，色暗淡，少腹、小腹有冷感，平时带下量多，色白质稀，无特殊气味。最近半年来，经闭不行，除带下量多之外，余无不适。诊见其苔薄白，舌淡嫩，脉虚细，体胖。此属肾阳不足，寒湿停滞之经闭，宜用温阳化湿之法治之。

处方：制附子 9g，益智仁 9g，茯苓 12g，乌药 9g，炒怀山药 15g，白术 9g，鸡血藤 15g，益母草 9g，白芍 9g，潞党参 12g，广陈皮 5g。水煎服，每天 1 剂，连服 6 剂。

9 月 20 日二诊：服上方后，小腹不冷，带下较少，脉舌变化不大，仍守上方，再服 6 剂，每日 1 剂。

10 月 2 日三诊：仍无经水来潮，但小腹已温暖，白带已正常，仍守上方，并加牛膝 9g，枳实 6g，川朴 5g，益母草加至 30g，以加强其引降通行之力。服药 3 剂之后，经水来潮，量一般，色紫暗夹块。

五、倒经

倒经又称经行吐衄。它的形成虽有肝郁化火、气逆血热、脾虚气弱、血失统摄、肺肾阴虚、心火独亢等几方面的原因，但从临床所见，属肝肾阴虚，火旺而冲逆于上之变者居多。《素问·至真要大论》说："诸逆冲上，皆属于火。"火有虚火与实火之别。实火多为六淫之邪所化，虚火则为肾水不足所致，故倒经之治，常用滋阴降火，佐以潜行之剂，如知柏八味丸（汤）加牛膝、益母草之类，待水足火消，其经自下。

病例

莫某，女，25 岁，工人。1976 年 4 月初诊。

月经周期正常，色量一般，但最近 2 个月来，经将行前一两天，鼻孔出血，量少色红。平时头微晕，入寐欠佳，寐则多梦，腰酸胀而膝软，胃纳不振，二便正常，体瘦。诊见其脉弦细而略数，舌苔薄白，舌边尖红。证属肾水不足，虚火内动，以致经逆于上，拟以滋阴降火之法为治，方取麦味地黄汤加减。

处方：生地黄 12g，泽泻 9g，丹皮 9g，白茅根 15g，茯苓 12g，怀山药 15g，五味子 6g，麦冬 12g，玄参 15g，甘草 5g。每日 1 剂，连服 6 剂。

次月月经来潮，经前已无上逆之变。守本方出入，再服 6 剂，观察 1 年，病不再发。

综上所述，月经病的治疗，固然要根据病情的寒热虚实而采取不同的治法，但由于经源于肾，月经与肾有极为密切的关系，因此，治肾在月经病的治疗中占有非常重要的位置。只要在辨证施治的基础上，很好地着眼于肾功能的调整，培其根基，则病可愈。

从肾治带

根据多年的实践体会，笔者认为健脾、升阳、除湿确实是治带的大法之一。但从探本求源，治病必求其本方面来说，治肾与治带的关系尤为密切。这点可以从下列三方面来理解：

1. 胞宫系于肾，冲任二脉源于肾，肾气的盛衰，直接影响到冲脉的盈亏、任脉的通涩及胞宫的功能。肾气充沛，才能保证太冲脉盛，任脉通畅，胞宫功能旺盛，月经正常来潮。如果肾气不足，就会导致太冲脉虚，任脉衰少，胞宫功能失常，从而发生带下及其他病变。所以《素问·骨空论》有"任脉为病，……女子带下瘕聚"之说。

2. 带下病的原因虽有多端，如肝郁化火、脾失健运、肾气虚弱、湿毒内侵等，但其转归都是由于肾不能蒸化津液，开阖失司，冲任不固，带脉不约，水湿下流，壅滞胞宫所致。这是因为人体水液的潴留、分布、排泄等虽与脾、肺、胃等各个脏器都有关，但与肾的关系尤为密切。肾为水火之脏，开窍于二阴，与膀胱水府相为表里，是三焦主持水道的动力来源，有司开阖的功能。肾气充足，才能保证水液的吸收、敷布、排泄正常运行。故古人有"水之本在肾"的说法。

3. 肾主水，脾主湿，水与湿关系甚为密切，治湿必治水，治水即可达到治湿。脾必须升清而健运，才能不断地运化水湿，而其主升清健运，有赖于肾阳的温煦。故水湿过盛引起的带下病变，必须温肾健脾之剂并用，才能收到预期效果。因为带下病的发生与肾有着密切的关系，所以治带与治肾也有密切的关系。对于带下病的辨证论治，必须立足于肾功能的调节，着眼于水与湿的运化。

根据带下病的不同临床表现，下面着重从治肾的角度谈谈本病的治疗。

1. 症见带下色白或淡黄，量多无臭，质稀如水或如米泔，伴见面色苍白或萎黄，四肢不温，甚或下肢浮肿，胃纳不香，大便溏薄，舌质淡嫩，苔薄白润，脉细缓者，为脾失健运，湿蕴下焦，注入胞宫，带、任二脉功能失常的病变。治宜温肾健脾，升阳除湿，方选完带汤，如酌加巴戟天、破故纸、鹿角霜、川椒之类，以温肾扶阳，则化湿止带之力尤捷。

2. 症见带下色白量多，冷稀如水，终日淋沥不绝，伴有腰酸如折，少腹、小腹冷痛，小便频数清长，舌质淡，脉细迟者，为肾气虚弱，下元寒冷，既不能温煦蒸腾津液以敷布，又不能闭藏以固本，以致形成水精不化，湿浊流注胞宫的病变。治宜温肾扶阳，温化水湿，方选《伤寒论》附子汤加巴戟天、益智仁、北芪、肉苁蓉、鹿角霜、川椒等温肾暖宫，固摄冲任。

3. 症见带下色赤，或赤白相兼，或黄绿，质稠而秽浊，淋沥不断，伴有胸胁胀满，心烦易怒，口苦咽干，苔黄舌红，脉弦数者，为肝郁化火，导致脾失健运，肾失闭藏，湿热下注胞宫，冲任不固，带脉失约的病变。治宜清热利湿，芳香化浊，一般常用龙胆泻肝汤。方中之木通、泽泻、车前子气味甘苦寒，可泻肾经之火，泄膀胱之热；肝为肾之子，肝脉络阴器，根据《难经》关于"实则泻其子"的论述，龙胆草、黄芩、栀子、柴胡清肝泻火，名为泻肝，实则泻肾；湿热混浊，性极黏腻，除以栀子、龙胆草、黄芩"以苦燥之"外，本着"肝欲散，急食辛以散之"的原则，可酌加菖蒲、佩兰、藿香之为佐药，取其芳香化浊的性能，从而促进水湿的蒸化，以达到治带的目的。

4. 症见带下色黄白如脓，或浑浊如米泔，或如豆腐渣，或夹有血液，臭恶腥秽，阴部灼热，瘙痒如虫咬，小便赤涩，口苦唇干，舌红苔黄，脉弦数或滑数者，多属经行产后，胞脉空虚之时，或受药物、器械损伤，或阴道用具不洁，外界湿浊秽恶之毒乘虚内侵，瘀滞阴户胞宫，瘀久化热生虫，损伤冲任之变。治宜清热解毒，通泄利水，多用止带方（《世补斋不谢方》）加银花藤、鱼腥草、地肤子、土茯苓之类。

总之，带下之变，虽有寒热虚实之不同，其治法尽管有扶正培元、疏肝泻火、清热解毒、活血化瘀等之分，但由于其病变均波及胞宫和冲、任、带三脉，均以湿邪流注下焦为患，故温化则以温肾健脾为宗，清利则以泄肾泻肝为法。

治肾与妊娠病

妇女从怀孕到分娩前的一段时期，称为胎前。在这段时间之内，由于生理上的特殊变化往往容易产生一些与妊娠有关的疾病，称为胎前病。常见的胎前病有恶阻、肿胀、腹痛、胎动不安、子痫、胎漏下血、转胎、滑胎、堕胎等。这些疾病的发生，在病因上虽然也有内伤、外感等不同，但总的来说，多由于受孕以后，生理上发生了特殊的变化，导致脏腑气血阴阳的偏盛偏衰而致病。故治疗多从调理脏腑气血阴阳，矫其偏盛偏衰入手，其中以补肾扶脾为主。因为肾藏精而系胞，是先天之根，脾主运化，与胃相表里，是气血的来源，为后天之本。胚胎依赖母血以滋养，血既来源于脾又为肾精所化，肾藏脾运，精血充足，则胎孕无病，补肾实为固胎之本，扶脾为养胎之源。正如《血证论·胎气》所说："精者，与血混合之名也，既成胎后，肾中之阳气，则化水以养胎；胃中之水谷，取汁化血，从冲任两脉下注胞中以养胎；胎中水足，则血不燥，胎中血足，制气不亢，水血调和，则胎孕无病。"

一、妊娠腹痛

本病的发生，是由于气血运行不畅所致，其引起的原因，一般有血虚、气滞、虚寒等的不同，它治疗的原则总以顺气安胎为主。但如症见少腹、小腹冷痛，腹胀大，四肢不温，苔薄白而滑，舌质淡嫩，脉细弦等之变，此为阳气虚弱，阴寒内盛，阳不温煦，血不濡养之证，治之当用温经散寒、扶阳抑阴之法，常用艾附暖宫丸（《沈氏尊生书》）加减。方中之四物能养血安胎，黄芪甘温以益气扶阳，官桂辛甘热，有温肾暖宫之功，艾叶、吴茱萸温中散寒，香附理血之气滞，常加杜仲、桑寄生以助川断固肾安胎。

二、胎漏下血

引起本病的原因虽有虚实寒热的不同，但总的来说，均属冲任不固，不能摄血安胎所致，临床所见以肾虚者为多。盖肾藏精，主蛰，为封藏之本，如禀赋本虚，先天不足，或孕后房事纵欲，伤耗肾气，以致冲任不固而漏下绵绵，症见妊娠期中，腰酸膝软，小腹下坠，阴道流血，色淡质稀，头晕耳鸣，小便频数，舌苔薄白，舌质淡嫩，脉沉细弱等。此属肾气虚弱，冲任不固，胎失所系之变，治之当用固肾安胎之法为主，可用寿胎丸（《医学衷中参西录》）加桑螵蛸、杜仲之类治之，从而达到补肾壮腰的目的。

119

三、妊娠水肿

妊娠七八个月之后，只是脚踝轻度浮肿，且无其他症状出现者，此为生理现象，可不必治疗，待其产后自消。若面部、四肢浮肿，且有其他症状者，此属子肿之病变，当根据其虚实进行治疗。以临床所见，虽有虚实之分，但以脾肾阳虚为主，故温肾扶阳、健脾渗湿之法最为常用。如妊娠数月，面部及下肢浮肿，伴有心悸气短，四肢不温，腰酸软乏力，舌质淡嫩，舌苔薄白，脉沉迟等，证属阳虚不化水，水湿停聚，泛溢于头面、四肢而为肿胀之变，治之可用温暖肾阳、化气行水之法，常用《伤寒论》真武汤出入，方中附子一味，辛温有毒，走而不守，有碍胎气，宜审慎而用。

四、妊娠失音

声音出于肺而根于肾，为舌本所发，如孕妇素体阴虚，受孕之后，肾阴滋养胎儿，则肾阴益亏，不能上荣于舌本而致失音之变。如妊娠八九个月，声音嘶哑，甚或不能出声，伴有头晕耳鸣，潮热颧红，大便干燥，小便短黄，苔少舌红，脉细数等，治之可用六味地黄丸加麦冬、沙参、沙蒺藜、西青果之类，以滋肾养阴，生津润肺，待肾肺津液充足，则能荣养舌本，咽喉清爽，肺之门户大开，其声可复。

总之，妊娠的病变多种多样，其治疗方法，亦当根据不同的病情而采取不同的原则，但肾主蛰而为封藏之本，妊娠病变的过程，均直接或间接与肾有关，故固肾安胎实为治妊娠病的重要原则，正如《医学衷中参西录》所说："且男女生育，皆赖肾脏作强……肾旺自能荫胎也。"《血证论》又说："人身之生，总是以气统血，气乃肾中水化之阳……故胎之未生，气载之，胎之将产，气运之。知此，则知护胎者，必调气；催生者，必行气。"可见治肾在妊娠病中至为重要。

治肾与产后病

产后疾病，其发病的原因多端，但总的来说，是失血伤津，又虚又瘀，虚实夹杂的病变，因而其治疗的原则既要补养气血扶正以固本，又要活血通络化瘀以治其标。补虚与化瘀与肾又有极为密切的关系，因为肾为水脏而主津液，津血耗伤，实是肾阴亏损；胞宫与肾同居下焦，"胞脉者系于肾"，瘀血停积胞宫，不仅小腹刺痛，恶露淋沥不绝，而且又有腰脊胀痛，膝软乏力之变，盖肾主骨而腰为肾之府也，故产后病的论治，治肾仍是重要法则之一。

一、产后腹痛

本病的发生，既有血虚不畅，筋脉失养的一面，又有血瘀停滞，阻碍经脉，形成

"不通则痛"的病变。例如产后小腹冷痛，恶露甚少或不行，色暗红，面色青白，舌淡，苔薄白，脉沉弦而涩，证属阳虚寒凝、瘀血停滞之变，以温肾扶阳、活血化瘀之法治之，可用生化汤加肉桂、附子、艾叶之类。生化汤能补血化瘀，肉桂、附子、艾叶温肾扶阳，瘀消阳复，其痛自止。

二、产后大便难

产后失血伤津，津液不足，不能濡润肠道，以致大肠的传导功能失常而导致大便难。例如产后大便数日未解，或解时艰涩而下，但脘腹胀痛，面色萎黄，皮肤干燥，饮食如常，苔薄舌淡，脉虚弦或涩等，证属血少津枯、肠道失润之变，宜四物汤加肉苁蓉、枸杞子、女贞子之类治之。盖四物能养血润燥，肉苁蓉和二子能滋养肾阴，待阴血恢复，则大便通畅。

三、产后小便失禁

本病多由元气本虚，产后复伤气血，以致肾气不固，不能制约膀胱，因而小便失常，证属阳虚不固，闭藏无能所致。治之当用温肾固涩之法，以肾气丸温肾扶阳，加桑螵蛸、覆盆子、补骨脂、益智仁之类补命门之火，既能温肾，又能固涩。

四、产后小便不通

肾主水而司开阖，如禀赋虚弱，复因分娩时损伤肾气，以致肾阳不足，不能化气行水，因而形成小便不通之变，治之当用温肾扶阳、化气行水之法，以肾气丸加味治之。

论 胞 宫

胞宫，又有女子胞、胞脏、子宫、子脏、子处等之称，各种名称都有所侧重，均有一定的意义。但我认为还是叫"女子胞"为好。理由有二：一是女子胞为"奇恒之腑"之一，"脑、髓、骨、脉、胆、女子胞，此六者，地气之所生也，皆藏于阴而象于地，故藏而不泻，名曰奇恒之腑"（《素问·五脏别论》）。二是女子胞为妇女生理结构特有的脏器，若以女子胞名之，既点出它的特性属阴，是藏而不泻，又显出它是妇女独特的生理器官，因而女子胞不仅是子宫，而且包括一部分与生殖有关的组织，其生理活动和病理变化如何，都直接影响到妇女的经、带、始、产是否正常。

胞宫的作用，概括起来有三：一是月经的运行，按时来潮；二是孕育胎元，妊养分娩；三是施泄生理带下，润泽阴部。这些作用之所以能实现，与脏腑、经络、气血有极为密切的关系，特别是肾气的盛衰，天癸的至否，冲任脉的通盛，更是息息相关，所谓"胞络者，系于肾"（《素问·奇病论》）。肾为先天之本，是元阴元阳之所出，储藏先后天的精气，只有肾气充盛，才能使天癸充盈，任脉通畅，太冲脉盛，月事按时而下，胎产有期。肾气在妇科的作用，固然极为重要，但也不能忽视其他脏腑的作用，这因为每一个脏腑与胞宫都有直接或间接的联系，如"胞脉者属心而络于胞中"（《素问·评热论》），肝、脾、肺三脏通过冲任起于胞中的联系作用，与胞宫有间接的联系。只有肝藏血而疏泄，脾气健运而统血，肺主气而朝百脉的功能正常，同时，心能主神明和血脉，心气下降，心血下行，保证血海满溢，才能实现经、带、胎、产的正常活动。这说明胞宫直接或间接受到五脏气血盈亏的影响。但这是问题的一方面，另一方面，我们应该看到，胞宫既然是妇女独特的脏器，自然有它特殊的生理功能，胞宫虽是"奇恒之腑"之一，但形态中空而壁厚，能藏阴精而不受糟粕，有藏与泄的作用。在不行经期间及孕育胎元的整个时期，可以说是"藏精气而不泄"，主要是"藏"的功能；反之，当月经来潮及临盆分娩期间，是以"泻"的作用为主要表现。可见胞宫的"藏"，不同于五脏；胞宫的"泄"，也不同于六腑。正由于胞宫具有该藏的藏、该泄的泄的特殊功能，才能保持精气充实，气血调和，从而达到以通为畅为顺、以行为常的生理状态，完成其产生月经、孕育胎元、施泄生理带下的独特功能。要是没有胞宫的独特功能，冲脉为血海而司月经的运行，便不可能实现；任脉主胞胎的妊养，也无法完成；纵然肾气旺盛，肝的藏血、疏泄，脾的健运、统血，心主神明和血脉，肺主气而朝百脉的功能正常，气血调和旺盛，仍然不能实现行经、带下、孕育、产乳等一系列妇女特有的生理功能。这些情况，在临床中时有所见，如古称螺、纹、鼓、角、脉的"五不女"的先天性生理缺陷，或现代医学称的无卵巢、无子宫的原发性无月经及子宫摘除后的妇女，虽然六脉平和，体质强壮，仍无经、带、胎、产的可能。

由于过去在生理上一贯强调"经源于肾"，强调月经来源于五脏气血的化生，因而在病理上，也偏重从五脏不和、气血失调、冲任亏损等着眼。其实从妇科临床来看，妇女的病变，应该是两方面：一是由于脏腑功能的不和与冲任的亏损，特别是肝、脾、肾三脏和冲任二脉功能的失常，最易导致妇女的病变，但这是间接的影响；一是胞宫本身的病变，这是直接的病变。由于胞宫居下焦阴湿之地，其生理结构又相当复杂，下口接连阴道而通于阴门，而阴门开口于外，除房事纵欲，可以损伤胞脉，影响子宫之外，凡外界六淫之邪和污秽邪毒，均可侵袭而客于胞宫，与血相互搏结，以致胞宫的"藏"、"泄"功能失常，因而使经、带、胎、产发生各种病变。本来，胞宫自身直接感受邪毒而发生的病变，前哲早有论述，例如月经不调，《诸病源候论》认为可因"风冷之气客于胞内"；对经闭不行，《金匮要略》早有"脏坚癖不止，中有干血"之论述；对于病理带下，《诸病源候论》认为是"经行产后，风邪入胞门"，以致胞络之间的秽液与血相兼而形成。对妊娠腹痛，《金匮要略》创"子脏开"之说；胎痿不长和产后胞衣不出，《诸病源候论》以"胞藏冷"与"胞冷血涩"立论。从以上的举例可见，我们的祖先很早就很重视胞宫自身直接感受邪毒引起的病变，我们应该在继承的基础上，加以整理提高。当然，强调胞宫自身发病的病因病机，并不否认脏腑、经络、气血对妇女特有生理、病理的影响。脏腑经络发生了病变，可以导致胞宫藏泄功能的失常；同样，胞宫发生了病变，也可以引起脏腑经络功能的不和。临床所见，五脏不和而导致妇科的病变，属虚属寒或虚实夹杂的为多；胞宫感受外界邪毒，自身直接发生的病变，往往多属实属瘀。胞宫病变的发生，既然有直接和间接两方面，因而对于妇女的生理特点，从广义来说，是经源于肾，是五脏之精气所化；从狭义来说，应该是经生于胞宫，行于胞宫；从人体而言，五脏是构成人体的核心，是生命的主宰；从妇科特有的生理来说，则当以胞宫为中心了，没有胞宫的存在，便没有月经、带下、孕育、分娩等生理现象。

经、带、胎、产的发病，既然有直接和间接两方面因素，因而在治疗上，便有所不同。间接因素方面，其治疗当以调理脏腑气血为主，如肝失疏泄，不能贮藏调节血量，当以疏肝解郁、养血柔肝为法；脾虚不健，运化统摄无能，宗乎健脾升清、益气固摄；肾虚不固，当别阴阳，阴虚者滋，阳虚者温，协调其阴阳，以固其主蛰、为封藏之本；心血亏损，神不安宁，当以益气养血、补心宁神为法；肺失宣发，治节失司，不外乎补气或清润。总以达到五脏功能正常，气血调和为贯。若是六脉平和，神色形态无异常，脏腑气血本无病变，而由外界邪毒秽浊之气直接损伤胞宫而为病者，当辨别其寒热虚实，瘀之久暂，毒之轻重，邪之深浅，然后论治立法。如癥瘕积聚属寒凝者，当温经散寒，暖宫化瘀；属热结者，又当以清化行血为佳；新伤瘀血，多以行血活血为法；瘀积日久，正虚邪实者，当以温脏暖宫为主，佐以活血；湿浊停滞，带下黄白相兼，质稠秽臭，阴痒难忍者，当以清热燥湿，解毒杀虫为法。由于胞宫自身感受邪毒而发生的病变，偏重在局部，除了内服药之外，还要结合外治之法，如熏、蒸、洗、敷等，则疗效尤佳。人体是有机联系的整体，在对胞宫局部治疗的同时，应注意不能忽视各个脏腑对胞宫的作用。如有些病例由于寒湿侵袭胞宫而引起的经痛或经闭，往往通过"温肾暖宫"而收到预期的效果。目前最大的困难，除了部分外用药，能直接用于胞宫病变之外，在内服药方面，究竟哪一些对胞宫病变的直接作用最大，它的药理如何，则有待今后进一步地探讨。

总之，胞宫是"奇恒之腑"之一，能藏能泻，以行为常，以通畅为顺，经源于肾而生于胞宫。

论 奇 经

奇经，就是督脉、冲脉、任脉、带脉、阳维、阴维、阳跷、阴跷八脉的简称。由于这八脉的循行、分布、配属与十二经脉有所不同，在生理上有其独特的作用，在病理的变化上亦有其特殊的表现，所以称之为"奇经"，也就是说与十二正经有所区别。现在就有关奇经的重要性、奇经与妇科的关系、奇经的用药等问题，谈谈个人的肤浅体会。

一、奇经的重要性

奇经八脉是经络的重要组成部分，它在人体的重要性，可以从三方面来理解：

1. 辅助正经，调节气血

奇经八脉的循行，交叉贯穿于十二经脉之间，与十二经有直接的联系。督脉之大椎穴，为手、足三阳经脉汇合之处，而手、足三阴经脉，则皆会于任脉之膻中穴，故称督脉"督一身之阳"，"为阳脉之海"，任脉"主一身之阴"，为"阴脉之海"。任、督二脉分别贯穿于人身的腹背中线，上头入脑，统辖着阴阳十二经脉。冲脉下行至足，上行至头，为总领气血的要冲，故有"冲脉为血海"，"冲脉为十二经之海"之谓。其他五脉亦交贯于十二经脉之间，当十二经脉气血满溢之时，则可流注于奇经八脉，储蓄备用；不足之时，则由奇经灌注以补充。《难经》喻十二经脉如"沟渠"，奇经八脉为"深湖"，确是切当。可见奇经八脉能辅助十二经脉，调节一身的气血。

2. 维系阴阳，保持平衡

奇经八脉通过十二经与脏腑有间接的联系，所以奇经八脉对人体阴阳的协调，气血的平和，起着重要的作用。例如带脉环腰一周，有如束带，能约束前后左右诸脉；阳维则维系诸阳，主一身之表，阴维则维系诸阴，主一身之里，阴阳自相维持，则全身之经脉调和；阴跷和阳跷，是有轻健矫捷之意，阳跷主人身左右之阳，阴跷主心身左右之阴。只有奇经八脉的功能正常，才能维系一身之阴阳，促进气血流通，保持平衡矫健。要是两跷、两维失调，就会产生运动失常的病态，人的站行，便会摇摆不稳。

3. 胞宫和脑，直接相关

奇经八脉与奇恒之腑有密切的联系，尤其是冲、任、督、带四脉与胞宫、脑髓的关系更为突出。因为带脉环绕腰部一周，能约束冲、任、督三脉的协调。冲、任二脉皆源于胞中而上行至头；督脉起于会阴，沿脊椎上行至风府穴，进入脑中，并由项上颠循前额下行鼻柱至人中，与任脉交会于承浆穴，负责阴阳营卫气血津液的调节。奇恒之腑之所以能贮藏阴精，头之所以能舒爽精明，审辨万物，除了依赖五脏六腑的功能之外，亦与奇经八脉的作用分不开。在这里，还要特别说明，在强调奇经与脑、髓、胞宫直接关系的同时，并不否认奇经与五脏六腑的间接关系。例如胃和冲脉同是五脏六腑之海，但前者储藏水谷，后者储藏精血，水谷精微为精血的物质基础，没有水谷的精微，精血便无从化生，所以在习惯叫做"冲脉隶阳明"。张景岳把胃和冲脉同归月经之本，叶天士有"八脉隶肝肾"之说，足见奇经与脏腑的关系，虽然是间接的，但仍然很重要。

二、奇经与妇科

妇女以血为本，以血为用，奇经八脉既然能辅助十二经调节气血，又与胞宫、脑、髓等有直接的联系，因而妇女的经、带、胎、产都与奇经八脉息息相关。女子"二七而天癸至，任脉通，太冲脉盛，月事以时下，故有子。"妇女月经的正常来潮，婚后受孕而能足月顺产，除了依赖肾的封藏功能之外，还与任脉的通畅、太冲脉的旺盛、督脉的统摄、带脉的约束有密切的关系。如冲脉血海空虚，则月经不调，经行量少，或孕则胎痿不长；血海气机不利，则少腹、小腹胀痛，月经不行；任脉气虚，则不能妊养胎元，可引起月经过多、崩漏、胎漏等冲任亏损之变；督虚不固摄，带脉失约，即有腰腿酸痛、月经漏下不止，或带下绵绵、不孕、堕胎、小产等。阴阳维脉和阴阳跷脉有维系调节全身左右表里阴阳的作用，如阴阳维、阴阳跷发生了病变，则阴阳经失去固束维系之力，因而气血不和，阴阳失调，在妇女也会发生经、带、胎、产的病变。

在探讨奇经对妇科重要性的同时，不要忽视五脏在妇科中的作用。脏腑的功能是否正常，可以影响到奇经，进而影响到妇女的经、带、胎、产。但另一方面，我们应看到，奇经八脉既然有它独特的生理作用，因而也有它独特的病变。脏腑的病变，可导致奇经的病变；而奇经的病变，同样也可以引起脏腑的病变。例如肝不藏血，脾不统血，肾气亏损，可导致冲任不固而有月经过多、崩漏、胎漏、滑胎等病；冲任的损伤，除了经、带、胎、产的病变外，还可导致脏腑功能失常而出现寒热、呕吐、头晕、失眠、心烦、心悸等症。所以不能强调一方面而忽视另一方面，应该局部与整体并重，奇经与脏腑并重。

三、妇科奇经用药

任何疾病的治疗，都离不了辨证论治，但在辨证论治的基础上，根据脏腑经络的特性，采取对某脏某经有特殊作用的药物，也是很重要的。奇经既与十二经、胞宫、脑髓有直接的联系，因而治妇科病，必须注意奇怪用药。我们不能仍然囿于"八脉隶肝肾"，治肝肾之药便是奇经之药，从临床实践看，有些治肝肾之药，并不能尽达奇经，所以，清代温病大师叶天士有"论女科，须究奇经"之说，他对奇经的用药，有较全面的论述。现在结合个人的体会，举出一些临床中常用的奇经药。

冲脉用药：冲脉为血海，冲脉为病，以血为主，多用补血、活血、通络、化瘀、镇逆之品，如当归、首乌、桃仁、益母草、延胡索、香附、半夏、紫石英等。

任脉用药：任主胞宫，任脉为病，与阴血有关，多用滋阴养血之品，如龟板（胶）、阿胶、杜仲、沙蒺藜、菟丝子、枸杞子、茺蔚子、核桃肉等。

督脉用药：督为阳脉之海，主持一身之阳经，若督脉阳虚，多用益阳温煦之品，如鹿角胶、鹿角霜、紫河车、桂圆肉、熟附子、肉桂、巴戟天、锁阳等。

带脉用药：带脉为病，多用温涩之品，如桑螵蛸、鹿角霜、覆盆子、金樱子、白术、怀山药、赤石脂等。

以上冲、任、督、带用药的举例，亦不外乎是肝、脾、肾的常用药。但我们应该看到，如果从脏腑出发用药，必须有脏腑亏损的病变，若是依据奇经用药，不一定伴有脏腑病变。例如阴虚宫寒不孕之妇，往往脉症并无明显异常，仅仅有性欲低落、月经色淡等变化，便可用温暖奇经之品，如紫河车、鹿角胶、蛤蚧、当归身、小茴香、熟附子、肉桂等。至于阴维、阳维和阴跷、阳跷的病变，相对来说，与妇科的病变关系不大，历代对其用药论述不多，个人体会亦肤浅，这里也就从略了。

总之，奇经八脉有独特的生理作用，也有独特的病变，尤其是与妇科关系密切。我们既要重视到"八脉隶肝肾"，治肝肾之药即是治奇经之药外，还要注意奇经的病变及其用药的特殊性。事实证明，在妇科疾病的治疗上，如果脏腑、奇经并重，既注意通过治肝肾达到治奇经，又注意奇经用药的特殊性，则其收效较为迅速。目前，亟待我们探讨的是进一步充实提高奇经用药经验和水平，以便更好地解除患者的痛苦。

论 妊 脉

妇女以血为主，以血为用，脉为血之府。当妇女受孕之后，由于生理上的巨大变化，除了有月经停止、厌食、恶阻、疲倦等一系列的妊娠表现之外，在脉象上也有一定的变化。一般认为妊脉多滑，其实孕妇脉象的表现如何，虽然有多方面的影响，但我个人的体会，主要取决于三方面的因素：一是体质的强弱；二是季节的次序；三是妊期的早晚。

人的禀赋有刚柔勇怯之分，体质有强壮与羸弱之别，凡是气血充盈、阴阳洽调、活跃喜动之妇，孕后脉象多见滑而略数；反之，若是气血不足，身体瘦弱，静顺少动之孕妇，虽然同样受孕，其脉仍不见滑象，甚或反现沉细虚弱。可见受孕后脉象之所以有滑数与虚弱之分，是和气血的盈亏、阴阳的盛衰有密切的关系。阳生阴长，气能生血，阳足气充，则其脉多滑而略数，阳衰气弱，阴血生化不力，则其脉多现不足之象，即所谓"有诸内必形诸外"。

四时气候有春温、夏热、秋凉、冬寒之不同，人是自然界生物之一，不可能脱离自然界而孤立存在，无论是生活起居，还是精神活动，都与四时的生、长、化、收、藏自然环境有极为密切的关系。春夏气候，由温到热，阳气升发，人体腠理疏泄，气血趋向于外；秋冬气候，由凉而寒，阳气潜藏，人体腠理致密，气血趋向于内，故《内经》对脉象有春浮、夏洪、秋毛、冬石之分。当朔风砭骨、天寒地冻冬令来临之际，纵然是禀赋本强之怀孕妇女，其表现的脉象亦多见沉滑或和缓；若是气血不足，体质本弱，其脉多是沉细甚或虚弱。同时，由于方土有东、南、西、北、中之分，水土环境不尽相同，人们有不同的风俗和生活习惯，因而对人体的生理变化，气血的运行，孕妇的脉象，也都有一定的影响，这是必须加以注意的。

前哲对孕脉有不少的论述，各有见地，如《内经》有"少阴脉动甚"之说，《金匮要略》则认为："妇人得平脉，阴脉小弱"，《脉经》则云："脉平而虚者，乳子法也"，《四言举要》云："尺脉滑利，妊娠可喜"。这些脉象的叙述，"动甚"、"滑利"是有余之脉；"小弱"、"虚"为不足之征。一为有余，一为不足，究竟孰是孰非？我个人的体会，两者都有道理，其说法之所以不同，关键在于孕妇在受孕初、中、晚期生理上的不同变化。一般来说，当受孕初期，在1~3个月之内，胎元初结，胎气未盛之时，气血骤然归宫养胎，相对来说，尺脉仍较寸、关脉为弱，所以"妇人得平脉，阴脉小弱"，意即尺脉虽然小弱，但寸关之脉是平脉，亦即《素问·腹中论》"身有病而无邪脉"之意，虽"平而虚"，仍然是正常的生理状态。妊娠到中、后期，胎元愈长愈大，胎气旺盛，脉搏便逐渐出现滑象，亦即《素问·平人气象论》"妇人手少阴脉动甚"之意。

总而言之，在受孕的初期，纵然禀赋本强之体，滑脉也是不多见的，必待中、后期，胎元长大，胎气旺盛，这时的脉象不仅滑而且略数。如果体质瘦弱，怀孕到中、后期，脉搏仍然是虚细不足之象，说明气血不足以养胎，就要注意养胎保胎，防止堕胎、小产之变。

妇女怀孕，本是生理的现象，其脉搏的表现，应该是平脉，而不是邪脉，但由于人体禀赋不同，方土环境、生活习惯、时序变更等的差异，往往出现虚实相反的脉象，在临证时，既要注意"必知天地阴阳，四时经纪"，又要详审"贵贱贫富，各异品理，问年少长，勇怯之理"（《素问·疏五过论》），"切脉动静而视精明，察五色，观五脏有余不足，六腑强弱，形之盛衰"（《素问·脉要精微论》）。要结合孕妇体质的强弱、孕期体征的表现及气候变化、地理环境等全面分析归纳，然后加以判定，不要一见滑脉，便谓是妊娠。因为滑脉既主生理，也主病理。同时还要注意体质羸弱的妇女，虽然不见滑脉，但出现月经停止、厌食、恶阻、疲惫等一系列怀孕的体征，也应加以详审，不要孟浪从事，反而招致不良的后果。

疏肝与柔肝

治肝之法，前贤留下极为丰富经验。如《素问·藏气法时论》云："肝苦急，急食甘以缓之……肝欲散，急食辛以散之，用辛补之，酸泻之"；《难经》："损其肝者缓其中"；《金匮要略》："见肝之病，知肝传脾，当先实脾"；王泰林在《西溪书屋夜话录》分有肝气、肝风、肝火三大证，提出治肝三十法。这些丰富的内容，温病大师叶天士归纳为治用、治体、治阴阳三大法。

前贤以上的论述，都是极为宝贵的经验总结，应该很好地继承和发扬。在多年的临床中，笔者认为疏肝与柔肝最重要，因为肝为风木之脏，内寄相火，体阴而用阳，主藏血、疏泄，性喜条达，恶抑郁，主升发阳气，为将军之官，易动易升，为刚强之脏。所以七情过极，最易伤肝，导致肝气郁结，气机不畅，治之当用调肝气之法，以达到"疏其气血，令其调达，而致和平"的目的。如治不及时或不当，则郁久化火伤阴，治之当用柔养之法，才能使其阴精恢复，保持"敷和"的功能。

由于肝阴易亏，肝阳易亢，因此，在疏调肝气郁结之时，必须注意"疏中有养"，防其损伤阴血。如妇女月经将行之时，胸胁、乳房、少腹、小腹胀痛并作，经行前后不定，经量多少不一等，此多属平素抑郁或愤怒过度，以致肝气逆乱之变，常用柴胡疏肝散加当归、黄精治之，以疏为主，兼以养之。肝阴亏损，精血大伤，宜用滋润柔养之法，但必须"养中有疏"，防其滞腻。如妇女经行淋沥，量少色红，头晕耳鸣，夜难入寐，脉象细数，苔少舌红者，此属肝肾阴虚、冲任亏损之变，常用两地汤加当归、素馨花、合欢花、生谷芽治之，以柔养为主，兼以疏解。

以上疏肝与柔肝的不同用法，是根据病情的不同而定的，但也可选用在一方中疏养并治，如《和剂局方》之逍遥散，傅山称之"逍遥散最能解肝之郁与逆"。方中以当归、白芍养血柔肝，茯苓、白术、甘草健脾和中，柴胡、薄荷疏调肝郁，陈皮、煨姜暖振胃气。本方是"治用、治体、治阴阳"俱备的妙剂，符合"木郁达之"的原则。如以疏肝解郁为主，则加芳香之玫瑰花、玉兰花；以柔养肝阴为主，则加黄精、熟地黄、枸杞子，则疏解而不伤阴，柔养不呆滞。总之，治肝之法，不论是疏解或柔养，都要注意"肝阴易亏，肝阳易亢"的特点，用药宜甘润而不宜刚燥，宜平和而不宜攻伐，柔之则木荣，和之则肝阳不亢，肝血充足，阴精盈满，气机舒畅，诸病可除。

谈 瘀 血

瘀血，是体内一部分血液潴留停滞于一定处所的病证。根据瘀积部位的不同：凡流溢在经脉之外，积存于各个脏器及组织间隙的坏死血液，称之为"恶血"或"败血"；因血液的运行受阻，瘀塞在经脉内或器官内的称之为"蓄血"，如太阳病热邪与血搏结于膀胱，少腹急结、硬满的抵当汤证。

瘀血，既是致病的因素，又是病理变化的产物。在临床上有因瘀致病和因病致瘀之分。前者叫做血瘀，如产后气滞血凝，经脉阻塞，恶露不下的血晕证；后者称之为瘀血，如跌仆损伤、月经闭止等而致血液离开经脉或在经脉中停滞。但二者均属血行失其常度，治疗均不离活血、行血之法。

一、瘀血的形成

七情过极、外感六淫、跌仆损伤及出血处理不当等，都可以导致血液运行的失常，有的停阻于经脉，有的离经叛道而妄溢。

1. 七情过极

七情的活动，是人体对外界环境的一种生理反应，在正常的范围内，是不会致病的。但情志的活动，是以五脏精气为基础的，如情志的活动过度，往往引起体内阴阳的失调、气血的不和、脏腑功能失常，而致经脉壅阻，血行停滞。正如元代朱丹溪所说："气血冲和，万病不生，一有怫郁，百病生焉"。朱氏此说，虽是泛指气、湿、痰、热、血、食六郁而言，但《素问·举痛论》有"百病生于气"的说法，可见气郁为六郁之首。

2. 外感六淫

六淫之邪，为人体重要的致病因素，其中尤以寒、湿、热三邪对气血的影响最大。

寒为阴邪，其性收引凝固，能使血液凝聚，《素问·调经论》说："血气者，喜温而恶寒，寒则泣而不能流，温则消而去之。……寒独留，则血凝泣，凝则脉不通"。湿为阴邪，其性重浊黏腻，阻碍气机的运转，最易伤人阳气，阳伤则血行不利而积聚。热为阳热之邪，主升主散，热甚能迫血妄行，热极又能消耗津液，灼伤阴血，使血郁而成瘀。

3. 跌仆损伤（包括刀伤、虫兽伤等）

《灵枢·邪气脏腑病形》篇提到："有所堕坠，恶血留内"。跌仆损伤则经脉受损，血液流溢脉道之外，停聚于各个组织间隙之处而为瘀。

4. 出血处理不当

出血的病变，如经崩吐衄，用止血的方法治疗，这是无可非议的。但是只止而不化，血虽暂止而瘀留，则贻害匪浅！凡是吐、衄、经漏之证，均有离经之血，如恶血不除，既妨碍新血的再生，又能聚而形成癥瘕。

总之，气滞、寒凝、湿困、热郁及跌仆、虫兽所伤等，为瘀血形成的主要因素，不论其停滞在脉管之内或脉道之外，均足以造成脏腑功能的失常、气血的不和，而引起种种病变，正如《素问·调经论》所说："血气不和，百病乃变化而生"。所以对瘀血为患，必须加以重视。

二、瘀血的特征

瘀血的表现很复杂，但它的主要特征是：痛有定处，按之不减，夜痛较剧，甚则坚硬成块，固定不移，推之不散，舌质暗红，多有紫斑，脉沉涩有力。因瘀血停滞部位的不同，还可以出现不同的特征。如瘀在上焦心肺，可出现心悸、胸胁刺痛，或咳痰血、午后潮热、烦躁不宁、漱水而不欲咽，甚或健忘、神志昏迷。瘀血在中焦脾胃，则腹痛，胁痛，或四肢紫癜。瘀血在下焦肝肾，则季胁、少腹胀满刺痛，大便黑色，甚或少腹急结、硬满，如狂或发狂，在妇女则可出现月经不调、痛经、闭经等病变。瘀在肢体，可出现肢体疼痛、麻木或运动不灵、瘫痪偏枯等病变。总之，不论瘀血停滞在什么部位，都有它的临床特征，必须根据其所在部位及上下深浅，加以细辨，方能对证施治。

三、瘀血的治疗

治血之法，综合前人的经验，主要是治血先治气。《医宗金鉴》说："见血休治血，必先调其气"；《证治汇补》提到："活血必先顺气，气降而血自下行；温血必先温气，气暖而血自运动"。可见血与气有十分密切的关系。气行则血行，气滞则血凝。所以治疗气弱血虚，可用益气生血之法，如投以当归补血汤；治疗气虚血停，可用补气消瘀之方，如《医林改错》的补阳还五汤，便是治疗气虚而有瘀积瘫痪的常用方剂。

根据治血大法，对瘀血的治疗，不外乎疏、温、活、行之法。如气滞血停的月经疼痛，可用逍遥散加味，以收疏肝解郁、活血化瘀、调经止痛之效；寒凝闭经，可用温经养血之方，如温经汤之类；产后恶露不下，少腹、小腹硬痛，可用又生又化、活血祛瘀之法，如生化汤；瘀血久积，癥瘕已成，需用行血破血之品，如桂枝茯苓丸、抵当汤之类。由于瘀的部位不同，因而在治疗上除针对病情之外，还应根据其不同的部位，采取灵活的方法。如瘀在上焦，药宜宣通；瘀在中焦，又宜芳化，药应冲和，以顾护胃气；瘀在下焦，药宜温通；瘀在肌肤经络，疼痛青紫，除内治之外，还应酌情配合外治，以促进活血化瘀。

活血化瘀之剂，用之得当，可祛瘀而生新血，如猛攻太过，则正衰而瘀不化，反而造成更多麻烦。所以选药时，宜用既能活血，又能补血之品，如参三七、鸡血藤、益母草等，气行则血行，化瘀宜酌用血中之气药，如延胡索、香附等。血液为人体重要的物质，纵宜峻攻，亦应选用攻瘀而不伤正之品，如水蛭、虻虫、泽兰及苏木之类，从而达到瘀去正复，早日恢复健康的目的。

四、病案举例

例1：咳血胸痛

蒙某，男，27岁，社员，百色县长平大队人。1968年6月就诊。

1个月前发热，口渴，咳嗽，胸痛，痰带鲜红血丝。自行煎服鲜黑墨草60g，枇杷叶15g，藕节30g，每天1剂。两天后，咳嗽减轻，发热、痰血消失，唯仍不时微咳、左胸隐痛。隔5天之后，又咳出痰血，如此反复咳血已4次。现能寐而多梦，胃纳尚可，二便正常。脉弦细而略数，苔薄白，舌边尖红。

患者体形高瘦，为阴虚阳亢、火邪刑金之变，自用益阴、肃肺、敛血之法，药尚对证，故暂收止血之功。然止血而不化瘀，离经之血，始终未除，瘀不去则新血不生，所以胸胁隐痛、不时咳血。为祛瘀以生新血，仍守原方，加入炒大黄6g，苏木15g。苏木甘平，为化瘀而不伤正之品；大黄苦寒，既能理气导滞，又有引降消瘀之功。患者连服3剂后，果然胸痛消失，咳血亦止。嘱自取新鲜山药半斤至1斤煮熟当菜吃，连续半个月。观察3个月，病未再发。

例2：产后血晕

梁某，女，30岁，百色县某校小学教师。1956年4月就诊。

患者平素心悸气短（经X光透视为心脏扩大）。新产第二胎后，恶露量极少，色紫红，少腹、小腹胀满疼痛，气息短促，神昏口噤，两手握拳，牙关禁闭，面色唇舌紫暗。脉迟而中止，止无定数。

本例为新产之妇，症属有余，脉为不足，乃虚实夹杂之证，拟采用补气消瘀并施之法，用独参汤（红参6g）送服失笑散6g。取独参汤益气生血，失笑散活血通窍之功。并针刺手厥阴心包经之中冲穴，以加强醒神开窍，促进气血流通。针入之后，患者果然苏醒。当天用独参汤送服失笑散3次，以后转用加参生化汤半个月，以巩固其效果。也许有人会说，十九畏歌中明明写着"人参最怕五灵脂"，今以独参汤送服失笑散，岂不是明知故犯吗？笔者认为，人参畏五灵脂，那是常法，今根据病情而合用，这是变法，与张仲景在甘遂半夏汤中将甘遂与甘草合用之意相同。

例3：阳明头痛

陈某，男，36岁，某部队军人。1972年1月就诊。

1年来睡眠时好时差，入寐则多梦。前额闪痛，入夜更剧，曾先后服过镇静止痛之药（药名不详），仅能取效一时，药力过后，头痛依然。胃纳尚可，大便干结，小便自利。脉沉而有力，苔薄白而微黄，舌边尖紫暗。

前额为阳明经所属，阳明系多气多血之经，此乃瘀热互结，上冲精明之府，所以前额闪痛，血者阴也，故入夜更剧。用苦寒下夺，佐以活血祛瘀之法，以小承气汤加桃仁、红花、白蒺藜治之。连服 3 剂，头痛消失，后以人参养荣汤以善其后。

例 4：瘀血腰痛

王某，女，28 岁，合浦县某水产站营业员。1971 年 11 月就诊。

3 个月前出现腰痛，尿痛，尿血，经西药治疗，尿痛、尿血已好，但仍腰痛，久坐久站不能。下午潮热，口干而不多饮，睡眠欠佳，胃纳尚可，大便正常。脉细而略数，舌边尖有红点。

肾主水而腰为肾之府，尿血虽好而腰痛未已，此属留瘀之变，失眠、潮热、脉细而数又为水不足以济火之征。拟补肾之阴，佐以化瘀之法，用五子补肾丸加减：覆盆子 9g，车前子 9g，五味子 4.5g，女贞子 9g，川杞子 12g，鸡血藤 18g，益母草 30g，泽兰 6g，地骨皮 9g，旱莲草 18g，丹皮 9g。守上方出入，共 12 剂收效。

例 5：少女痛经

黄某，女，17 岁，某厂工人。1972 年 8 月就诊。

13 岁月经初潮。1 年来经前、经中小腹胀痛，痛过于胀，痛剧时冷汗出，唇面青紫，四肢凉而不温，经行三四天之后，痛胀自然缓解。经期错后，量较多，色紫红有块，素体肥胖，平时带下量多，色白，质稀如米泔，无特殊气味，胃纳、二便正常。脉沉实，舌苔正常。

此乃寒凝血瘀之证，拟活血温通之法，以《医林改错》少腹逐瘀汤加减：当归 9g，赤芍 12g，川芎 6g，五灵脂 6g，蒲黄 4.5g，肉桂丝 2g（另包冲服），干姜 4.5g，延胡索 9g，小茴香 3g，益母草 9g。

上药连服 6 剂，以后在月经将行之前服 3 剂，3 个月为 1 疗程。经服 9 剂后，月经来潮痛胀减轻，经色转红，夹块亦少。前后共服药 15 剂，月经即正常，观察 1 年，病未再发。

例 6：瘀血脱发

农某，男，25 岁，平果县城人。1945 年 10 月就诊。

半年来，头有轻度痒感，头发脱落斑斑，已自服补肾药品如首乌、黄精之类多次，不见效果。患者形体壮实，脉沉涩有力，苔薄白，舌有紫暗点。

发为肾之外荣，亦为血之余，精血不足，固然可导致头发枯萎脱落。但患者形体壮实，且多次服用滋养精血之品亦无见效，这说明不是全身精血不足，而是络脉阻塞，精血不能上注滋养头发，故头发枯萎自脱。乃取活血通窍之法治之：石菖蒲 6g，柴胡 3g，葱白 9g，川红花 4.5g，当归尾 9g，荆芥穗 3g。上药连服 10 剂后，头发停止脱落，以后守本方出入，每隔 3 天服 1 剂，连续半年而收效。

月经病的辨证施治

月经病是指月经的期、色、质、量异常，或伴随月经周期出现疾病。月经病不仅影响妇女的身心健康，而且妨碍胎孕生育，因此，对月经病的防治有着十分重要的意义。现将我对辨治月经病的经验体会介绍如下：

一、月经病的病因病机

（一）病因

月经病发生的原因，主要有外感与内伤两大类。外感病邪中，风、寒、暑、湿、燥、火（热）等六淫之邪皆能导致月经病，但"经者血也"，而寒、热、湿邪易与血结，故六淫病邪中，常以寒、热、湿邪为主。寒湿都是阴邪，寒性收引凝滞，易伤阳气，影响血液的运行，诚如《素问·举痛论》所言："寒气入经而稽迟，流而不行，客于脉外则血少，客于脉中则气不通，故猝然而痛。"故寒邪可致月经后期、月经过少、痛经、闭经等病证。湿邪重浊黏腻，困阻气机，导致血液运行不畅，且"湿胜则濡泄，甚则水闭胕肿"（《素问·六元正纪大论》），故湿邪可致月经不调、痛经、闭经、经行泄泻、经行浮肿等病证。热为阳邪，能使血液沸腾，血流加速，甚则损伤血络，迫血妄行，可致月经先期、量多、经行吐衄、经行发热、崩漏等病证。在寒、湿、热三者中，又以寒邪为多见，寒邪是外邪致病的主因。

内伤，主要指体质的虚弱、不良的精神刺激、饮食不节、多产房劳而言。这些因素都可直接或间接影响到脏腑、气血、冲任的正常生理功能，从而导致各种月经病的发生。如禀赋不足，肾气本虚，往往造成月经后期或闭止不行。素体肥胖易生痰湿，可有月经过少、闭经、经行眩晕、经行泄泻等。长期不良的精神刺激可导致五脏不和、气血失调。七情之中，又以忧思所伤为多见，因为青少年善怀春，中年婚配生产养育后代，老年考虑子女及晚年生活等问题，都有忧思之情。七情所伤主要影响肝脏，如肝气郁滞，则经行疼痛或经闭不行；肝火过旺，则经行超前或崩漏。饮食是维持人体健康的营养物质，是气血的来源，但若暴饮暴食，或恣食生冷、辛热之品，损伤脾胃，使脾不能生化和统摄血液，就会导致月经病。如饮食不足，营养不充，气血生化乏源，则致月经后期、量少、闭经；如过食生冷寒凉则血凝，经行受阻而致月经后期、量少、痛经、闭经；如过食辛热则血热妄行，导致经行先期、量多，甚则崩漏。房事孕产与肾、胞宫及冲任二脉有着密切的关系，房事过劳、孕产过多都可直接损伤肾、胞宫及冲任二脉，造成各种月经病变。

此外，妇科手术如人工流产术、放置宫内节育器、输卵管结扎术等，对胞宫、胞脉都会有一定损伤，使瘀血内停。肝脉络阴器，为冲任脉之所系；肾主蛰而为封藏之本，胞宫系于肾。胞宫和胞脉的损伤，可导致肝肾亏损，精血匮乏，经源枯竭，生发无能。还可由于术后摄生不慎，感染邪毒。故术后可以出现月经或先或后、经量或多或少、崩漏、经闭不行及痛经等病证。药物有不同性味，《素问·至真要大论》言："五味入胃，各归所喜，酸先入肝，苦先入心，甘先入脾，辛先入肺，咸先入肾。久而增气，物化之常也，气增而久，夭之由也。"故过食某种药物可致脏腑功能失常，如《万氏妇人科》云："如曾误服辛热暖宫之药者，责其冲任伏火也"，冲任伏火则可致月经先期、量多，甚则崩中漏下。至于药物避孕、药物人流等又可影响冲任和肝肾，引起月经不调、崩漏或闭经。故手术和药毒也是月经病的致病之因。

（二）病机

对月经病的病机，可归纳为虚、郁、瘀三个方面。

1. 虚

就脏腑而言，常见肝、脾、肾之虚。

肾藏精而主生殖，若先天肾气不足，或后天斫丧太过，耗伤肾气，则可致肾虚而影响冲任的功能。肾虚之中又可分为肾气虚、肾阴虚、肾阳虚和肾阴阳两虚等。肾气虚则冲任不固，可致月经先后不定期、量或多或少、崩漏或闭经。肾阴虚则精血不足，冲任失养，可见月经后期、月经过少、月经稀发、闭经、漏下淋沥不畅及绝经前后诸证。如阴虚生内热，虚火妄动，则可见月经先期、崩漏、经行吐衄、经行发热等病证。肾阳虚则命门火衰、封藏失职、温化无能，可见月经过多、崩漏、经行泄泻、经行浮肿等。肾阴虚或肾阳虚日久，可阴损及阳，阳损及阴，而致阴阳两虚。

肝藏血而主疏泄，若素体血虚，或数伤于血，或血的生化不足，或情志内伤、肝血暗耗，或肾的阴精亏虚不能滋养肝之阴血，均可致肝血不足，血海不盈，甚则空虚，而出现月经延后、月经过少、闭经。血虚肝旺可见经行头痛。肝体阴而用阳，若肝阴不足，可致肝阳上亢、虚火亢盛，出现经行眩晕、绝经前后诸证。

脾主运化，为气血生化之源，又有统摄血液之功，若素体脾虚，或饮食不节，或劳倦、思虑过度，均可损伤脾气，可致脾虚。脾虚失健，运化无能，气血生化之源不足，血虚气少，血海不盈，不能按期满溢，可见月经后期、月经过少、月经稀发、闭经等。脾虚不运水湿，水湿内停，湿渗大肠，可见经行泄泻，湿溢肌肤则见经行浮肿。湿聚成痰，痰湿阻滞冲任，以致胞脉、胞络不通，或痰湿凝聚胞中，可见月经稀发、闭经。脾气虚弱，统摄无权，冲任不固，则出现月经先期、月经过多、经期延长、崩漏等证。

妇女有月经、妊娠、分娩、哺乳的生理特点，经、孕、产、乳皆以血为用，易耗阴血，故妇女常感阴血不足，正如《灵枢·五音五味》说："妇人之生，有余于气，不足于血，以其数脱血也。"若复因禀赋素虚，或久病重病，伤及五脏，化源不足，或急慢性失血，或长期哺乳消耗气血，均可引起血虚。血虚则血海不盈，冲任失养，可见月经后期、月经过少、闭经、痛经、经行眩晕等。血和气是相互资生相互依存的，气为血帅，血为气母，血病可以导致气病。若禀赋不足，素体羸弱，或因久病、重病、过劳等，亦可耗气而致气虚。气虚则冲任失固，防御力弱，可见月经先期、月经过多、崩漏、经行感冒等病证。

2. 郁

肝为将军之官，喜疏泄条达，以柔和为顺。若情怀不畅、抑郁愤怒，可使肝气郁结、气机郁滞、血行不畅、脉络受阻。若肝失疏泄、冲任失调、血海蓄溢失常，均会出现月经先后不定期、量多少不一、痛经、闭经、经行乳房胀痛、经行情志异常等。气郁日久，郁而化火，肝火旺盛，迫血妄行，则见月经先期、月经过多、经期延长、崩漏；火性炎上，又可见经行头痛、经行吐衄。

3. 瘀

导致瘀血的成因有多种，气为血之帅，血赖气以行，气滞则气机不宣，升降失常，经脉不利，血行受阻，可致血瘀，即《沈氏尊生书》所说："气运乎血，血本随气以周流，气凝则血亦凝矣"。气虚则推动力弱，不能运通血液，以致血液凝滞于脉管之内，如《医林改错》所言："元气即虚，必不能达于血管，血管无气，必停留而瘀"。寒性收引凝滞，血遇寒则凝结成瘀，故《灵枢·经脉》篇说："寒邪客于经脉之中，则血泣而不通"。热灼阴血，"血受热则煎熬成块"（《医林改错》），形成瘀血。湿为阴邪，其性重浊黏腻，既能阻遏阳气，使气机升降失常、五脏气血不和、经络阻滞不畅，又能直接阻滞胞脉而损伤胞宫，所以瘀血的病变亦与湿邪息息相关。跌仆损伤直接损伤肌肤经脉，或损及五脏六腑，"有所堕坠，恶血内留"（《灵枢·邪气脏腑病形》），血液溢于经脉之外、停滞于组织间隙而为瘀积之患。出血处理不当，亦可成为瘀血之因，因为出血的病变虽有寒热虚实的不同，但结果均导致血离经脉，《血证论·瘀血》指出："吐衄便漏，其血无不离经。……然既是离经之血，虽清血鲜血，亦是瘀血"，故若止血不当，则留瘀为患。比如过早服用炭药（包括一切收敛药），离经之恶血不清，残留阻塞经隧，就可以形成瘀血。瘀血既是病理产物，又可以作为一种新的病因，瘀阻胞脉、冲任，造成血脉不通。瘀血阻滞，新血不得归经，可出现痛经、闭经、崩漏等病证。

综上所述，在寒、热、湿等外邪，内伤七情，饮食劳倦，手术药毒等致病因素作用下，导致机体出现虚、郁、瘀的病理变化，就会产生月经病。

二、月经病的诊断

诊断月经病要通过望、闻、问、切四诊合参，了解局部症状和全身症状，加以综合分析，辨清寒热虚实，明确在脏在腑。对月经要了解期、色、质、量的变化。

1. 经行的先后

经者常也。月经的周期一般是 28 天左右，凡超前或错后 1 周以上，并伴有不适感觉者，便是月经病变。经行超前，多为实为热，经行错后，多为虚为寒，但必须结合全身症状和舌脉的变化来判定。若经行超前，量多，色红，质稠，舌质红，苔黄，脉数者才属于热；而经行超前，量多，色淡，质稀，舌质淡嫩，脉虚者，则是气虚不摄血之证。经行错后，量少，色淡，四肢不温，舌质淡，脉虚细者，是属虚寒之候；如果经行错后，量或多或少，经色紫暗而夹瘀块，经行时少腹、小腹疼痛，按之不减，舌质紫暗或边有瘀点，脉沉涩者，则是瘀血阻滞胞脉，经行不畅之患。

2. 经色的淡紫

月经的正色，在全过程中依次为淡红、深红、淡红。一般来说，色深红，甚或紫黑而鲜明者，多为热；色淡如米泔者多为寒；紫暗有块多为瘀。当然，还要结合全身脉症来定，正如叶天士所说："色黑属热，此其常也；亦有风冷外束，十中尝见一、二。盖寒主收引，小腹必常冷痛，经行时或手足厥冷，唇青，面白，尺脉迟，或微而虚，或大而无力。热则尺脉洪数，或实而有力，参之脉症为的"。

3. 经质的浓稀

月经的质是以不稠不稀，无凝结，无血块，无特殊臭味为正常。经质稠黏如脂如膏而有臭秽者，为血热之证。经质清稀而无臭味者，乃气血不足之候。凡经血夹有瘀块者，为瘀为实，或虚中夹实之征。

4. 经量的多少

月经的量，一般是 50 ～ 100ml 左右，经量过多或过少，都是病变的表现。凡是月经过多而色淡质稀者，为气虚不摄血；量多而紫黑鲜明者，为邪热迫血妄行；月经过少而色淡者，为气血两虚；量少色紫暗而夹块者，多为血瘀之证。量的多少和证的虚实应结合全身情况来判断。如形体肥胖，平素带下量多，虽经行错后而量少，此为阳气不伸，痰湿凝滞经隧，以致血行不畅之故；若体弱形瘦，心烦少寐，虽经行超前而量多，此多属阴虚不济阳，虚火内动，血室不宁谧所致。

在月经的期、色、质、量四者之中，我重在抓色、质的变化。正如张介宾《景岳全书》所言："凡血色有辨，固可以察虚实，亦可以察寒热。若血浓而多者，血之盛也；色淡而少者，血之衰也"，此其意也。

对于月经病的诊断，不仅要看局部，也要注意到整体，除了对月经的期、色、质、量变化要有细致的了解外，还要考虑病人的全身脉症情况，尤其是病人的体型、腹诊表现、带下情况几个方面。我主要把病人体型分为木火型、湿土型两大类。木火型者，形体瘦黑，面色偏红，声高多言，口干咽燥，心烦少寐，溺黄便结，证多热化火化。湿土型者，形体肥胖，面色偏白，沉静少言，口甜黏腻，困乏嗜睡，大便不实，证多寒化湿化。临证时要注意腹诊，了解腹壁的寒温、软硬，疼痛的加重缓解因素。若腹部按之不温甚或冷痛者，多为阳气不足；扪之灼热或痛者，多属内有邪热；痛经患者，按其腹部柔软，压之痛减而喜温喜按者，多属虚寒；按之痛甚而拒按者，多属气滞血瘀。此外，还要结合带下的改变来帮助诊断。若带下量多、色白、质稀无味者，为虚为寒；带下量多、色黄、质稠臭秽者，为湿为热；带下量多，色或白或黄，质稠黏，伴少腹、小腹疼痛者，为湿瘀夹杂所致。

三、月经病的治疗原则

（一）治经要治血

妇人以血为本，以血为用，经者血也，治经必治血。治血要根据其寒热虚实的不同病机，"寒者热之"、"热者寒之"、"虚则补之"、"实则泻之"，有针对性地采用或清热、或温化、或消瘀、或补益的不同方法。如月经超前，量多，色红，质稠，舌红苔黄，脉数者，是外感热邪或过食燥热之品，以致血热炽盛而引起的病变，治之当用清热凉血之法，方拟芩连四物汤之类。方中当归、川芎辛温走窜，容易动火破血，在出血量多的情况下不宜用之。我多改用苦而微甘温之鸡血藤和苦而微寒之丹参代之，使其既能凉血止血，又可防止离经之血留瘀为患。血热由肝郁日久所致者，当用疏肝清热之法，可宗丹栀逍遥散加减治之。血得温则行，过热则妄行，遇寒遇冷则凝滞。苦寒之品虽然能凉血止血，但过用又可凝滞血液，化燥伤阴，留瘀为患。所以对苦寒药如黄芩、黄连、栀子之类，必须慎用或不用。我往往喜欢选用甘平或甘凉之品，如白茅根、藕节、荷叶之类，既能凉血，又能化瘀，且无凝血留瘀之弊。若为阴虚血热，则治以滋阴清热，用两地汤或地骨皮饮加旱莲草、女贞子治之。经行错后，量少色淡，腰腹冷感，腿膝酸软，舌质淡，脉虚细者，此属阳虚宫寒、气血两虚之变，当用大补气血、温肾暖宫之法治之，常用人参养荣汤加龙眼肉、巴戟天、制附子之类。人参养荣汤为五脏互养补益之方，再加制附子、龙眼肉、巴戟天以温养通行，则血海充溢，经行如期。由于七情过极，肝气郁结，血行不畅而导致经行少腹、小腹、胸胁、乳房胀痛者，治之当用行气活血之法，方选逍遥散、越鞠丸之类。少腹、小腹胀过于痛，偏于气滞者，当酌加芳香行气之品，如素馨花、佛手花、甘松之辈；少腹、小腹痛过于胀，经血紫暗有块者，为偏于血瘀，当用活血化瘀之法，以逍遥散加苏木、泽兰、延胡索、益母草治之。苏木甘咸平，能活血祛瘀而不伤正；泽兰苦辛微温，辛则能开，温则能养，补而不滞，行而不峻，为妇科要药。如虚瘀夹杂之经行疼痛，我常用温经散寒、补虚化瘀之温经汤治之。若为瘀血阻滞，月经闭止不行，少腹、小腹刺痛拒按者，用桃红四物汤加牛膝、枳实以补血化瘀、活血通经。若寒热虚实之证不显，我主张用《医学心悟》之益母胜金丹，益母胜金丹为肝、脾、肾并治之方，但偏于补益肝脾。我基于肾藏精，经源于肾，肝藏血，精血互化，肝肾同源的理论，并受唐宗海"血证之补法……当补脾者十之三四，当补肾者十之五六"思想的启迪，以益母胜金丹化裁，自拟养血调经汤（当归、川芎、白芍、熟地、鸡血藤、丹参、续断、益母草、炙甘草）。方中归、芎、芍、地补益肝肾，养血调经；鸡血藤补血活血；"丹参一味，功同四物"，活血化瘀之力较为平稳，为虚而瘀者之良药；续断补肝肾、行血脉；益母草能化瘀、能止血；炙甘草补脾益气，调和诸药。各药合用，有补肝肾、益阴血、调月经之功效。肾虚为主者，于养血调经汤中加杜仲、桑寄生，加强补肾之力；有热象者，去川芎之辛温香燥，熟地改用生地，加地骨皮、知母；出血量多者，去川芎，防其辛香行散，加用仙鹤草、血余炭等收敛止血。

（二）活血要治气

治经要治血，然"血为气之配，气热则热，气寒则寒，气升则升，气降则降，气凝则凝，气滞则滞，气清则清，气浊则浊"（《格治余论》）。故我认为：治血勿忘气，治血要治气。气病常见有气虚、气郁、气逆，治气有益气、疏气、降气等法。如月经先期、量多、色淡质稀、脉虚缓者，属气虚不摄血之证，我用补气摄血之法，常选异功散或补中益气汤。经量多如山崩，病势危急者，当取独参汤单味直入，以益气固脱。

疏气常用逍遥散，该方能疏肝扶脾、养血和营，为养中有疏之方。如经前或经中乳房胀痛，少腹胀痛连及胸胁，经行先后不定期，量多少不一，色暗红甚或夹块者，此为肝气郁滞、气机不利、血行不畅所致，用逍遥散加素馨花、佛手花、香附、益母草治之。若肝阴不足、肝火偏亢，经行时冲气旺盛，冲气夹肝气上逆，火随气逆，灼伤血络，血随气升，可见经行吐衄、血色鲜红、心烦易怒、舌红少苔、脉象细数。我拟滋阴降逆汤（生地、旱莲草、鲜荷叶、南丹皮、杭白芍、白茯苓、泽泻、怀牛膝、甘草）以滋阴清热，平冲降逆，引血下行。

治月经病要调理气血，而血药多甘腻，容易阻遏气机，气药多辛温香燥，容易耗伤阴血。故用补血药之时要补中有行，补而不腻滞，常用鸡血藤、益母草等补中有行之品；气药不过用，常选轻清之辈，喜用花类药物。使用之时，要掌握剂量与疗程，做到恰如其分，用活血之药不能太过，以免伤气。气为阳，血为阴，气行则血行，阳生则阴长，在血药中要适当配用气药，必要时采用益气以生血之法，如当归补血汤之类，使气旺血生。

（三）治血不忘瘀

月经病常表现为异常的出血，如月经过多、经期延长、崩漏、经间期出血、经行吐衄等。出血之时，止血是治疗的首要任务。然离经之血，即是瘀血，止血用药不当，又常有滞瘀之弊。如离经之恶血不清，残留阻塞胞脉，新血不得归经，可使血止后再出血；若肝经、胞脉气血阻滞不通，则出现少腹、小腹刺痛，甚则日久成癥，腹中积块。在治疗上要做到止化结合，用药上注意选择既能止血又能化瘀的药物，如三七、苏木之类。若出血较多，瘀血之证尚轻，可用止中有化之品，如茜根、大蓟、小蓟、海螵蛸、瓦楞子；若瘀血较甚，而出血量已少，可用化中有止之辈，如益母草、泽兰等。

炭药（包括其他收敛药）在血证中应用时，我认为应当注意两点：一是要少用炭药，最好不用炭药，若非用不可，亦不能过早应用。所谓不早用者，是指在无腹痛或腹痛极轻，无血块或血块极少的情况下，才能应用。如果血块多、腹痛剧烈而妄投炭药，不仅疗效不佳，而且有留瘀之弊，遗患无穷。二是要根据病情的寒热虚实，使用不同性质的炭药。血热出血，当用凉血炭药，如栀子炭、黄连炭、黄芩炭；血寒出血，当用温血炭药，如附子炭、艾叶炭、干姜炭、荆芥炭；血瘀出血，当用化瘀炭药，如蒲黄炭、红花炭；气虚出血，当用补气炭药，如黄芪炭；气滞出血，当用理气炭药，如柴胡炭、香附炭；血虚出血，当用补血炭药，如血余炭、当归炭。

瘀血既成，当用活血化瘀之法。活血化瘀法运用得当，可祛瘀血而生新血，如猛攻太过，戕伐正气，则正衰而瘀不化。所以在选择活血化瘀方药之时，最好选用既能活血，又能补血之品，如三七、鸡血藤、益母草等。气为血之帅，气行则血行，化瘀时宜酌用血中之气药，如延胡索、香附等。血液为人体的重要物质，纵宜攻法，亦宜选用攻瘀而不伤正之品，如虫药中的水蛭、虻虫、穿山甲以及泽兰、苏木之类，从而达到瘀血去，正气复的目的。

（四）五脏并重，肝肾为宗

妇人以血为本，血旺则经调。而血的生成、运行与五脏都有关系。《景岳全书·妇人规》言："经血为水谷之精气……其源源而来，生化于脾，总统于心，藏受于肝，宣布于肺，施泄于肾"。然五脏之中，我认为月经主要与肝、脾、肾有关，故重在肝、脾、肾的调治，特别是肝、肾两脏在月经病的论治方面显得尤为重要。

1. 固肾培元，以固经血之根基

肾藏精，主蛰，为封藏之本，胞宫系于肾，冲任二脉起于胞中，肾为阴阳气血之根源，是先天之根本，《素问·上古天真论》曰："肾气盛……天癸至，任脉通，太冲脉盛，月事以时下"。肾精充足，精能化血，以作经源。肾藏真阴而寓元阳，肾阳上暖脾土，维持月经之源生化不息，下暖胞宫，使其藏泄有度。故我认为：经源于肾而生于胞宫。肾气的强弱，直接与月经的通行固藏有着密切的关系。肾气旺盛，则月经按期来潮；若肾气不足，则月经延后或闭止不通。故滋补肾气、固肾培元为调经的主要法则。治肾之时，要辨清其是阴虚或阳虚，阴虚宜甘润壮水以滋养，阳虚宜甘温益气以温养。但阴阳互根互用，无阴则阳无以生，无阳则阴无以化，故要注意阴中求阳，阳中求阴，使肾中阴阳平谧，经水顺调。如肾阴亏损而致月经量多、经期延长甚或崩漏者，常用归芍地黄汤加二至丸、益母草治之。肾阳不足，阴寒内盛，寒湿凝滞之痛经、闭经，用附子汤加巴戟天、益智仁、牛膝、益母草等，或用《金匮要略》温经汤加艾叶、小茴香，以暖宫散寒，通经止痛。如少女发育未全，肾气未充之崩漏，用五子衍宗丸加益母草、旱莲草、怀山药之类以治之。

2. 疏肝柔肝，以助经血之畅行

肝为风木之脏，内寄相火，体阴而用阳，具有疏泄气机，储藏调节血液的作用，其性喜条达而恶抑郁，主生发阳气，以升为用。肝又为冲任二脉之所系。肝气条达，气机调畅，则脏腑安和，气血津液生生不息；肝血充足，则冲任脉通盛，月事得以时下。反之，气郁不达，肝气不得疏泄，则气机怫结，气血失调，势必影响冲任而导致月经病变，出现经行前后不定、经量多少不一，甚则崩漏或经闭不行；肝血亏虚、血海不充，则月经量少、后期，甚或闭经。所以叶天士说："女子以肝为先天"。治肝之法，有治体、治用之别，肝郁气滞，以疏肝为主，以治肝用。如情志抑郁，或忿怒伤肝，经期不准，先后不定，量多少不一，经前、经行胸胁、乳房、少腹、小腹胀痛者，此为肝气郁结，疏泄失司之证，常用逍遥散或柴胡疏肝散加合欢花、素馨花、佛手花治之。肝阴、肝血不足，或郁久化火伤阴，则重在柔肝养肝，以治肝体。如素体阴虚，形体消瘦，经行淋沥，量少色红，舌红苔少，脉细数者，为肝肾阴虚、冲任亏损之变，用一贯煎或归芍地黄汤酌加素馨花、合欢花、生谷芽治之，以滋润柔肝为主，兼之以疏解，养中有疏，防其滋腻。选用治肝之药时，要考虑肝阴易亏、肝阳易亢的特点。疏肝宜用辛甘香淡之品，如柴胡、素馨花、合欢花、佛手花、玉兰花之类，既可解郁行气又不伤阴。养阴常用首乌、北沙参、麦冬、熟地、黄精等甘润之属，使柔肝而不呆滞。

3. 健脾和胃，以利经血之生化

脾胃同居中焦，胃主受纳腐熟，脾主运化升清，脾胃共同作用，把水谷精微上输

心肺，以化生气血，营养全身，下至胞宫而生成月经。脾又主统血，能统摄控制血液在经脉中运行，使经行正常。若脾气虚弱，运化失常，统摄无能，往往月经先后不定期，量或多或少，甚则崩漏或闭经。健脾和胃亦为调经之法。若脾胃气虚，经水乏源，月经后期、量少，甚或闭经，用异功散加当归、白芍、炙芪以益气健脾、养血调经；若脾虚气陷、统摄无权，冲任失固之崩漏，用补中益气汤加阿胶、仙鹤草、血余炭等补气摄血；若脾虚失运，痰湿内停，阻滞胞脉之月经后期、经量少、闭经，用二陈汤或苓桂术甘汤加当归、白芍、菖蒲、远志、白芥子、皂角刺等豁痰除湿、通经行血，酌加木香、藿香、砂仁运脾行气，使痰湿蠲除，则脾运清升，经行如常。

此外，心主血脉而司神明，为五脏六腑之大主，胞脉属心而络于胞中，心阳之气下降，心血下注胞中，则月经按期来潮。若忧愁思虑太过，以致暗耗心阴，营血不足，神志郁结，胞脉不通，气血不能下达于胞宫，血海空虚，则月经不调，甚或闭止不行，如《素问·评热病论》曰："月事不来者，胞脉闭也。胞脉者，属心而络于胞中，今气上迫肺，心气不得下通，故月事不来也"。可见，月经的通行或闭塞，亦与心主血脉的功能息息相关。对心阳之气不能下达胞脉，胞脉闭塞，月事不行者，我以芳香辛开、温通血脉之法，用通窍活血汤加当归、桂枝、石菖蒲、远志、益母草治之。肺主气而朝百脉，有宣发肃降之功，气为血之帅，血的运行依赖于气的推动，血随气的升降而运行至全身，循环不息，下达胞宫，生成月经。若肺虚气弱，宣发肃降功能失常，不能朝百脉而主治节，则心主血脉功能失司，肝失疏泄，不能贮藏调节血液，可出现月经不调、崩漏或闭经；子病及母，以致脾失健运，统血无能，则月经先后不定，量多少不一，甚则经闭不行；肺为气之主，肾为气之根，肺气虚弱，可导致肾气封藏无能，出现月经过多、崩漏之患。对肺气虚弱，经行错后量少者，我以圣愈汤加减以益气养血治之。

（五）治经要及带

月经病和带下病都是妇女常见的疾病，两者往往并见，互相影响。如瘀血内阻、经脉不利，不但会出现月经不调，也会致津液输布障碍，使水反为湿、清反为浊，而致带下异常。而湿邪壅滞胞宫，既能使水精不化，带脉不约，湿浊下注而带下绵绵，又能阻遏经气，伤及奇经，影响血行，形成瘀血，出现经行延后、月经量少等病证。经带并病者，要经带并治。一般来说，虚证以治经为主，从经治带；实证以治带为主，从带治经。因月经病导致带下异常者，以治经为主，兼顾带下病；因带下病而影响到月经不调者，则要通过治带来调经。当归芍药散益肝健脾，为经带并治之方，用于经带并病之虚证；经带并病属实证者，我用经验方清宫解毒饮（土茯苓、鸡血藤、忍冬藤、薏苡仁、丹参、车前草、益母草、甘草）来清热利湿、解毒化瘀，通过治带以调经。

四、月经病的分型论治

月经病证候有寒热虚实之分，患者体质有强弱肥瘦之别，因而治疗时除了掌握基本原则之外，还要结合病人的具体情况和临床分型论治。我将月经病辨治分九个证型：

1. **血热证**

本型的主要症状为经行超前，量多，色深红或紫黑，经质稠浓，伴口渴、心烦，舌红苔黄，脉滑数有力等。根据"热者寒之"的原则，本型治疗应以清热凉血为主，我常用《景岳全书》之清化饮（芍药、麦冬、丹皮、茯苓、黄芩、生地、石斛）治之。方中生地、丹皮、芍药、黄芩既能清热，又能凉血；石斛和麦冬养胃生津；茯苓健脾宁心安神。全方清中有润，诚为清热凉血之良方。若伴经行少腹、小腹、乳房胀痛，证属肝郁化火，可酌加川楝子、合欢皮、柴胡、山栀子之类以解郁清热。经量过多而夹血块者，可加益母草、藕节、旱莲草之类以化瘀止血。若症见月经超前，量少，色红，潮热颧红，舌红少苔，脉细数者，此为阴虚血热之象，可用《傅青主女科》之两地汤（生地、地骨皮、玄参、麦冬、白芍、阿胶）以养阴清热。方中生地、玄参、麦冬滋阴生水；白芍、阿胶敛阴养血；地骨皮泻肾火、清虚热。全方以滋养益阴为主，达到"壮水之主，以制阳光"的目的，还可酌加旱莲草、女贞子、芜蔚子之类，以加强其补肾滋阴的功效。

病例

唐某，女，37岁。1992年1月16日初诊。

月经量多半年。患者1991年7月放环，自放环后月经量较原来增多一倍，经色暗红，有血块，行经时间7~8天，经中无明显不适，经行尚规则，末次月经1991年1月4日。现夜寐不安，大便干结，舌尖红，苔薄白，脉细数。此属肝肾亏损，阴虚血热之象。治以滋肾养肝，清热调经，方用地骨皮饮加味。

处方：当归10g，川芎6g，白芍10g，生地15g，地骨皮10g，丹皮10g，旱莲草20g，女贞子10g，北沙参10g，麦冬10g，甘草6g。4剂，每日1剂，水煎服。

二诊（1992年4月30日）：药后行经时间缩短，经量仍较多，末次月经4月20日。半月来夜难入寐，心烦，头晕，大便数日一行，舌红少苔，脉细弦。仍守前法，以上方加减。

处方：当归10g，川芎6g，白芍10g，生地15g，地骨皮10g，丹皮10g，桑枝20g，夜交藤20g，丹参10g，小麦20g，甘草5g。4剂，每日1剂，水煎服。

1992年7月随访，服上方后，经量已正常，25天为一周期，行经时间为3天。

按语：肝肾同源，胞宫系于肾。异物植入胞宫，影响肝肾，阴血不足，虚热内生，热扰血海，乘经行之际，迫血下行，故经量增多，经期延长。虚热煎熬，血凝成瘀，故经血夹块；虚热内扰心神，则夜寐不安；热灼津亏，肠道失润，故大便干结；舌尖红，脉细数为阴虚内热之象。故治以滋阴生水，补阴敛阳。方中生地、四物汤凉血和血，使热去而正不伤；甘淡寒之地骨皮清虚热；丹皮"和血、生血、凉血，治血中伏火"（《本草纲目》）；旱莲草、女贞子补益肝肾、养血止血；北沙参、麦冬养阴生津；甘草补脾益气，调和诸药。全方以滋肾养肝、益阴生水为主，兼以清热凉血，使阴足阳敛，故疗效肯定。

2. **血寒证**

本型的主要症状为经行延后，量少，色暗，小腹疼痛，得热则减，畏寒肢冷，面色苍白，大便溏薄，小便清长，舌质淡，苔薄白，脉沉细。根据"寒者热之"的原则，本型的治疗应以温经散寒为主，可用《金匮要略》之温经汤（吴茱萸、当归、川芎、白芍、党参、桂枝、阿胶、丹皮、制半夏、麦冬、生姜、炙甘草）治之。本方不仅能温经散寒，且有益气养血的作用，凡血虚寒凝之证均可用本方加减治之。如寒邪较甚，少腹、小腹疼痛剧烈者，可加小茴香、香附、艾叶之类以温经止痛；有血块者，加莪术、泽兰、益母草以化瘀消块。

病例

黄某，女，16 岁。1990 年 2 月 22 日初诊。

患者 12 岁月经来潮，从初潮开始即出现痛经。经行第一天少腹、小腹疼痛剧烈，痛如针刺刀割，面色发青，四肢冰冷，冷汗淋漓，心慌，呕吐，食入则吐，不能进食，伴有腰痛。服止痛药、用止痛针均无效。月经周期规则，28～30 日一行，经量中等，经色暗红，有瘀块，块出痛减，经行 5 天净。末次月经1990 年 1 月 27 日。平素时有腰痛，带下较多，稀白无异味，纳食不振，大便十结，舌质淡，苔薄白，脉虚细。证属阳虚寒盛，瘀血内停。治以温经散寒，行血化瘀，以《金匮要略》温经汤加减。

处方：当归10g，川芎10g，赤芍10g，桂枝6g，吴茱萸3g，丹皮10g，麦冬10g，党参15g，莪术10g，香附10g，炙甘草5g。4 剂，每日 1 剂，水煎服。

二诊（1990 年 7 月 26 日）：服上方后痛经好转，因学习繁忙，未能坚持诊治，停药后经行腹痛再作。末次月经 7 月 5 日，经行乳房胀痛，经潮时少腹、小腹胀痛，伴呕吐、冷汗出，经量中等，色暗红，有血块，舌淡红，苔薄白，脉细缓。方已对证，效不更方，再以原方加减。

处方：当归10g，川芎10g，赤芍10g，桂枝6g，吴茱萸3g，党参15g，莪术10g，益母草10g，香附10g，甘松6g，炙甘草5g。

上方连服 3 个月，每月经前服药数剂，药后诸证悉除。停药半年后随访，痛经告愈。

按语：患者肾气未充，肾阳不足，阳虚阴盛，寒从内生，血为寒凝，运行不畅，故经来腹痛。张仲景以温经汤治妇人冲任虚寒兼有瘀血而引起的崩漏证，我活用之，以之治疗肾阳亏虚，血为寒凝，瘀血内停之痛经。方中桂枝温经通脉；芍药用赤芍，与川芎相须为用，以活血化瘀；吴茱萸暖肝散寒；当归补血养阴；党参、炙甘草补益中气；麦冬、丹皮两味既可养阴活血，又能防它药过燥之性；加入莪术以活血，香附以理气。二诊时更添益母草、甘松，以加强理气活血之力，去麦冬、丹皮，防其阴寒过用，阻碍阳气生发之机。药能对证，故疗效霍然。

3. 血虚证

本型的主要症状为月经后期，量少，色淡，甚或经闭不行，面色萎黄，头晕心悸，舌淡苔少，脉虚细等。根据"虚则补之"的原则，本型的治疗应以补血益气为法，可用《和剂局方》中的人参养荣汤（党参、北芪、茯苓、白术、当归、熟地、白芍、肉桂、陈皮、远志、五味子、甘草、生姜、大枣）治之。本方偏重补养后天脾胃，可酌加菟丝子、覆盆子、鹿角胶等，以温养先天之根，促进血液生成之源。如血枯经闭者，当用补而通之的方法，宜以一贯煎（当归身、生地、枸杞子、沙参、麦冬、川楝子）酌加参、芪、牛膝、枳实治之。

病例

杨某，女，30岁。1992年9月15日初诊。

患者6年来经期延后10日以上，甚或两月一行，经量中等，色淡无块，一周干净，伴腰酸。末次月经7月27日。平素带下一般，心烦失眠，纳、便尚可，舌质淡，苔薄白，脉细。证属营血不足，冲任血虚。治以养血益气调经。

处方：当归10g，川芎6g，白芍10g，熟地15g，鸡血藤20g，丹参15g，党参15g，艾叶10g，香附6g，益母草10g，炙甘草6g。3剂，每日1剂，水煎服。

半年后随访，药后经行规则，每月一行。

按语：经者血也。营血亏虚，冲任不足，血海不能如期满溢，故经期延后，经色淡；血不养心，故心烦失眠；肾为气血之始，肾气不足故腰酸；舌淡脉细为血虚之象。方以四物汤养血活血；鸡血藤配丹参，有补有行，使无留瘀之虞；党参补中益气，使气能生血；艾叶温通经脉；香附理气调经；益母草活血祛瘀。全方以补为主，补而不滞，使气旺血足，则经行如期。

4. 气虚证

本型的主要症状为月经先期，量多，色淡质稀，甚则崩漏不止，伴肢体困倦，面色㿠白，气短自汗，舌质淡，苔薄白，脉虚弱无力。"衰者补之"，本型的治疗原则以补气摄血为主，佐以升提之法，可用《脾胃论》之补中益气汤（黄芪、人参、当归、陈皮、升麻、柴胡、白术、甘草）加减治之。方中之参、芪、术、草健脾益气，当归补血调经，陈皮理气，升麻、柴胡升举下陷之清阳。如出血过多，伴有头晕目眩者，可加首乌、枸杞子以滋阴养血，加荆芥炭、棕榈炭固涩止血；经后少腹、小腹绵绵而痛，为气血不足、筋脉失养之征，可用圣愈汤加小茴香、香附治之。

病例

杨某，女，38岁。1991年1月29日初诊。

不规则阴道流血2个月余。患者既往月经尚规则，末次月经1990年11月17日，量偏少，2天干净。11月24日复见阴道流血，量或多或少，至12月1日又突然出现剧烈腹痛，到某医院住院检查，拟诊宫外孕、左侧附件炎，治疗后好转出院。后再到某医院诊治，诊为功能性子宫出血，服妇康片1周，阴道流血未止，又服中药15天，阴道流血仍淋沥不净。现出血量时多时少，量多时如山崩，少则点滴漏下，色淡红或暗红，面白神差，舌质淡，苔薄白，脉细。诊为气虚崩漏，治予益气摄血。

处方：炙黄芪20g，党参15g，茯苓10g，白术10g，升麻3g，仙鹤草10g，益智仁10g，桑螵蛸10g，小蓟10g，荆芥炭10g，炙甘草6g。3剂，每日1剂，水煎服。

二诊（1991年2月1日）：上方服1剂流血量减少，2剂尽即无出血。药已对证，守方加减。

处方：炙黄芪20g，党参15g，白术10g，茯苓10g，陈皮5g，升麻2g，柴胡2g，煅牡蛎30g，仙鹤草10g，炙甘草6g。7剂，每日1剂，水煎服。

三诊（1991年2月8日）：阴道流血未作，精神转佳，舌淡红，苔薄白，脉细。气虚不运，必有瘀血内留。治以益气健脾，养血调经，兼活血祛瘀，用归芍异功散加味。

处方：党参15g，白术10g，茯苓10g，陈皮5g，当归身10g，赤芍10g，生牡蛎

30g，威灵仙 15g，猫爪草 10g，香附 6g，炙甘草 6g。

上方进服二十余剂，3 月 5 日经行，量偏多，色鲜红，5 天即净。按上法再调治 1 个月，4 月份经行量减，后停药观察，半年来月经周期正常，经量中等，行经期为 3 天。

按语：患者阴道流血两月余，血色淡红，量多如崩或点滴漏下，面白舌淡，为气虚下陷，冲任失固，不能制约经血所致。治宜止血为先，采用益气摄血之法。方以炙黄芪、党参、茯苓、白术、炙甘草健脾益气；益智仁、桑螵蛸补肾涩血；升麻升阳举陷；气虚不运，血行不畅，导致血瘀，故又用小蓟止中有化，"破宿血，止新血"（《本草拾遗》）；仙鹤草收敛止血；荆芥炭温经止血。血止之后，用异功散健脾益气，炙黄芪补气升阳；瘀积日久，结而成癥，因而以当归、赤芍补血活血化瘀；生牡蛎"除老血"，软坚散结；威灵仙宣通十二经脉，祛血凝气滞；猫爪草活血祛瘀，消癥散结；香附疏肝理气，使气能行血。如是则瘀血去，新血生，气旺统血，血循脉行，自无经乱之虞。

5. 气滞（气郁）证

本型的主要症状为月经后期，量少，色暗红或正常，间或夹血块，经将行或经行之时少腹、小腹胀过于痛，按之不减，胸脘痞闷，乳房、胁肋胀痛，触之更剧，舌质紫暗或有瘀点，脉沉弦或涩。气滞又往往影响血液的运行。"抑者散之"，本型的治法，当以行气活血为主，佐以化瘀，可用《普济本事方》之紫苏饮（紫苏、陈皮、大腹皮、当归、白芍、川芎、人参、甘草）去甘草合《和剂局方》之失笑散（五灵脂、蒲黄）加莪术、甘松治之。气滞多血瘀，故常配用延胡索、桃仁、红花之类。肝主疏泄，调畅气机，气机郁滞多责之于肝，因而亦可用柴胡疏肝散、逍遥散加减为治。

病例

利某，女，30 岁。1991 年 1 月 11 日初诊。

患者半年来经前 1~2 天出现头痛，以前额部及两颞侧为甚，经潮则痛自止。月经周期尚准，现为经行第 3 天，头痛已止，经量中等，色暗红，胸闷乏力。平素常觉右胁胀痛，情绪变化时尤甚，纳可便调，舌尖红，苔薄白，脉细弦略滑。辨证为肝气郁结，气机阻滞，经气不利。治拟疏肝解郁，理气行滞，用逍遥散加味。

处方：柴胡 6g，当归身 10g，白芍 10g，茯苓 10g，白术 10g，薄荷 5g（后下），合欢花 6g，素馨花 6g，益母草 10g，炙甘草 6g。4 剂，每日 1 剂，水煎服。

二诊（1991 年 1 月 18 日）：药后胸闷、乏力症减，右胁仍胀，舌偏红，苔薄微黄，脉细弦。治守前法，上方进退。

处方：柴胡 6g，当归身 10g，白芍 10g，茯苓 10g，合欢花 6g，素馨花 6g，益母草 10g，田基黄 20g，麦冬 10g，郁金 10g，薄荷 5g（后下），炙甘草 6g。4 剂，每日 1 剂，水煎服。

三诊（1991 年 2 月 9 日）：2 月 5 日经潮，头痛未作，经色、经量正常，现月经未净，舌稍红，苔薄黄，脉弦细。改用养血调经之法。

处方：当归身 10g，川芎 6g，白芍 10g，熟地 15g，鸡血藤 20g，丹参 15g，川断 10g，益母草 10g，炙甘草 6g。4 剂，每日 1 剂，水煎服。

按上法再调理 1 个月经周期，头痛不再发作。1991 年 10 月随访，亦无反复。

按语：肝为风木之脏，司藏血而主疏泄，厥阴肝经络阴器，布胸胁上额。本病例素有右胁胀痛，为肝郁气滞之征。肝气不舒，气机郁滞，郁久化火，在经将行之时，相火内动，气火上逆，故经前头痛。初用柴胡疏肝解郁，开枢清热，配辛凉之薄荷、辛平香淡之素馨花、合欢花，则其疏解之力更佳；治经不离血，用当归、白芍养血敛阴以柔肝；益母草活血调经，微寒又可平上炎之相火；更以茯苓、白术、炙甘草健脾和中。三诊经血正潮，肝气已舒，遂予以养血调经之药，使经来顺畅，则相火潜藏，诸症告瘥。

6. 血瘀证

本型的主要症状为经前及经行之时少腹、小腹刺痛，按之不减，经行前后不定，量多少不一，有时经行量少，淋沥不断，有时突然下血量多，色紫暗有块，块出则疼痛减轻，舌质紫暗或边尖有瘀点，脉沉涩或沉紧等。"结者散之"，本型的治疗原则以活血化瘀为主，佐以理气行滞，可用《医宗金鉴》之桃红四物汤（桃仁、红花、当归、川芎、赤芍、熟地）合失笑散治之。经痛剧烈者，宜加金铃子散、木香、香附以理气止痛；出血淋沥不断，或量多者，宜酌用既能化瘀又能止血之品，如三七、茜根、益母草、藕节、阿胶之类。

病例

何某，女，33 岁。1990 年 6 月 14 日初诊。

经行腹痛 20 年。患者 13 岁月经初潮，自初潮始经行少腹、小腹疼痛剧烈，甚则呕吐，须服"去痛片"疼痛方能缓解。月经周期规则，经量中等，经色暗红，夹瘀块，5 天经净，经将行乳房胀痛，经后腰酸累。平素常失眠，大便硬结。末次月经 1990 年 5 月 23 日。舌淡红，苔薄黄，脉细数。证属血瘀痛经。治以活血化瘀，理气行滞，用桃红四物汤加味。

处方：当归 10g，川芎 6g，赤芍 10g，熟地 15g，桃仁 10g，红花 6g，泽兰 10g，鸡血藤 20g，五灵脂 6g，莪术 10g，甘松 10g。7 剂，每日 1 剂，水煎服。

二诊（1990 年 7 月 12 日）：6 月 19 日经行，腹痛较上月大减，但觉腹胀，经色暗红，经量中等，瘀块减少，经行 4 天干净。经后偏头痛，口苦，烦躁，失眠，大便硬结，数日一行，舌淡红，苔薄白，脉沉细。瘀血渐化，但肝气未疏，气郁化热化火，改用清肝解郁、行气活血之法，用丹栀逍遥散加味。

处方：丹皮 10g，栀子 6g，柴胡 6g，当归 10g，白芍 10g，茯苓 10g，白术 10g，益母草 10g，白蒺藜 10g，薄荷 5g（后下），甘草 6g。3 剂，每日 1 剂，水煎服。

三诊（1990 年 7 月 24 日）：7 月 17 日经行，腹痛比上月减轻，但经行腰痛，舌质淡红，苔薄白，脉细缓。现值经后，以补益气血、滋补肝肾为治，用归芍地黄汤加味。

处方：当归 10g，白芍 10g，熟地 15g，怀山药 15g，山萸肉 6g，茯苓 6g，丹皮 6g，泽泻 6g，鸡血藤 20g，丹参 15g，补骨脂 10g。4 剂，每日 1 剂，水煎服。

四诊（1990 年 8 月 27 日）：8 月 14 日经行，腹痛轻微，经色暗红，有瘀块，经量中等，4 天干净，舌淡红，苔薄白，脉沉细。血瘀血滞之象十去其七，予养血活血调经之法以巩固疗效。

处方：鸡血藤 20g，丹参 15g，当归 10g，川芎 6g，赤芍 10g，熟地 15g，续断 10g，苏木 10g，红枣 10g。3 剂，每日 1 剂，水煎服。

此后继续调治 4 个月，每月服药 3～7 剂。至 1991 年 1 月随访，月经色、量正常，经行腹痛消失。

按语：肝郁气滞，气不行血，瘀血内停，阻于冲任，经血欲行而不畅，故经行腹痛、经色暗红、夹瘀块；气郁不舒，克伐脾胃，乳络不畅，故经前乳房胀痛；久病正虚，肾精亏损，故经后腰酸累。治以活血化瘀、理气行滞。初诊用桃红四物汤养血活血逐瘀；鸡血藤补血行血；五灵脂苦泄温通，入肝经血分，活血散瘀止痛；泽兰疏肝气、通经脉，活血祛瘀而不伤正；莪术为血中之气药，既能活血又可行气；甘松疏畅气机，行气止痛。药后瘀血得以消散，故经行腹痛症状大减。然肝气未疏，气机郁滞，化热化火，故见头痛、口苦、烦躁、失眠诸症。再用丹栀逍遥散清肝热、疏肝气、行气活血，使肝气得疏，气助血行，自无留瘀之患。久病伤正，肝肾有亏，终以滋补肝肾、养血调经之法而收全功。

7. 痰湿证

本型的主要症状为月经错后，量少，色淡，甚或经闭不行，带下量多，色白质稀，形体肥胖，胸闷泛恶，肢体倦怠，苔白腻，脉滑或细缓等。根据《金匮要略》"病痰饮者，当以温药和之"的原则，本型治疗方法为健脾燥湿、行气化痰，可用《叶天士女科诊治秘方》中苍附导痰丸（茯苓、制半夏、陈皮、甘草、香附、苍术、胆星、枳壳、生姜、神曲）治之。带下色黄而稠秽者，宜加黄柏、连翘、苦参、苡仁之类；经闭不行者，酌加活血通经之药，如当归、川芎、牛膝、枳实之属。

病例

刘某，女，37 岁。1990 年 5 月 14 日初诊。

月经延后，继而闭经两年余。患者 1987 年 11 月因月经量多，行经期延长取环，自取环后月经延后，或两月一行，继而闭经，要注射黄体酮月经方行，不用药则无月经。末次月经 1990 年 2 月 13 日（使用黄体酮），3 月、4 月闭经，5 月 7 日起肌注黄体酮共 3 支，迄今经水未潮，夜寐多梦，近两天咳嗽有痰，咽喉微痛，望其形体肥胖，舌质淡，苔薄白，脉沉细。辨证属痰湿阻滞之闭经。治以豁痰除湿、活血通经，用苍附导痰丸加减。

处方：制半夏 10g，陈皮 6g，茯苓 20g，当归 10g，赤芍 10g，远志 5g，藿香 10g，鸡血藤 20g，丹参 20g，炙甘草 6g。3 剂，每日 1 剂，水煎服。

二诊（1990 年 5 月 20 日）：服药后第二天月经来潮，经量中等，色鲜红，有血块，少腹胀痛。现经量已减，寐差梦多，舌质淡，苔薄白，脉沉细。仍宗前法，上方出入。

处方：制半夏 10g，陈皮 6g，茯苓 20g，当归 10g，白芍 10g，续断 10g，益母草 10g，藿香 6g，远志 5g，合欢花 6g，炙甘草 6g。3 剂，每日 1 剂，水煎服。

三诊（1990 年 6 月 12 日）：5 月 21 日经净，现除夜寐多梦外，余无不适，舌质淡，苔薄白，脉虚细。效不更方，再以原方损益。

处方：制半夏 10g，陈皮 6g，茯苓 20g，鸡血藤 20g，丹参 15g，当归 10g，川芎 10g，白芍 10g，泽泻 10g，荆芥 5g（后下），远志 6g，炙甘草 5g。7 剂，每日 1 剂，水煎服。

四诊（1990 年 6 月 22 日）：月经期至未行，舌质淡，苔薄白，脉细。守上方去白芍、荆芥，加赤芍 10g，制附子 10g（先煎）。7 剂，每日 1 剂，水煎服。

五诊（1990 年 6 月 29 日）：经水仍未行，无何不适，舌质淡，苔薄白，脉细缓。继用前法，佐以通行。守上方加穿破石 20g，炒山甲 12g。7 剂，每日 1 剂，水煎服。

六诊（1990 年 7 月 6 日）：7 月 4 日月经来潮，经量中等，色暗红，腰部微痛，舌质淡，苔薄白，脉细缓。现值经期，改用养血活血，补肾调经之法。

处方：鸡血藤 20g，丹参 15g，当归 10g，川芎 10g，白芍 10g，熟地 10g，川断 10g，益母草 10g，红花 3g，炙甘草 5g。3 剂，每日 1 剂，水煎服。

此后继续调治，间断服药 5 个月。以苍附导痰丸燥湿化痰，异功散健脾益气，附子、肉桂温通经脉。停药 3 个月后随访，月经已按期来潮，经期、经色、经量均正常。

按语：本病例形体肥胖而月经不行，属实证之闭经。肥胖之体，多痰多湿，痰湿阻滞下焦，气血运行不畅，冲任壅塞，胞脉闭而经不能行，即《女科切要》所说："肥白妇人，经闭而不通者，必是痰湿与脂膜壅塞之故也"。我在治疗上从痰湿着眼，以苍附导痰丸加减。用制半夏燥湿化痰，痰湿除而脾自能健；陈皮理气燥湿，气顺则痰湿能除；茯苓渗湿健脾，使湿去而脾旺；藿香芳香行散，增强化湿之力；远志"行气散郁，并善豁痰"（《本草再新》）；再用当归、赤芍、鸡血藤、丹参养血活血通经。痰湿得化，经脉通利，故疗效满意。《金匮要略》指出："病痰饮者，当以温药和之"，痰湿乃黏腻重浊之阴邪，非温化不能收其功。治疗过程中用附子、肉桂辛温扶阳，温通经脉，以异功散健脾益气，治其生痰之源，使阳气旺盛，脾气健运，痰无由生，经脉通利，则经水顺调。

8. 脾虚证

本型的主要症状为经行先后无定期，或暴崩下血，或淋沥不绝，色淡质稀，气短无力，面色苍白或虚浮，四肢不温，纳差便溏，舌质淡嫩，脉细弱或虚迟等。"劳者温之"，本型的治疗方法宜健脾益气、养血调经，可用《伤寒论》之理中丸（党参、白术、干姜、炙甘草）加北芪、益母草、当归治之。如暴崩下血，则去当归，防其动血，加海螵蛸、荆芥炭、阿胶之类。伴见带下量多色白质稀者，宜用附子汤合缩泉丸温暖脾肾，固涩止带。

病例

张某，女，33 岁。1993 年 4 月 13 日初诊。

阴道流血 23 天。患者既往月经周期规则，偶有经期延长。3 月 10 日经行，量中，7 天干净。于 3 月 21 日复见阴道流血，伴小腹剧痛，腰酸胀，服乌鸡白凤丸等药后腰腹胀痛消失，但阴道流血不止，量时多时少。现阴道出血量少，色淡红，无血块。平素带下量多，色微黄，纳、寐可，二便调，舌淡红，苔厚腻微黄，脉细。诊为脾虚崩漏。治以健脾益气，养血调经，用理中汤加减化裁。

处方：党参 15g，白术 10g，炙黄芪 15g，当归 10g，陈皮 6g，荆芥炭 6g，鹿角霜 20g，芡实 10g，升麻 3g，柴胡 3g，炙甘草 6g。3 剂，每日 1 剂，水煎服。

二诊（1993 年 4 月 16 日）：上方服一剂后阴道流血即止。现带下量一般，稍黄，纳、寐、便如常，舌淡红，苔黄腻稍厚，脉细。仍以健脾益气为主，并兼补益肝肾，守上方去荆芥炭，加覆盆子 10g。4 剂，每日 1 剂，水煎服。

药后病情稳定，因带下时黄，有臭味，外阴瘙痒，改用当归芍药散加味调理以善后。至 1993 年 7 月随访，经、带均正常。

按语：患者脾气虚弱，统摄无能，故血液妄行，量或多或少，血色淡红；脾虚不运水湿，湿浊下注，故带下量多；湿郁化热，则带下时黄；苔厚腻微黄为脾虚湿热内壅之征。治以健脾益气，养血调经。用党参、白术、炙黄芪、炙甘草健脾益气，气足则能统血；陈皮理气运脾，使补而不滞；当归补血活血，使血止而无留瘀之弊；升麻、柴胡升举下陷之清阳，"脾宜升则健"（《临证指南医案》）；荆芥炭、鹿角霜、芡实温涩止血。如是使脾健升清，则能统摄血液，自无崩中漏下之虞。脾气健运，湿无由生，则带下正常。

9. 肾虚证

本型的主要症状为经行先后不定期，量或多或少，色淡，甚或经闭不行，或淋沥不断，腰膝酸软，头晕耳鸣，精神不振，面色晦暗，便溏溺多，舌质淡，苔薄白，脉细弱。本型属虚损之证。"损者益之"，治宜补益肾气，养血调经，可用《景岳全书》之固阴煎（党参、熟地、怀山药、山茱萸、菟丝子、远志、五味子、炙甘草）加鹿角霜、覆盆子、茺蔚子、当归身治之。如经闭不行者，加牛膝、枳实引血下行。出血量多或淋沥不断，此为崩漏之兆，当分其为阳虚或阴虚。阳虚者加黄芪、续断、桑螵蛸、姜炭、艾叶以温肾止血；阴虚则加玄参、女贞子、旱莲草、阿胶以滋肾摄血。

病例

刘某，女，41 岁。1992 年 7 月 21 日初诊。

患者 3 年来月经提前 7～10 天而至，经量多，色红，有血块，7 天干净，经前夜寐梦多，平时常腰痛，困倦思睡，带下量少，纳、便如常，末次月经 1992 年 7 月 4 日，舌淡红，苔薄白，有花剥，脉细。证属肾阴亏虚。治以滋阴益肾，养血调经，用六味地黄汤加味。

处方：熟地 15g，怀山药 15g，山萸肉 6g，茯苓 6g，丹皮 6g，泽泻 6g，北沙参 10g，麦冬 10g，当归身 10g，茺蔚子 10g，甘草 5g。3 剂，每日 1 剂，水煎服。

二诊（1992 年 7 月 28 日）：药已，口干口苦欲饮，夜寐梦多，舌淡红，苔薄黄，有剥苔，脉细。此因水亏火旺，治以滋肾阴、清虚火。

处方：生地 15g，丹皮 10g，地骨皮 10g，白芍 10g，当归 10g，丹参 15g，桑寄生 15g，麦冬 10g，女贞子 10g，荷叶 10g，甘草 5g。3 剂，每日 1 剂，水煎服。

三诊（1992 年 8 月 4 日）：7 月 31 日经行，量多，色红，血块少，伴腰痛，现经量已减少，舌淡红，苔薄黄，脉细。仍以滋补肾阴，补阴配阳为法。

处方：生地 15g，怀山药 15g，山萸肉 6g，茯苓 6g，丹皮 6g，泽泻 6g，当归身 10g，白芍 10g，旱莲草 20g，女贞子 10g，甘草 6g。

用上方加减，继续调治 2 个月，经期、经量恢复正常，25～28 天一周期。

按语：肾阴不足，虚热内生，热扰冲任，血海不宁，经血失其固摄而妄行，则月经先期而量多。治之当"壮水之主，以制阳光"，《景岳全书·妇人规》所说的："若微火阴虚而经多者，治宜滋阴清火"，正是指此而言。我以六味地黄汤滋肾阴，补真水；北沙参、麦冬滋补肺胃之阴，使金能生水，补母而令子实；当归补血和血调经，并治"阴分不足"（《本草再新》）；茺蔚子活血调经，朱震亨言其"有补阴之功"，《本草正义》谓其"沉重直达下焦，故为补益肾阴之用"。治疗过程重在补肾滋水，使水足而火自平，阴生而阳自秘，则经行如期。

以上是我在临床上对月经病分型论治的方法。疾病是千变万化的，选方用药亦要随证而灵活加减。以上分型仅是就临床常见者而言。在临证之时，还须根据病人体质的强弱、病情的变化及地理环境、气候寒温而决定治疗原则，才能收到预期效果。

月经病的防治

月经病包括的内容很多，简而言之，不外是期、色、质、量的改变，并伴有腹部胀痛不适，甚则崩漏不绝或闭止不行。

月经病是妇女四大疾病之一，它不仅影响妇女的身体健康，而且妨碍胎孕生育，因此，对月经病的防治有着十分重要的意义。

一、月经病的预防措施

月经是妇女的正常生理现象，在月经将行及行经期间，由于生理上的变化，一般来说，身体的抵抗力较差，如果生活起居稍一不慎，外邪往往得以乘虚而入，容易引起各种病变。所以在平时，尤其是行经期间，必须注意预防，以避免月经病的发生。那么，该怎样预防呢？

1. 注意保持下身的温暖，以免寒湿冷气的侵袭。

2. 在行经期间，禁止游泳、冷水盆浴及过食生冷之品，避免经血骤然凝滞，留瘀为患。

3. 防止长期不良的精神刺激，以保持脏气的平和，从而达到气血和调，经行舒畅的目的。

4. 在行经期间及月经刚净时，绝对禁止性交，以防止损伤冲任，造成瘀血停聚胞脉等不良后果。

5. 外阴要保持清洁，月经带要勤洗勤换，并在阳光下晒干。月经纸要干净，质地要柔软，以免擦伤肌肤。

6. 在行经期间，不宜阴道用药。平时阴道用药时，应避免使用辛辣助阳或寒腻阴柔之品，以免动血或寒凝血滞。

7. 定期进行妇科检查，做到早期发现疾病，早期进行治疗。

疾病的发生原因虽然是多方面的，但内因是主要的，是起决定作用的因素。正如

《内经》所说："邪之所凑，其气必虚。"如果能够很好地贯彻"预防为主"的方针，做到未病先防，已病防变，保持正气充沛，便可防止或减少月经病的发生。

二、月经病的病因

月经病发生的原因，也和其他各种疾病一样，主要是外感与内伤。根据妇女的生理特点，外感六淫之中，常以寒、湿、热为主。寒、湿都是阴邪，寒性收引凝滞，易伤阳气，影响血液的运行，湿邪重浊黏腻，困阻气机，易导致血液运行不畅，故寒湿之患常常造成经痛、经行错后甚则经闭不行等病变。热为阳邪，过热则迫血妄行，故临床上可出现月经先期、量多甚则经行吐衄、崩漏等病变。

内伤，主要是指体质虚弱、不良的精神刺激、饮食不节、多产房劳而言。这些因素都可直接或间接影响到脏腑、气血、冲任的正常生理功能，因而导致各种月经病的发生。禀赋不足、肾气本虚往往造成月经后期或闭止不行。长期的不良精神刺激，可导致气血失调，如肝气郁滞，则经行疼痛或经闭不行；肝火过旺，则经行超前或崩漏。饮食是维持人体健康的营养物质，是气血的来源，但如果暴饮暴食或恣食生冷辛热之品，则会损伤脾胃，不能统摄和生化血液，也会影响月经，如过寒则血凝，经行受阻；过热则血妄行，经行先期，量多，甚则崩漏。房事孕产与胞宫和冲任二脉有着密切的关系。房事过劳、孕产过多都直接损伤胞宫和冲任二脉，致使血液妄行而造成各种月经的病变，所以应提倡晚婚和实行计划生育。

三、月经病的诊断

月经病的诊断也同其他疾病一样，要通过四诊搜集，找出局部病变和全身症状，加以综合分析，分清寒热虚实，明确在脏在腑，才能做出正确诊断。这里着重谈谈从月经的期、色、量、质的变化辨别寒热虚实、病邪在脏在腑。

1. 经行的先后

经者血也，常也。月经的周期，一般是 28 天左右。凡超前或错后 1 周以上，并伴有不适感觉者，便是月经的病变。经行超前，多为实为热，经行错后，多为虚为寒。但必须注意从全身的兼症和脉舌的变化来判定。经行超前，量多，色红，苔黄，舌质红，脉数，才属于热。而经行超前，量多，色淡，质稀，脉虚，舌质淡嫩，则是气虚不摄血之故。经行错后，量少，色淡，四肢不温，脉虚细，舌质淡，才属虚寒之候。如果经行错后，量或多或少，经行时少腹、小腹疼痛，按之不减，经色紫暗而夹块，则是瘀血阻滞胞脉，经行不畅之患。

2. 经血的淡紫

月经的正色在行经全过程中依次为淡红、深红、淡红。一般来说，色紫者多为热，色如米泔者多为寒，紫黑成块而鲜明者多为热。当然，还要结合全身脉症来定。正如叶天士所说："血黑属热，此其常也；亦有风冷外束者，十中尝见一二。"盖寒主收引，小腹必常冷痛，经行时见手足厥冷，唇青，面白，尺脉或迟，或微而虚，或大而无力；热则尺脉洪数，或实而有力。参之脉症可鉴别寒热。

3. 经量的多少

月经的量一般是 50～100ml 左右，每次经行时间为 3～5 天。经量过多或过少，都是病变的表现。凡是月经过多而色淡质稀者，为气虚不摄血；量多而紫黑鲜明者，为热邪迫血妄行。月经过少而色淡者，为气血两虚；血紫而夹块者，多为瘀热之变。当然，量的多少，证的虚实，还应结合全身的情况来判断。例如，体形肥胖，平时带下量多，虽然经行错后而量少，但此为阳气不伸，痰湿凝滞经脉，以致血行不畅之故；反之，体弱形瘦，心烦少寐，虽经行超前而量多，但此多属阴虚不济阳，虚火内动，血室不宁谧所致。

4. 经质的浓稀

月经的质地以不稠不稀、无凝结、无血块、无特殊臭味为正常。经质稠黏如脂如膏而有臭秽者，为血热之证；经质清稀而无臭味者，乃气血不足之候。

总之，对于一个月经病的判断，不仅要看局部，也要注意到整体，除了对月经的期、色、质、量的变化要有细致的了解外，还要考虑病人的全身脉症情况，尤其是体质的强弱及病人的肥瘦黑白，更不应被忽略。体质强者多呈阳证实证；体质弱者多呈阴证寒证。肥白之体，证多寒化湿化；瘦黑之人，证多热化火化。

四、月经病的治疗

月经病的治疗，同样是要辨证论治，根据证的寒热虚实，决定治疗的方法。在治疗月经病的过程中，有几个问题要特别加以注意。

1. 治病要求本，求本要调经

"治病必求其本"，这是治疗疾病的根本原则。治疗月经病，当然也不例外。前人曾说过："妇人有先病而后经不调者，有因经不调而后生病者，如先因病而后经不调者当先治病，病去则经自调；若经不调而后生病者，当先调经，经调则病自除矣。"这里虽有治病调经和调经治病先后之分，但都是治本的原则，其最终的目的是为了达到月经的调和。例如，虫积日久而导致气血不足，经行错后，甚或经闭不行者，治之当用祛积杀虫之法以治本；每次经行血量过多，以致气血亏损者，当用益气补血、止漏调经之法。两者的致病因素尽管有所不同，但其结果均是造成气血不足的病变，所以它的治疗既要治本，又要调经，这样才能收到预期的效果。

2. 调经要顺气，顺气要疏肝

血液是月经的主要成分。血与气是息息相关的。气为血之帅，血为气之母，血随气而行，气赖血以载，气行则血行，血到则气到，气滞则血凝，气热则血热，气寒则血寒，气升则血升，气降则血降。所以调经必须要养血，养血要顺气，顺气要从疏肝着眼。因为肝藏血而主疏泄、升发，是体阴而用阳之脏，肝气是否条达，与月经有密切的关系。肝气愉悦舒畅，气机疏利，则经行如期；肝气郁结，则气机阻滞，血行亦不畅，常常导致月经不调，甚或经闭不行。故合欢花、素馨花、柴胡等疏肝开郁的药品，常为顺气调经之用。

3. 健脾和胃，以利经血之生化

胃主受纳腐熟，为水谷之海，脾主运化而统摄血液，脾胃同为后天之本，是人体营养的仓库，是气血的来源，脾升胃降，则气血来源充沛，经行正常。反之，脾胃虚损，不能腐熟运化食物，则气血来源匮乏，以致月经不调，甚或经闭不行。所以，调经之法除了疏肝之外，还要补养脾胃，使经源充足，则经行可期。

4. 滋补肾气，以固经血之根基

肾藏精而主蛰封藏，为阴阳气血之根源，是先天之根本。肾气的强弱，直接与经血的通行与固藏有着密切的关系，所以《内经》有"肾气盛，天癸至，任脉通，太冲脉盛，月事以时下"之说。尤其是崩漏的病变，往往与肾气不全、固藏无能有关。在治病求本的基础上，酌加菟丝子、覆盆子、五味子等平补阴阳之品，不仅止漏摄血较快，而且疗效巩固。这是因为肾为水火之脏，水足精充，则肾气旺盛，根基牢固，不仅能治经病，而且可治不孕等病证。所以调经之法，必须注意滋补肾气，治调其阴阳，从而达到调养经血的目的。

5. 治经要及带，治带可调经

月经病和带下病是妇女常见的疾病，两者往往同时出现。在治疗月经病时，必须适当考虑其与带下病的相互影响。如湿热引起的病变，湿热熏蒸，壅滞胞宫，既能导致水津不化，湿浊下注而绵绵带下，又能损伤冲、任、带诸脉，以致经行失常。所以在治疗之时，不仅要治经，还要治带，在湿浊带下严重之时，还要通过治带来调经，这样才能收到预期的效果。

6. 调经要分型论治

证既有寒热虚实之分，人的体质又有强弱肥瘦之别，因而治疗时除了掌握治疗的基本原则之外，还要结合病人的具体情况和临床表现分型论治。月经病在临床上一般分以下几个类型：

（1）血热证：本型的主要证候为经行超前，量多，色深红或紫黑，经质稠浓，伴口渴，心烦，舌红苔黄，脉滑数有力等。根据"热者寒之"的原则，本型的治疗应以清热凉血为主，可用《景岳全书》之清化饮治之。方中生地、丹皮、赤芍、黄芩既能清热，又能凉血，石斛和麦冬养胃生津，茯苓健脾宁心神。全方清中有润，诚是清热凉血之良方。月经将行少腹、小腹、乳房胀痛，证属肝郁化火，可酌加川楝子、合欢花、柴胡、山栀子之类以解郁清热。经量过多而夹血块者，可加益母草、藕节、旱莲草之类以化瘀止血。如月经超前，量少，色红，潮热颧红，舌红少苔，脉细数者，此为阴虚血热之象，可用《傅青主女科》之两地汤以养阴清热。方中以增液汤、白芍、阿胶滋阴养血，地骨皮清虚浮之热邪，全方以滋养益阴为主，达到"壮水之主，以制阳光"之目的。此方中还可酌加旱莲草、女贞子、茺蔚子之类，以加强其补肾滋阴的功能。

（2）血寒证：本型的主要证候为经行错后，量少，色暗，小腹疼痛，得热则减，畏寒肢冷，面色苍白，大便溏薄，小便清长，舌苔薄白，舌质淡，脉沉细等。"寒者热之"是本型的治疗原则，应治以温经散寒，可用《金匮要略》之温经汤（吴茱萸、当归、川芎、白芍、党参、桂枝、阿胶、丹皮、制半夏、麦冬、炙甘草、生姜）治之。本方不仅能温经散寒，且有益气养血的作用，凡血虚寒凝之证，均可用本方加减治之。寒性收引，如少腹、小腹疼痛剧烈者，可加小茴香、香附、艾叶之类以温经止痛。有血块者，加莪术、泽兰、益母草以化瘀消块。

（3）血虚证：本型的主要证候为月经后期，量少，色淡，甚或经枯不行，面色萎黄，头晕心悸，舌淡苔少，脉虚细等。"虚则补之"，本型的治疗原则为补血益气，可用《和剂局方》之人参养荣汤（党参、北芪、茯苓、白术、当归、熟地、白芍、肉桂、陈皮、远志、五味子、甘草、大枣、生姜）治之。本方偏重补养后天脾胃，可酌加菟丝子、覆盆子、鹿角胶等，以温养先天之根，促进血液生成之源。如血枯经闭者，当用补而通之的方法，宜以一贯煎（归身、生地、杞子、沙参、麦冬、川楝子）酌加人参、黄芪、牛膝、枳实治之。

（4）气虚证：本型的主要证候为月经先期，量多，色淡质稀，肢体困倦，面色㿠白，心悸多汗，舌质淡，苔薄白，脉虚弱无力等。"衰者补之"，本型的治疗原则以补气摄血为主，佐以升提之法，可用《脾胃论》中之补中益气汤加减治之。方中之参、芪、术、草健脾益气，当归补血调经，陈皮理气，升麻、柴胡升提。如出血过多，伴有头晕目眩者，可加首乌、枸杞子以滋阴养血，荆芥炭、棕榈炭固涩止血。经后少腹、小腹绵绵而痛，为气血不足、筋脉失养之象，可用参芪四物汤加小茴香、香附治之。

（5）气滞证：本型的主要证候为月经后期，量少，色暗红或正常，间或夹血块，经将行或经行之时，少腹、小腹胀过于痛，按之痛不减，胸脘痞闷，乳胁胀痛，触之更剧，舌质紫暗或有瘀点，脉沉弦或涩等。"抑者散之"，本型的治法当以行气活血为主，佐以化瘀，可用紫苏饮（紫苏、当归、白芍、党参、陈皮、大腹皮、甘草）与失笑散（五灵脂、蒲黄）加莪术、甘松治之。气滞多血瘀，故延胡索、桃仁、红花之类，常常配合而用。

（6）瘀血证：本型的主要证候为经前及经行之时少腹、小腹疼痛，按之不减，经行前后不定，量多少不一，有时经行量少，淋沥不断，有时突然下血量多，色紫暗有块，块出则疼痛减轻，舌质紫暗或边尖有瘀点，脉沉涩或沉紧等。"结者散之"，本型的治疗宜以行气化瘀为主，佐以止痛摄血，可用桃红四物汤与失笑散治之。经痛剧烈者，宜加金铃子散、木香、香附以理气行滞；出血淋沥不断或量多者，宜酌加既能化瘀又能止血之品，如三七、茜根、益母草、藕节、阿胶之类。

（7）痰湿证：本型的主要证候为月经错后，量少，色淡，甚或经闭不行，带下量多，色白质稀，形体肥胖，胸闷泛恶，肢体倦怠，苔白腻，脉滑或细缓等。根据《金匮要略》所说的"病痰饮者，当以温药和之"，本型的治疗原则为健脾燥湿，行气化痰，可用苍附导痰丸（茯苓、制半夏、陈皮、甘草、香附、苍术、胆星、枳壳、生姜）治之。带下色黄而稠秽者，宜加黄柏、连翘、苦参、苡仁之类；经闭不行者，酌加活血通经之药，如当归、川芎、牛膝、枳实之类。务必达到痰湿得化，经脉得通的目的，此即"治经要及带，治带可及经"之意。

（8）脾虚证：本型的主要证候为经行先后无定期，或暴崩下血，或淋沥不绝，色淡质稀，气短乏力，面色苍白或虚浮，四肢不温，纳差便溏，舌质淡嫩，脉细弱或虚迟等。"劳者温之"，本型的治疗原则为健脾益气，养血止漏，可用理中汤加北芪、益母草、当归治之。如暴崩下血，不宜用当归，以防动血，可加海螵蛸、荆芥炭、阿胶之类。带下量多，色白质稀者，宜用附子汤和缩泉丸温暖脾肾，以固涩温化。

（9）肾虚证：本型的主要证候为经行先后无定期，量少，色淡，甚或经闭不行，或淋沥不断，腰膝酸软，头晕耳鸣，精神不振，面色晦暗，便溏溺长，苔薄白，舌质淡，脉细弱等。"损者益之"，本型属虚损之证，治宜补养肾气，养血调经，可用固阴煎（党参、熟地、怀山药、山萸肉、菟丝子、远志、五味子、炙甘草）加鹿角霜、覆盆子、茺蔚子、当归身治之。如经闭不行者，则加牛膝、枳实引经血下行。若出血量多或淋沥不断，此为崩漏之兆，当分其为阳虚或阴虚。阳虚则加北芪、川断、桑螵蛸、姜炭、艾叶以温肾止血；阴虚则加玄参、女贞子、旱莲草、阿胶以滋肾摄血。

总之，疾病是千变万化的，用药选方亦要随证而灵活加减。以上的分型论治，仅就临床常见者而言，在临证之时，还须根据病人体质的强弱、病情的变化、地理环境及气候的寒热温凉而决定治疗原则，才能收到预期的效果。

痛经的辨证施治

痛经，顾名思义，痛即是疼痛，经即是月经。痛经指妇女在经行前后或在经行之中，少腹、小腹及腰部疼痛，甚至剧烈难忍，常伴有唇面发青、冷汗淋漓、手足厥冷、泛恶呕吐等症。由于本病是随着月经周期持续发作，所以称为"痛经"，又叫"经行腹痛"。

前人对本病的病因、病机、病位及其治法都有比较全面的论述。例如《金匮要略·妇人杂病脉证并治》："带下经水不利，少腹满痛，经一月再见者，土瓜根散主之。"这里点出经水不利而少腹满痛，是由瘀血留滞经脉而引起，治之当用土瓜根散（桂枝、芍药、土瓜根、䗪虫）活血化瘀，以通经止痛。《诸病源候论·月水来腹痛候》："妇人月水来腹痛者，由劳伤血气，以致体虚，受风冷之气客于脉络，损伤冲任之脉……故月水将下之际，血气动于风冷，风冷与血气相击，故令痛也。"这里既指出病因是体虚而感受风冷之邪，又指出痛经的机制是冲任损伤，风冷之邪气与血行相击。到了明代，医学大家张景岳对本病的论述尤为全面，他说："经行腹痛，证有虚实，实者或因寒滞，或因血滞，或因气滞，或因热滞，虚者有因血虚，有因气虚。然实痛者多痛于经未行之前，经通而痛自减。虚痛者于既行之后，血去而痛未止，或血去而痛益甚，大都可按可揉者为虚，拒按拒揉者为实，有滞无滞，于此可察，但实中有虚，虚中亦有实，此当于形气禀质而辨之"（《景岳全书·妇人规·经期腹痛》）。张氏的论述不仅指出痛经有寒热虚实夹杂之分，而且指出经前痛、经后痛为辨虚实的关键，其言符合临床实际，一直到今天，仍然是辨证的依据。

临床上痛经虽然是有气滞血瘀、寒湿凝滞、湿热蕴结、气血虚弱、肝肾亏损等不同，但其总的机制乃是气血运行不畅，所谓"不通则痛"。

本病的治疗当着眼于一个"通"字，以达到"通则不痛"的目的。但通行之品，不是辛温香燥，便是攻伐破血，必须审察病情，适可而止，以免伤气耗血，导致不良后果。

一、病因病机

1. 气滞血瘀

《灵枢·五音五味》："妇人之生，有余于气，不足于血。"妇女在工作、学习、婚配、生育等日常生活中，易为七情所伤，导致肝气郁结，气机不利，运血功能失职，血行受阻，冲、任脉不利，气滞则血瘀停滞胞中而作痛。

2. 寒湿凝滞

寒湿为收引重浊之邪，最易阻碍气机，如在经期中冒雨涉水，或久卧湿地，或素体阴寒内盛，或过食生冷，寒湿之邪得侵袭于下焦，客于胞宫，经血为寒湿凝滞，行而不畅则痛。

3. 湿热蕴结

湿为阴邪，重浊黏腻，易伤阳气；热为阳邪，易伤阴血。如外感湿热之邪，或房室不洁，湿热侵袭胞宫，或湿邪久郁化热，或素体湿热内蕴，湿与热瘀结，稽留冲任，与经血相击，欲行而不畅，以致瘀滞作痛。

4. 气血两虚

平素脾胃虚弱，气血来源不足，经行之后，血海更虚，胞脉失养而引起绵绵而痛；或禀赋阳虚，运血乏力，经行滞涩不畅；或大病久病之后，气血亏损，冲任俱虚，不能主持经血的施泄调摄。以上原因均可造成胞脉失养而作痛。

5. 肝肾亏损

肝藏血，肾藏精，精血同源，肝肾有相互滋生的密切关系。如素体肝肾不足，或多产房劳，或久病及肾，都能导致精血亏虚，经源不足，胞脉失养而作痛。

总的来说，痛经的原因有外感六淫、内伤七情、饮食劳倦之分，在病机上有实证与虚证的不同，其总的机制为气血运行不畅。现代医学认为，本病多发生于子宫发育不良、子宫过于前屈或后倾、子宫颈管狭窄、子宫内膜呈片状排出（膜样痛经）、盆腔炎、子宫内膜异位症等疾病。

二、辨证论治

（一）辨证要点

本病的辨证除了重视四诊的综合分析之外，还要抓住痛经的发作时间、部位、性质。凡是经前、经中疼痛，多属实证（气滞、血瘀）；经后绵绵而痛，多属虚证（血虚、气虚）。疼痛在两侧少腹属肝，中间小腹疼痛属肾和子宫，少腹、小腹疼痛连及脐腹多与脾有关。疼痛如绞，有抽搐感，冷痛，得热则减属寒；腹痛如针刺，喜凉，得热则甚属热；绵绵作痛而喜按者为虚；剧痛而拒按者为实；又胀又痛，胀甚于痛为气滞；反之，痛甚于胀为血瘀。以上是就一般而言，有些病例是虚实夹杂，例如有的病人，经前、经中、经后少腹、小腹都疼痛，要分清是以虚为主，还是以实为主，必须对形、神、色、脉加以综合分析才能明确诊断。

（二）治疗原则

根据气血运行不畅，"不通则痛"的病机，其治疗的原则当然是以"通"为主，通则不痛。但证有寒热虚实的不同，因而"通"也有多方面含义。在临床上，凡属寒证，当温而通之；热证，清而通之；虚证，补而通之；实证，泻而通之。温清补泻都是以调气和血或调血以和气为目的的，使气血调和，则经行畅通，其痛自止。

（三）分型论治

1. 气滞血瘀型

症见经将行或经行第一天少腹、小腹又胀又痛，以胀为主，经行不畅，血色紫暗而夹血块，块下则胀痛减轻，经前乳房、胸胁胀痛，经行则舒，舌苔薄白，舌边尖有瘀点，脉象沉涩或弦细。用理气活血、化瘀止痛之法，方用逍遥散合失笑散加减。盖妇女以血为主，肝藏血而主疏泄，故以逍遥散养血疏肝，以调理气机；气滞则血瘀，故用失笑散以化瘀止痛，常加甘松、素馨花、乌药以理气解郁；用莪术、泽兰、益母草以活血化瘀。阴虚血亏者，则加首乌、麦冬、鸡血藤之类；夹痰湿者，则加浙贝、苍术、瓜蒌壳之类；滞而化热，苔黄脉数者，宜加丹皮、丹参、地骨皮以凉血化瘀。

2. 寒湿凝滞型

症见经将行或行经时少腹、小腹抽痛，甚则牵引腰脊疼痛，得热则舒，经行量多或色紫暗夹块，肢冷畏寒，大便溏薄，苔白腻，脉弦或沉紧。治以温经散寒、利湿化瘀法，方用少腹逐瘀汤加减。方中当归、川芎、赤芍活血行瘀，延胡索、蒲黄、五灵脂、没药化瘀止痛；肉桂、干姜、小茴香温经散寒。寒湿相兼者，宜加苍术、茯苓、佩兰以化浊利湿。全方偏于温通，寒实者宜之。如证偏于虚寒者，则宜用《金匮要略》中的温经汤治之。本方既有胶艾汤之补，麦冬汤之滋，又有吴茱萸汤之温，桂枝茯苓丸之行，补、滋、温、行俱备，是温经散寒、补虚化瘀的良剂。如经前眼面、下肢浮肿者，此为脾虚湿重，可用当归芍药散（《金匮要略》）或附子汤（《伤寒论》）治之。此两方一则养血疏肝、健脾利湿，一则温肾健脾、扶阳化湿，凡寒湿并重而抽痛者，宜两方配合使用，并加益母草、莪术、刘寄奴、延胡索、苏木、泽兰之类以化瘀止痛。

3. 湿热蕴结型

本型症见平时少腹、小腹绵绵而痛，经将行及经行第一天加剧，按之不减，经行超前，量多，色红或紫，质稠黏，平时带下量多，色黄白，质稠黏，有腥臭之气，心烦不眠，溺黄，大便秘结或溏而不畅，阴道或外阴瘙痒，甚或又痒又痛，口苦，舌苔黄腻，脉象弦数或濡数。治以清热凉血，利湿化瘀之法，方用三妙丸合当归散、龙胆泻肝汤化裁。方中三妙丸有清热、燥湿的作用，当归散有健脾化湿，活血清热之功，两方合用，既能清热燥湿，又有活血止痛的作用。如痛甚则加金铃子、元胡之类；阴道痒剧难忍则加土茯苓、槟榔、白鲜皮之类。如湿热俱盛，带下量多臭秽，经行胀痛难忍，阴痒而阴肿者，必须用既能泻火清热，又能活血利湿之龙胆泻肝汤治之。本方为泻中有补、清中有养之妙剂，湿热清，血脉通，则经痛自止。

4. 气血两虚型

症见经期或经净之后，少腹、小腹绵绵作痛，按之则舒，经色淡而稀，量少，面色苍白，肢体乏力，舌质嫩，苔薄白，脉虚细。治拟益气养血法，方用圣愈汤加减。方中以党参、黄芪补益中气，四物汤补血活血以治本，常加甘松、玫瑰花、素馨花以芳香理气止痛。离经之血，多有滞瘀之患，有时亦加益母草、莪术以导滞化瘀。气血虚弱，证属亏损之变，非一时所能取效，平时宜用人参养荣汤（《和剂局方》）治之。本方为阳生阴长、血足气旺之方，是五脏交养互益之方，用之得宜，气血恢复，则经痛自失。

5. 肝肾亏损型

经净后少腹、小腹隐痛，得温得按则舒，经行前后不一，量少色淡，腰膝酸软，头晕耳鸣，舌质淡红，苔薄白或少苔，脉沉细或虚迟。治拟调补肝肾法，方用调肝汤加减。本方既有滋补肝肾、养血柔肝之功，又能温肾而调冲任，诚是肝肾亏损之良方。如腰酸痛甚欲折者，加制附子、川杜仲、川断、艾叶以温肾暖宫；少腹、两胁胀痛者，加小茴香、佛手花、川楝子、柴胡疏肝理气；夜尿多而清长者，则加益智仁、桑螵蛸以温肾固涩。

三、体会

根据临床的表现，本病有寒热虚实的不同，但由于体质、生活、环境气候等因素的影响，疾病的发生和发展是相当复杂的。例如以疾病发作的时间来说，经将行及经中痛属实，经后痛属虚，这仅是指一般而言，实际上，有不少的病例，经前经后俱痛。所以必须结合四诊，详细审察，辨明其偏虚偏实，寒热孰重孰轻，分清病情是纯虚或纯实，纯热或纯寒，或是寒热相兼，虚实夹杂，方能不贻误病机。

《内经》有言："治病必求于本"（《素问·阴阳应象大论》）。审证求因，有的治疗，这是肯定的，但本病的主要表现在一个"痛"字，如何及时解除病人的痛苦，也不容忽视。我认为还是本着"急则治标，缓则治本"的原则，当疼痛剧烈发作的时候，应以治标为主。对于治标，应以疏导为主，也就是应该从调理气血入手，使血脉通畅，则其疼痛自减。我不主张使用镇静、麻醉之品，这些药虽然止痛快，但却后患无穷，因为镇静之品，往往导致血液凝滞，反而形成瘀血而阻塞胞脉，结果是越治越痛，经久不愈，痛苦难堪。

当疼痛剧烈难忍的时候，治标是必要的，但这仅仅是权宜之计，关键还是在治本，只有治本，才能达到根治的目的。至于如何治本，我认为一是要辨证明确，二是掌握治疗的时间。分清病情的寒热虚实，或温或清，或补或泻，有的放矢，则疗效可期。在治疗时间上，必须在病未发前进行治疗，因为气血的调和，脏腑机能的恢复，是需要一段时间的。在临床上，我常常在月经中期给病人服药 3～5 天，到了经前一周，再给病人服 3～5 天。在月经中期的治疗，侧重于治本，以祛除病因而调和气血，促进脏腑功能的恢复，在经前 1 周的治疗，则在治本的基础上，兼以治标。一般来说，要坚持 6 个月的治疗，疗效才能巩固。

痛经的治疗，本着"通则不痛"的原则，在"通"字上着眼是对的，但如仅用通法，却是值得商榷的。因为通行之品，不是辛温香燥，便是行血破血，要是使用不当，反而损伤气血，影响疗效。我主张药以冲和为贵，如血热则清，药宜甘凉，如鲜荷叶、鲜茅根之类；血瘀则宜化，药宜甘辛微温，如鸡血藤、益母草、苏木之类；气滞宜疏，药宜辛平芳淡，如素馨花、玫瑰花、玉兰花之类；虚寒则宜补宜温，药宜甘温益气，如北芪、人参、桂圆肉之类。总之，药贵平和，防其偏性，才能达到祛除病因、保护正气的目的。

经痛治疗重在疏肝理气、活血化瘀

妇女经期疼痛，常见的有少腹、小腹胀痛，腰骶坠胀酸痛，乳房胀痛，经行头痛等。其中以少腹、小腹胀痛为多。经者血也，治经必治血，痛者滞也，治痛必调气治血，才能收到预期的效果。兹略陈述如下：

1. 经行腹痛

本病是妇女最常见痛症，其中以青少年和已婚的育龄妇女为多见，前者是情窦初开，正处于肾气未全，发育未充，或欲而不遂的阶段。如有外感六淫或七情内伤，当月经将行之时，相火内动，冲激血脉，以致月经欲行而不能行，或行而不畅，则疼痛乃作。育龄妇女则因婚配生育、冲任亏损、瘀血内停、经行不畅而疼痛。其治疗之法，当分清寒热虚实而采取或温或清或补或攻之法以治之。如经将行胸胁、乳房、少腹、小腹胀痛，经行则舒者，此属肝气郁滞、血行不畅，常用黑逍遥散加芳香花类（如素馨花、合欢花、玉兰花之类）以养血疏肝、调气止痛；如气滞而导致血瘀，经将行及经行第一天少腹、小腹痛过于胀，经色紫暗而夹紫块者，用桃红四物加坤草、莪术、延胡索治之；偏于寒凝血瘀，痛剧时唇面发青，汗出肢冷者，常用《金匮》温经汤以温经散寒、补虚化瘀；偏于气血不足而经后小腹绵绵而痛者，以人参养荣汤治之，本方为五脏互养补益之方，是气血俱虚之良剂，因有痛必有滞，常加入莪术、益母草以导滞止痛。

2. 腰骶坠痛

腰骶为肾之外府，为督脉之所属，平时腰骶坠胀疼痛，经行时腰痛如折者，此属肝肾亏损，多由于早婚多产或经产褥中摄生不慎所致。偏于阴虚者，用一贯煎加益母草、鸡血藤、怀牛膝治之；偏于阳虚者，则以《伤寒论》附子汤加胡芦巴、蛇床子治之。阴虚以滋养肝肾而舒筋导滞，阳虚则以补肾扶阳而温煦血脉。

3. 乳房胀痛

乳头属肝，乳房为阳明之所属，凡是经将行乳房胀痛多是肝气郁结，胃腑郁热内伏，以致经脉不利所致。治之当用疏肝理气、和胃通络、解郁清热之品，方用丹栀逍遥散加夏枯草以清肝泻火。如乳头又痒又痛难忍者，此为肝火炽盛，宜用龙胆泻肝汤加败酱草、白蒺藜治之，以泻火清热。如平时乳房硬痛，按之有块者，此属乳癖之患，当分之偏于瘀或偏于痰。如偏于瘀者，触之则痛剧，宜用逍遥散加凌霄花、刘寄奴、王不留行、丹参、橘核之类以疏肝理气、清热化瘀；偏于痰者，块痛不明显，可用消瘰丸加猫爪草、海浮石、胆南星之类以清热化痰、散结消块。如情志抑郁、胸闷、胁痛、乳房硬痛，又宜行气解郁，可用越鞠丸出入治之。本方为统治六郁之方，根据证型不同可加减用之。如痰郁重，可用制南星、制半夏之类；血郁重，则宜加桃仁、红花、丹参、鸡血藤之类以活血化瘀。

4. 经行头痛

头为精明之府，是诸阳之会，凡是经行前后头痛，多与月经有关。盖经将行则相火内扇，冲任失调，经中及经后则血海空虚，均足以导致营卫不和，因而易为六淫之邪所患。如在经中前额、太阳穴头痛，鼻塞，咳嗽者，寒则宜用荆防败毒散，热则用小柴胡汤，均宜加入当归、川芎，以收养血疏解之功；经后轻微头胀头痛，多属肝肾亏损，水不涵木，当用滋肾柔肝、息风止痛之法，以杞菊地黄丸（汤）加白蒺藜、桑叶治之。如平素阴血不足，肝阳偏亢，经常头晕痛而目眩、耳鸣，当经行之时而加剧者，当审其轻重缓急，或扶正以治本，或急则治其标，或标本同治，当随病情变化而灵活治之。

从以上的探讨可见，痛经的出现有不同的类型，因而虽然治疗的方药各有其特殊性，但均不离于疏气，不离于活血。所以说，理气活血是治疗痛经的主要法则，只要灵活加减得法，疗效是可期的。

崩漏的治法

在正常的情况下，妇女的月经周期是三旬一至，月月如此。如果不在行经期间，骤然大量阴道出血，或持续淋沥出血不止的，称为崩漏。崩和漏在临床症状上有一定区别，前者为阴道忽然大量出血，来势暴急，酷似山岳的崩溃，所以叫做经崩；后者来势较缓，血量不多，但淋沥不绝，故称经漏。不过，由于二者的病因及治法基本相同，而且在病变的过程中又可以互相转化，"漏者崩之渐，崩者漏之甚"，所以历来常崩漏并称。

由于本病是月经病中比较常见而严重的疾病，所以中医学早有比较完整的治法。如明代万全所著《妇人秘科》中说："凡妇人女子，初得崩中暴下之病者，宜用止血之剂，乃急则治其标也，四物调十灰散治之，以血止为度。血止即服清热之剂，用凉血地黄汤主之。如血未尽，再吞十灰丸。血已尽止，里热已除，宜用补中之剂，加味补中益气汤主之。"方约之阐述得更为详细，他说："治崩次第，初用止血以塞其流，中用清热凉血以澄其源，末用补血以还其旧。若止流而不澄源，则滔滔之热不可遏；若只澄源而不复旧，则孤子之阳无以立。故本末不可遗，前后不紊，方可言治。"简而言之，即是"初止血，次清热，后补其虚"。这些治疗方法是前人长期临床实践经验的结晶，是治疗崩漏的大法，一贯为医者所推崇。

现将笔者在临床实践中灵活运用上述方法治疗崩漏的肤浅体会介绍如下：

一、塞流

暴下失血过多，病人有生命危险者，应本着"急则治其标"的原则，首先塞流止血，此乃治疗上最迫切且正确的措施。但在塞流止血中，宜酌加活血化瘀之品，如参三七、益母草、五灵脂、延胡索之类。因为有塞有化，既能阻止其源继续崩溃泛滥，更可以化其已离经之败血。倘若只塞流而不化瘀，则离经之血既不能复归故道，又不能与好血相合，反而停积于中，壅塞经脉气道，阻滞生机，则遗患无穷，甚则导致积聚等病变。

一般说来，塞流止血是治标的方法，但有时也能治本。例如，由于气虚不摄血而引起的崩漏，投以独参汤而收到益气固脱、塞流止血之功，便是标本合治之法。

病例

李某，女，已婚，36 岁，工人。融水苗族自治县人。

平素体质羸瘦，怀孕 3 月余，因不慎跌仆而小产。此后 2 个月内，阴道淋沥出血不绝，血色紫暗，间或夹有小块，腰膝酸软，小腹硬痛，按之亦不减，胃纳呆滞，肢体困倦，面色苍白带紫，舌淡，脉虚细涩。患者小产之后，漏红不绝，血紫有块，小腹硬痛而不喜按，是瘀血积滞之征，本应化瘀止血为治，然患者为羸瘦之躯，面色苍白，脉象虚细而涩，此又属病久正虚，气虚不能摄血所致，证属实中有虚，虚中夹实，单攻不可，纯补更非所宜。拟宗《傅青主女科》"逐瘀于补血之中，消块于生血之内"之法为治。投生化汤加党参 15g，益母草 15g，丹参 12g，红花 3g，参三七 3g，连服 5剂，血止痛消。继用圣愈汤加益母草 10 剂而善其后。

二、澄源

病之所起，必有所因。崩漏之治，也和其他治法一样，"治病必求其本"。在出血较少或停止的情况下，应进一步找出它的致病原因，辨其属虚属实，随证而论治。血热者宜清热凉血，气虚者宜补气摄血，劳损者宜补气固中，气郁者宜疏肝理气，瘀血者宜化瘀止血。务必做到辨证求因，审因论治，从根本上去解决疾病的症结。如果仅仅拘泥于清热之法，一概投以清热凉血之剂，无异削足适履，以致犯虚虚实实之戒！纵然确属热证，亦不可过用苦寒之剂，以免伤伐生发之机。张景岳说得好，"纵当清热，止有地榆、紫草、柏叶、柏皮、丹皮、栀子之类择用一二，宜于芩、连者已不多见，本无用寒凉之理；况失血之后，阳气已馁，更无频服寒凉之法。"

总之，崩漏一证，有虚实寒热之分，更有气滞血瘀之分。因而清热之法，亦只宜根据症情属火热者而用，不可盲目乱投，以免发生他变。

三、复旧

复旧即善后调理，巩固疗效，主要是调理脾胃。李东垣认为："凡下血证，无不由于脾胃之首先亏损，不能摄血归原"。张景岳说："故凡见血脱等证，必当用甘药先补脾胃，以益生发之气。盖甘能生血，甘能养营，但使脾胃强，则阳生阴长，而血自归经矣，故曰脾统血"（《景岳全书·妇人规》）。脾胃为气血生化之源，是后天的根本，其功能正常与否，与血脱证的关系很大，所以善后调理，巩固疗效，应重视脾胃功能的恢复，这是宝贵的经验。另外，肾为水火之脏，是一身元阴元阳之根源，藏精而系胞，为主蛰封藏之本。血气皆始于肾，冲主血海，任主诸阴，二脉皆起于胞中。血之所以异乎寻常崩中漏下，与肾的开阖闭藏失司、冲任二脉的亏损有着极为密切的关系，所以有"治崩不忘肾"之说，这也是经验之谈。唐宗海在《血证论·用药宜忌论》中说："血证之补法……当补脾者十之三四，当补肾者十之五六。"唐氏此说虽然是指一般血证的用药宜忌而言，但也可看出血证治肾的重要性。经者血也，经病即是血病。所以，治疗本病时，在巩固疗效、促进健康恢复方面，除了要注意调理脾胃之外，还要顾及肾的固藏，审明肾阴、肾阳的偏亏。

病例1

黄某，女，24岁，未婚，职工。平果县人。

1年来，阴道反复出血，淋沥不绝，血色淡红，每选用清热止血或健脾固中之剂而血止。但往往相隔半年或1个月之后，又同样发作，屡治屡发，绵绵不绝。就诊时阴道漏红已3天，量少，色淡红，头晕目眩，心悸耳鸣，四肢困倦，口干不欲饮，舌淡红而少苔，脉象虚细。

根据脉症，作气虚不能摄血论治，投归脾汤加益母草12g，阿胶12g，连服3剂而血止。继续服用人参养荣汤10剂，以期促进气血恢复而善其后。

1个月之后，病人复来，诉阴道又开始漏红，量少色红，腰腹略感胀痛，心悸不寐，下午有微热感，口干不喜饮，诊见其苔少而舌尖红，脉虚细而略数。

此案用调理脾胃之法而收功，但愈而不固，显与肾的主蛰封藏有关，复查有微热、心悸不寐、脉细数等症，乃是肾阴不足之征。肾阴虚则火动于中，冲任不固而漏红。故宗六味地黄丸（汤）加当归身6g，白芍9g，柴胡2g，首乌15g，阿胶12g，龟板20g，茺蔚子9g，参三七3g，连用5剂，血止神爽，继服十余剂以善其后，观察1年，病未再发。

病例2

杨某，女，15岁，学生。南宁市人。

月经初潮已将近1个月，开始3~5天，出血量多，色红，无腹痛，近1个月来漏下不止，色红，量比开始时少。脉沉细，苔薄白而微黄，余无特殊感觉。患者虽到"二七"之年，但由于肾气未充，冲任主血、主阴之力不足，故经虽行而不能自止，拟补肾益气、固脱止漏之法，用《金匮要略》胶艾汤加减。

处方：当归身6g，川芎3g，白芍6g，熟地12g，艾叶2g，生党参12g，菟丝子9g，首乌18g，阿胶9g（烊化），甘草3g，旱莲草18g。

上药嘱连服3剂，第二次就诊时，云服第一剂后，月经即止。转用补气固肾之法，以圣愈汤加菟丝子12g，首乌15g，覆盆子9g，嘱连服2剂。

10天后复诊，诉阴道又有少量血液排出，无腹痛，诊之脉沉细，苔薄白，余无特殊。考虑到此病本由肾气不足而引起，仍以补肾之法为治。

处方：何首乌 30g，茜草根 9g，女贞子 9g，桑椹子 9g，旱莲草 18g，生党参 9g，杭白芍 9g，甘草 5g。

上药连服 5 剂，并嘱自取鲜嫩益母草、黑豆各适量（加油盐）煲作菜吃。观察 4 个多月，病未再发。

总之，崩漏一证，有虚有实，有寒有热，有冲任损伤不能摄血者，有因热在下焦迫血妄行者，有因元气大亏不能收摄其血者，有因血瘀内阻新血不得归经而下者。所以其治疗之法，除以"塞流、澄源、复旧"之大法为准绳外，应该结合病人的具体情况，或消逐瘀血，或寒凉降火，或收敛固涩，或健脾扶胃，或补气摄血，不可拘泥而一成不变。同时，在巩固疗效、恢复健康方面，更要注意温补肾气，调养冲任，加强肾的固藏能力。在用药方面，亦宜慎用辛温行血之品，虽芎、归之类，也以少用为宜，因其性味辛温，为血中之阳药，往往走窜而易动血故也。此外，药物的炮制，亦应加以注意。例如升麻、荆芥用醋炒，不但能入肝升提，而且有收敛固脱之功；又如诸类炭药，取其固涩的能力，有塞流止血的作用，但亦不宜早用或过用，以免留瘀遗患。

附：班秀文教授治疗崩漏的经验

（李 莉）

崩漏以经血非时暴下不止或淋沥不尽为特征，是临床常见而治疗棘手的疾患。本病古代文献又称为崩中、漏下、血崩、经漏等。其病名首见于《内经》。如《素问·阴阳别论》指出："阴虚阳搏谓之崩"。崩泛指阴道异常出血。漏下之名则见于汉·张仲景《金匮要略·妇人妊娠病脉证并治》："妇人有漏下者，有半产后因续下血都不绝者"。后世医家根据崩漏的临床表现，大多将崩漏相提并论。临床所见，崩漏常互为因果，既有先患崩后成漏者，亦有先为漏而突然成崩者，以及崩漏交作、寒热虚实夹杂之证。班老认为，崩漏之名，除指严重的月经病变外，还泛指阴道的异常出血，其病因多端，其病机复杂。故凡出血量多，来势较急，势如山崩者称之为"崩"；出血量少，来势缓慢，淋沥不绝者为"漏"。两者病机相同，相互转化，尤以青春期、更年期及大、小产后为多见。

一、崩漏治则

（一）谨守病机，辨证论治

崩漏病机，不外乎寒、热、虚、实四端，为脏腑、气血、阴阳失调所致。如素体阳虚，或暴崩失血过多，阴损及阳，则阳虚不固，阴血下脱；外感邪热、过食辛燥、肝郁化火或阴虚内热则迫血妄行；脾肾气虚，摄纳失职，冲任失约，则经血非时崩下或淋沥不绝；胎产、术后胞脉胞络受损，或素有瘀血，瘀血阻滞，新血不得归经而外溢。上述诸因，临证常夹杂而至，因果相干，最后导致多脏受累，冲任失调，经行紊乱。其病机以肝、脾、肾功能失调多见。盖经者，血也。血之始赖肾之蒸腾施化，血之源靠脾之健运升清，血之和不离肝之升发调摄。肝失疏泄则气滞血瘀，脾失健运则血源匮乏，血失统摄而妄行；肾失储藏则冲任不固，崩中漏下。

临证除谨守病机外，还应在辨证的基础上结合妇人不同的年龄特点而施治。如室女肾气未充，天癸始至，冲任发育未全，治宜补益肾气、调摄冲任。然情窦初开，肝气易动，又宜柔肝以养血，肝肾并治。少妇多产房劳，操劳焦虑，易耗血伤阴，导致肝血亏损，疏泄失常，治宜滋肾养肝或调肝扶脾，疏理血气，令其和平。老妇天癸欲绝，肾气衰惫，既有真阴日亏、阴阳偏盛或偏衰的一面，又有由此而产生的虚、热、瘀标实的一面，虚实相兼。治宜滋肾清肝，健脾养胃，补其不足，泻其有余。

总之，明辨病机，则临证不惑，遵循"治病求本"的原则，审因论治，随证采用疏肝、健脾、益肾、温阳、清热和攻瘀诸法。

（二）治血调气，寒温相宜

崩漏病在血分，妇人属阴以血为本，处于"有余于气，不足于血"（《内经》）的生理状态，属娇嫩之体，不堪受药物之偏颇。班老在遣方用药上常选用甘润平和之剂，以免过用刚燥之品而动火耗血伤阴。如崩漏因于热者，多夹虚火为患，常选用地骨皮饮或二地合二至丸加北沙参、麦冬等甘凉养阴之品，不用苦寒之剂，以免戕伤脾阳，或苦寒化燥阴血更伤。即使热势较著，需寒凉降火者，每选用鲜荷叶、鲜茅根、苎麻根、旱莲草等甘寒滋阴降火。因于寒者，常用艾叶、肉桂、巴戟天、锁阳、菟丝子等温润之品，温阳摄血，补养配阴。因于瘀者，宗"通因通用"之旨，选用鸡血藤、益母草、山楂、三七、泽兰等行血止血之品，以达化瘀不伤正，止血不留瘀的目的。因于虚者，选用人参养荣汤或左、右归丸化裁，重视益气养血，振奋脾肾之阳，俾阳生阴长，血自归经。

班老尤推崇《血证论》"既是离经之血，虽清血鲜血，亦是瘀血"之说，认为崩漏出血虽有寒、热、虚、实之异，均为离经之血，应慎用收敛止血之品，用时必审其有无瘀滞，辨证施治，应酌选茜根、益母草、小蓟、仙鹤草、炒山楂等止中有化，化中有止之品。若正虚较甚，或久崩漏下，以成滑脱之势者，则选用煅龙骨、煅牡蛎、瓦楞子、海螵蛸、伏龙肝、百草霜等药收敛固涩，止血不留瘀。

（三）固本澄源，固肾调经

崩漏易治，经乱难复。在崩漏的治疗中，固本调经尤为重要。班老主张"从肾治经"，"治崩不忘肾"。盖肝、脾、肾三脏中，肾藏精，为气血之始，内寓元阴元阳，胞络系于肾，故肾气之强弱，直接关系到胞宫藏泄开阖及冲任之固摄。在补益肾气的基础上疏调肝气，匡扶脾元，则能收事半功倍之效。班老临证常以五子衍宗丸为主加减化裁，认为该方是"补中有利，柔中有刚，以补为主，阴阳并调平稳之方"。肾阳虚者，常加补骨脂、巴戟天、川断、杜仲、桑螵蛸等补肾益精；偏肾阴虚者，加女贞子、北沙参、麦冬、首乌等滋阴养血；偏气血虚者，上方加五味子、车前子，合圣愈汤或人参养荣汤温补脾肾，益气生血；血瘀者，去五味子之收敛，加鸡血藤、泽兰、苏木、黄芪等温肾益气活血。

此外，根据妇女月经周期的不同阶段，重视调理阴阳气血。如经后重在温肾补脾，以助胞宫之蛰藏，以滋经血之源；经前则侧重滋肾调肝、行气和血，以利胞宫之排泄。在治疗中除辨证准确、选方精细外，更要守方治疗，不可急于求成半途而废，通过善后调理，使脏腑、气血、冲任功能正常，经血源固而流畅，自无失度和泛滥之虞。

二、分型论治

（一）血热内炽，甘寒凉血

班老认为，血之所以热，与心肝火盛有关。盖心主血而属火，胞脉者属心而络于胞中。肝藏血而主木，内寄相火，又为将军之官，易动易升。若外感温热之邪，或嗜食辛辣煎炒之品，或素体阳气偏盛，或大怒暴怒，或情怀不畅、肝郁化火，致火热伏于冲任，冲任二脉为火邪所伤，可致血海蓄溢失常，经血妄行。故班老治疗血热内盛的崩漏以泻心、泻肝为主。临证可见崩漏出血量多，血色鲜红或紫红，质稠而黏；伴口干喜饮，大便干结，小便黄少，舌红苔薄黄，脉滑数有力。治疗原则为"热者寒之"，常用方为清热固经汤或清经散加减。由于血分易虚易瘀，故在选方用药上，如何做到泻火不伤阴、凉血而不凝血，班老常独具匠心。他常言，治疗血热内炽，固然应治以清源截流之品，但由于血本属阴易于凝滞，故治疗上要注意凉血而不凝血，选方用药应以甘寒柔润之品为佳。盖血热炽盛，必伤阴液，阴虚则火旺，阴愈虚则火愈炽，与其扬汤止沸，不若釜底抽薪。班老治疗血热型崩漏常用芩连四物汤或四物汤去熟地用生地加丹皮、地骨皮、鲜荷叶、鲜茅根、苎麻根、大蓟、小蓟、藕节等甘寒或甘凉之品。由于当归、川芎辛温，在出血量多时宜去之而用鸡血藤、丹参代之；在崩漏出血量少、质黏稠有瘀滞趋向者，则酌加少量当归、川芎，或用丹皮、凌霄花代之，则凉血而无灼血之苦、止血而无留瘀之弊，从而达到清热凉血、血止而不留瘀的目的。如为七情过极、肝郁化火而致崩漏者，症见心烦易躁，胸胁苦满，夜难入寐，阴道流血鲜红，量多少不一，或淋沥难尽。治宜疏肝清热，凉血止血，治之常用丹栀逍遥散去白术之苦温，加怀山药、麦冬、茅根、荷叶、旱莲草、紫珠草之类增水涵木，其火自息。对出血量多如崩者，班老主张不妄投苦辛涩血之药，以免留瘀为患。

病例

龙某，19 岁，工人，未婚。1991 年 6 月 14 日初诊。

月经紊乱 5 年。14 岁初潮，经期时而正常时而淋沥 15～20 天方净。今年 4 月份出现月经淋沥不净，曾在市内某医院用雌、孕激素周期治疗 1 个月。末次月经为 5 月 18 日，初多后少，仍淋沥未净，色鲜红，无血块，无腹痛及其他不适，舌尖红，苔薄白，脉弦细略数。

诊断：崩漏。

辨证：阴虚火旺，冲任不固。

治法：滋阴清热，凉血固冲。

处方：生地15g，当归10g，川芎3g，白芍10g，丹皮10g，地骨皮15g，荷叶10g，益母草10g，甘草5g。每日1剂，水煎服，4剂。

二诊（1991年6月27日）：药后出血已止，现无不适，大便干结，舌尖暗红，苔薄白，脉细。

处方：生地15g，地骨皮15g，玄参15g，阿胶10g（烊化），白芍10g，麦冬10g，鸡血藤20g，丹参15g，益母草10g，甘草6g。每日1剂，水煎服，4剂。

三诊（1991年7月1日）：3天前又出现阴道流血，量多，色鲜红，无血块，现量少未净，夹带而下，舌淡红，苔薄白，脉细略数。

处方：党参15g，怀山药15g，茯苓10g，丹皮10g，海螵蛸10g，茜根10g，小蓟10g，炙甘草6g。每日1剂，水煎服，3剂。

四诊（1991年7月8日）：药后血止。向来带下较多，色淡黄，时而阴痒，舌淡红，苔薄白，脉弦细略数。

处方：鸡血藤20g，丹参15g，当归10g，白芍10g，川断10g，土茯苓20g，泽泻10g，茺蔚子10g，炙甘草6g。每日1剂，水煎服，7剂。

五诊（1991年7月20日）：7月17日经行，现为月经第四天，经量较原来明显减少，色暗红，无腰腹痛及其他不适，舌淡红，苔薄白，脉弦略滑。

处方：鸡血藤20g，丹参15g，当归10g，白芍10g，生地15g，女贞子10g，旱莲草20g，大黄炭10g，甘草6g。水煎服，每日1剂，4剂。

经净后继用归芍地黄汤合二至丸调理，1年后随访，经行如期，色质如常，5~7天干净。

按语：初潮即出现月经紊乱，淋沥未净，显系先天肾气不足、冲任失固所致。由于病程较长，阴血亏耗，出现肾阴不足，阴虚火旺，迫血妄行，故经行淋沥不绝。一诊班老用地骨皮饮为主加凉血止血之荷叶、养血化瘀的益母草治疗，凉血养阴清热，止血不留瘀。二诊继用地黄汤加鸡血藤、丹参、益母草补肾养血，其中鸡血藤有养血止血之功，而无动血之弊。三诊患者出现经痛及带下表现，遂用养血调经、化瘀利湿治带之法，使经带自调，诸证消失。

（二）阴虚血热，滋阴降火

崩漏患者大多病程较长，临证常见暴崩与漏下交替而作。或暴伤阴血，或患病日久，反复耗损阴血，或素体阴虚，或年届七七之年阴精渐亏，或大病久病伤阴；阴虚则内热，热伤血络，迫血妄行；阴愈虚则热愈难平，阴虚与血热形成恶性循环，从而出现寒热并见、虚实夹杂病机。班老认为，肝主血海，主疏泄；肾藏精主蛰而为封藏之本，为阴阳之根。久崩漏下，势必耗血伤阴，使肝肾水亏，相火偏旺，且阴愈虚则火愈旺，热迫血行，冲任不固，故崩漏迁延难愈。《内经》谓之为"阴虚阳搏谓之崩"。从虚实辨证而言，虚中有实，实中有虚，故治疗本证型既要滋阴补虚以固本，又要泻火清热以顾阴。临证可见：阴道流血量少，色鲜红，质稠，或淋沥而下，量多势急，或伴潮热，心烦，手足心热，口干不欲饮，大便干结，夜难入寐，舌红少苔，脉细数无力。治疗以养肝肾之阴为主，酌加清热止血之品，使水旺阴足，阴能潜阳，虚火自清，其血自止。常用方为归芍地黄汤或二地汤加二至丸、益母草、蒲黄炭、小蓟等。此为正治之法。班老除注意滋养肝肾之阴，使阴能配阳、水火既济、阴阳平衡外，还从润肺养阴或培土生金入手，从肺或从脾治肾，以隔脏治法取效。常用方有八仙长寿饮、百合固金汤等。养肺阴常选用北沙参、麦冬、百合、玉竹、玄参；补脾阴常用黄精、怀山药、莲肉、芦根、石斛等。盖肺为肾之母，肾脉上连于肺，金水同源，肝肾相生，肺阴不足，可致肾阴亏损；肾阴亏损，阴虚火旺，也能煎熬肺阴。

病例

潘某，36 岁，干部。1992 年 3 月 2 日初诊。

1981 年结婚后即出现月经或前或后，行经十余日，因工作繁忙，未予治疗。时隔 2 年后经乱加重，自 1986 年开始出现阴道不规则流血，常需服止血药，甚则刮宫才能止血，曾因大出血 3 次刮宫止血，病理检查为"子宫内膜增生"，用西药人工周期治疗，服药期间尚能正常行经，但停药后经乱如前，以至长期服用"妇康片"治疗至今。末次月经为 1992 年 2 月 8 日，经前乳头胀痛。现已停用西药，要求服中药治疗。诊见：无明显不适，夜难入寐，寐则多梦，纳、便尚可。舌淡红，苔薄白，脉细。

诊断：崩漏。

辨证：肝肾阴虚，冲任失固。

治法：滋养肝肾，调补冲任。

处方：熟地 15g，怀山药 15g，鸡血藤 20g，丹参 15g，夜交藤 20g，丹皮 6g，茯苓 6g，泽泻 6g，益母草 10g，山萸肉 10g。每日 1 剂，水煎服，3 剂。

二诊（1992 年 3 月 5 日）：药已，今早行经，色暗且淡，量少，伴头晕目胀，心悸，心烦欲哭。舌淡红，苔薄白，脉细缓。

处方：生地 15g，当归 6g，白芍 10g，丹参 20g，苏木 10g，夜交藤 20g，益母草 10g，甘草 6g。每日 1 剂，水煎服，4 剂。

三诊（1992 年 3 月 23 日）：药后月经 6 天干净。本次经行，量少色暗。但 3 天前阴道又有少量黄褐色分泌物流出，时而头晕，心烦易怒，纳、便尚可，舌淡红，苔薄白，脉细。暂拟益气摄血之法。

处方：党参 15g，白术 10g，茯苓 10g，陈皮 6g，海螵蛸 15g，茜草根 10g，仙鹤草 10g，益母草 10g，炙甘草 6g。每日 1 剂，水煎服，3 剂。

四诊（1992 年 4 月 3 日）：上药后翌日血止。现带下较多，入寐易醒，舌淡红，苔薄白，脉细。

处方：当归 10g，白芍 10g，熟地 15g，怀山药 15g，仙茅 10g，仙灵脾 15g，丹皮 6g，茯苓 6g，炙甘草 6g，山萸肉 10g。每日 1 剂，水煎服，4 剂。

五诊（1992 年 4 月 17 日）：4 月 7 日行经，初量少色淡，后量多色红，至今未净，仍夜寐欠佳，舌淡红，根微黄，脉细缓。

处方：北沙参 10g，麦冬 10g，生地 15g，怀山药 15g，山萸肉 10g，女贞子 10g，旱莲草 15g，夜交藤 20g，益母草 10g，仙鹤草 10g，甘草 6g。每日 1 剂，水煎服，4 剂。

六诊（1992年4月21日）：药后，经量减少，时有时无，淡褐色，伴腰膝酸软乏力，舌脉同前。用益气摄血之法。

处方：守3月23日方加荆芥炭10g，每日1剂，水煎服，4剂。

如法调理3个月，月经基本正常，后因出差到北京学习，停止治疗。停药后半年，月经周期23～26日，量中等，5～7天干净。

按语：肾藏精而为封藏之本，冲任为胞脉所系，肾功能正常与否，直接影响冲任及月经。婚后房劳伤肾，肾之封藏失司，冲任失调，故出现崩漏。肝为肾之子，水不涵木，经前相火内动，肝经郁滞，故乳头触痛；夜难入寐为虚火上扰，心神不安之象。治之班老用滋养肝肾之阴、佐以调理冲任之法，方用六味地黄丸、归芍地黄丸、八仙长寿饮等加减滋养肝肾，配用二至丸、茜草根凉血止血；血少之时则用健脾益气摄血以善后，肾、肝、脾三脏兼顾，以肾为主，故能取得较好疗效。

（三）气虚失统，补脾升阳

气为血之帅，血为气之母，气血同源而互生，故气虚可及血，或血虚及气，气虚则血失统摄而妄行，血虚则冲任之源不足。然气源于血而出于脾，故班老治疗因气虚失统而致崩漏者多从脾论治。他认为，脾胃居中，为气机升降之枢纽；脾以升为健，将水谷精微上输心肺，下达肝肾，灌注冲任胞脉，统摄血液；脾虚不健，则气机升降失常，血失其常，妄行于外。在常用的补脾益气常法中，班老强调"脾以升为健，以运为补"，选方用药时补药不可过于腻滞，温药不可过燥，以照顾到胃喜润恶燥的生理特征。根据脾气虚常兼痰湿、瘀血、阳虚、阴虚的不同，除用参、芪、升、柴等益气升阳外，尚结合具体脉症而灵活选方用药。症见经血非时而下，量多色淡，神疲肢倦，或小腹空坠，纳少便溏，舌淡，脉细弱者，常用举元煎或补中益气汤加海螵蛸、阿胶、益母草、仙鹤草之类益气升阳、摄血调经。班老注重升发脾阳，使血随气升，其崩自止。若为脾虚痰湿凝滞、冲任损伤而出现阴道流血，量少淋沥，质黏，形胖多痰，便溏困倦者，用温经汤加瓦楞子、浙贝、益母草、白及、芡实等治之，健脾化痰，振奋脾阳；脾虚水湿失于运化，湿热下注，郁久化热，热迫血海，血热妄行者，常用四妙散或当归芍药散加仙鹤草、海螵蛸、茜草、荷叶等清热利湿，使脾气健运，湿去气升，气旺自能摄血归经。由于脾为气血生化之源，肾为气血之根，脾阳根源于肾阳，故补脾还须固肾，班老常在治脾益气的同时酌加温肾固摄药，如鹿角霜、桑螵蛸、覆盆子、金樱子等，如此方能疗效巩固。

病例

李某，29岁，工人，1983年2月25日初诊。

13岁初潮，月经一向错后，量多，但尚能自止。自17岁后月经量多，色红夹块，每次经行均用止血药治疗，出血始止。经前乳房及少、小腹胀痛，经后则舒。去年12月因阴道流血过多而行诊刮术，病理报告为"内膜分泌欠佳"。末次月经从2月28号开始，迄今未净，量多，质稀，伴头晕，腿软，口淡，纳差。结婚3年，夫妻同居，未避孕迄今未孕。舌淡，苔薄白，脉虚细涩。

诊断：崩漏，不孕症。

辨证：脾肾亏虚，冲任不固。

治法：温肾固脱，益气摄血，调补冲任。

处方：党参 20g，炙黄芪 20g，白术 10g，制附子 10g（先煎），鹿角霜 10g，益智仁 10g，熟地 15g，怀山药 15g，台乌药 10g，鸡内金 10g，炙甘草 69。每日 1 剂，水煎服，3 剂。

二诊（1983 年 2 月 28 日）：药后血止，精神较佳，舌脉同前。效不更方，守上方加菟丝子 20g，继服 3 剂。

三诊（1983 年 3 月 8 日）：服上药后自觉全身状况良好，纳食正常。舌淡，苔薄白，脉沉细。继予补益气血，温肾养肝，调理冲任。

处方：炙党参 20g，炙黄芪 20g，当归 10g，白芍 10g，熟地 15g，川芎 6g，鹿角霜 15g，菟丝子 20g，柴胡 3g，炙甘草 6g。每日 1 剂，水煎服，7 剂。

守上法调理 3 个月，月经基本正常，经行 7 天能自止。半年后随访，已停经受孕。

按语：脾为气之源，肾为气之根，气为血之帅，气能摄血。初潮即出现月经错后、量多，显系肾气不固、脾失统摄所致。长期月经量多，脾虚失运，导致血海亏虚，气血不足，故头晕肢软，纳差口淡。血虚则肝失所养，肝气郁滞，故经前乳房及少、小腹胀痛。脾肾亏虚，肝血不足，故难以摄精成孕。班老治从温肾益气着手，选用党参、白术、黄芪补脾益气升阳，附子温肾益火之源，益智仁、鹿角霜温督固脱，诸药合用，使脾健气升，自能摄血止血。熟地、怀山药健脾补肾，益精之源，鸡内金既能健脾消食，又能化瘀消积。诸药合用，从本论治，不止血而血自止。后期用健脾益气补血、滋养肝肾之剂交替服用，从而使月事复常，停经受孕。

（四）阳虚不固，温宫摄血

《内经》指出："阴阳之要，阳密乃固"。班老认为，月经为血所化，血者，属阴也。经血源于肾，肾主蛰，为封藏之本，藏真阴而寓真阳，阴阳相互依存，相互为用。暴崩漏下者，久则必损耗阴精、阳气。若素体阳虚，或暴崩失血，或在大出血之际过用寒凉止血，都会损伤阳气而致阳虚阴盛。脾主摄血，脾阳根源于肾阳，脾肾阳虚则封藏不固，可致阴血暴脱。临证见骤然下血量多或淋沥不断，血色淡红或紫黑夹块，伴形寒肢冷，腰酸足软，头晕神疲，气短自汗，舌质淡嫩，边有齿痕，苔薄白或滑，脉沉细弱者，治疗温肾固阳为要，常用方为右归丸合缩泉丸以温肾固脱，或《金匮要略》胶艾汤以温经摄血。班老临证尤喜选用甘润温养之品，如艾叶、巴戟天、锁阳、仙茅、仙灵脾、菟丝子、杜仲等，盖"甘能升发，温则能养，阳生阴长，血自归经"，又因气为血之帅，血为气之母，阳虚则气弱，故在温补脾肾之阳的同时，注意选用党参、白术、黄芪等以益气固摄。如崩漏时间较长，出现肾阳虚弱，漏下不止，腰痛，小腹冷痛，小便清长，舌淡脉迟者，治疗上用温肾壮阳、摄血止漏之法，班老常用《伤寒论》附子汤（附子、党参、白术、茯苓、白芍）加鹿角霜、桑螵蛸、赤石脂、伏龙肝、煅龙骨、煅牡蛎等固肾止血，或用参附汤加黄芪、覆盆子、金樱子温阳益气摄血。

病例

袁某，30 岁，工人。1983 年 5 月 1 日诊。

14岁月经初潮，一向月经周期紊乱，量多如崩，未婚前因大出血不止而多次服孕激素治疗，出血始止。本次经行，从4月12日开始，初多后少，色紫暗有块，至今未净，无腹痛及其他不适，面白神疲。平素带下量多，色黄白相兼，小便多，大便干，2~3日一次。舌质淡，苔薄白，脉虚细。

诊断：崩漏。

辨证：脾肾阳虚，冲任失固。

治法：温肾健脾，固摄冲任。

处方：熟附子10g（先煎），党参30g，熟地15g，炙黄芪30g，肉苁蓉15g，菟丝子15g，当归10g，金樱子10g，荆芥炭3g。每日1剂，水煎服，6剂。

二诊（1983年5月9日）：药已血止。现胃脘不适，大便溏烂，舌淡，苔薄白润，脉虚细。

处方：党参15g，白术10g，茯苓10g，陈皮5g，黄芪15g，山楂15g，鸡内金10g，怀山药15g，炙甘草6g。每日1剂，水煎服，5剂。

三诊（1983年5月15日）：昨日经行，色量一般，舌淡，舌边尖红，苔薄白，脉缓和。

处方：熟地15g，怀山药15g，山萸肉10g，沙参10g，麦冬10g，旱莲草15g，益母草10g，丹皮6g，炙甘草6g。每日1剂，水煎服，5剂。

四诊（1983年5月27日）：经行未止，量多色淡，面色苍白，舌质淡，苔薄白，脉虚细。予益气温阳，固摄止血。

处方：制附子10g（先煎），党参20g，白术10g，黄芪20g，鹿角霜15g，海螵蛸10g，益母草15g，蒲黄炭10g，甘草6g。水煎服，每日1剂，3剂。

上方3剂后血止，继予补益脾肾之剂归芍地黄汤与五味异功散加减出入，共治疗3个月，月经恢复正常。

按语：初潮即出现月经紊乱，病程较长，出血较多，阴血损耗，阴损及阳，阳气虚不能固摄，封藏失职，冲任不固，不能制约经血，故出现阴道流血不止。班老治疗以温肾健脾为主，收摄止血为辅，补阴配阳，使脾肾功能正常，冲任稳固，月事循常。

（五）瘀血内阻，通因通用

班老认为经由血化，血分易虚易瘀，况且崩漏患者病因寒热错杂，虚实相间，时崩时漏，其血离经，"既是离经之血，虽清血鲜血，亦是瘀血"（《血证论·瘀血》）。瘀血形成，有实瘀和虚瘀之分。实瘀者，由七情所伤，肝郁气滞，或热灼成瘀，或外感寒邪，或过食生冷，或久居寒湿之地，寒凝血瘀，或湿热下注，壅滞胞宫胞脉致瘀。虚瘀者因久病失血气虚而致瘀，或阴虚火旺，血中津液受灼，停滞不畅而致瘀。冲任瘀滞，新血不得归经而妄行之阴道出血，治宜采用活血化瘀、通因通用之法，祛其瘀滞，使气血调和，血自归经。临床上班老常根据患者不同的病因和体质而分别采用理气化瘀、益气化瘀、温经化瘀、凉血化瘀、滋阴化瘀、燥湿化瘀治法，辨证论治，补中有化，化中寓止。临床症见阴道流血量多少不一，色紫或黑，夹块，伴少、小腹疼痛，痛甚于胀，按之不减，舌质紫暗，脉弦或沉涩，常用桃红四物汤或失笑散加苏木、泽兰、小蓟、益母草、刘寄奴、炒山楂、大黄炭等。或根据病情灵活加减应用，在益气、养阴、温阳、凉血的基础上酌加化瘀药。如气滞者，加延胡索、川楝子、香附、川芎理气化瘀；气虚则加黄芪、苏木补气化瘀；寒凝则加桂枝、艾叶、红花温经化瘀。对素有癥瘕（子宫肌瘤、子宫内膜异位症、卵巢囊肿等）者可在活血化瘀基础上加夏枯草、猫爪草、浙贝、白芥子、海藻、昆布等软坚化瘀散结，或酌用土鳖虫、水蛭破血消瘀。血止后继用桂枝茯苓丸、当归芍药散或少腹逐瘀汤等辛开温化，徐图缓攻，或攻补兼施，从本论治。在治疗的同时，班老还注重防瘀，他主张在小产、清宫或腹部及子宫手术后服 3~5 剂生化汤加减，如加川断、益母草、红花、延胡索、炒山楂等活血化瘀，以防瘀血残留为患。他认为生化汤加味"不仅能清除节育术后离经之污血，使新血归经，尚可预防术后感染，促使伤口愈合，免除术后诸瘀，为寓防于治之法"。

病例

卢某，46 岁，干部，1990 年 11 月 21 日诊。

既往月经规则，但近两年来经量增多，经行时间 15~20 天不等，其量时多时少，色暗红，夹血块，曾在外省医院检查无特殊。经多方治疗，包括人工周期治疗，症状依然。曾于 10 月份行刮宫术，病理报告为"子宫内膜轻度腺瘤型增生过长"，诊刮术后阴道仍有流血，量少，色暗红，伴腰酸，双膝无力，平素带下较多，色黄。舌淡红，苔薄白，脉弦细。

诊断：崩漏。

辨证：湿瘀阻滞下焦，冲任不固。

治法：养血化瘀利湿。

处方：鸡血藤 20g，当归 10g，白芍 10g，丹参 15g，白术 10g，土茯苓 20g，小蓟 10g，益母草 10g，炒山楂 10g，蒲黄炭 10g，炙甘草 6g。每日 1 剂，水煎服，3 剂。

二诊（1990 年 12 月 4 日）：药后血止，现无任何不适，舌淡红，苔薄白，脉细缓。

处方：鸡血藤 20g，丹参 15g，凌霄花 10g，赤芍 10g，红花 6g，泽兰 10g，莪术 10g，刘寄奴 10g，生牡蛎 30g，海藻 6g，夏枯草 10g。每日 1 剂，水煎服，10 剂。

三诊（1990 年 12 月 18 日）：无特殊不适，舌脉同前，守法再进。

处方：生牡蛎 30g（先煎），夏枯草 15g，当归 10g，川芎 6g，赤芍 10g，白术 10g，土茯苓 20g，泽泻 10g，鸡血藤 20g，丹参 15g，炙甘草 5g。每日 1 剂，水煎服，7 剂。

四诊（1990 年 12 月 25 日）：昨日行经，量色正常，无块无痛，舌淡红，苔薄白，脉缓。

处方：鸡血藤 20g，丹参 15g，当归 10g，川芎 6g，赤芍 10g，熟地 15g，川断 10g，女贞子 10g，旱莲草 15g，炙甘草 6g。每日 1 剂，水煎服，4 剂。

经行 5 天干净，守上方调理两个月，月经恢复正常。

按语：本案诊刮术后仍淋沥不净，显系手术损伤冲任，瘀血内停，阻滞新血不得归经所致。胞宫位居下焦阴湿之地，湿邪易乘虚侵袭胞宫，与胞中瘀血相搏，形成湿瘀为患。湿郁化热，湿热熏蒸，壅滞于胞宫，即可出现带下量多，又可损伤冲任血海而为崩漏。湿郁日久亦可形成癥瘕。班老认为，本例病理报告子宫内膜腺瘤型增生也可看成癥瘕，故治之宜化瘀利湿、软坚散结消癥。一诊用养血化瘀之法，血止后湿瘀并治，软坚散结消癥，方用当归芍药散加减治疗。根据月经的不同阶段，治疗上有所侧重，所选药物以甘平、咸凉、辛散为主，既照顾到偏血虚阳虚的体质，又能化瘀利湿消癥，守法治疗，终获痊愈。

三、用药特色

由于崩漏出血多，病情变化快，常虚实夹杂，且病者体质、居住环境及地理气候不同，难以偏执一方而治之。班秀文教授强调用药宜因人、因地、因时制宜，既要注意整体观念，又要重视局部症状，选方遣方，辨证施治，无论经方、时方，兼收并蓄，择善而用。他常言："选药处方，既要有法有方，又要有法无方，权宜多变"。即在病机、脉症上与某法、某方相合时则守其法，用其方；若病机复杂，脉症不一时，则守其法而易其方，以证为凭，灵活变通。针对崩漏寒热错杂、虚实相兼的病机，班老提出"补而不腻，利而不伐，温而不燥，凉而不凝，补阳配阴，补阴配阳，止中有化，化中有止"的用药原则。

（一）药贵冲和，寒热相宜

崩漏临床虽有气虚、血热、阴虚、阳虚、瘀积之分，但治疗均以止血为目的。班老认为，治法除遵循"塞流、澄源、复旧"三大法外，尚要根据妇女的生理特点而选方用药。盖妇人属阴，以血为本，以肝肾为先天，由于有经、孕、产、乳的生理过程，常处于"有余于气，不足于血"的生理状态。"气有余便是火"，且体质娇嫩，不堪受药物之偏颇，如偏于补阳则因刚燥而动火耗血伤阴，若偏于养阴则滋腻碍脾，药取甘润冲和。在病情需要用偏寒偏热刚烈之品时，则要讲究配伍法度，注意柔中有刚、刚中有柔、刚柔相济。一般情况下，力戒大辛大热、苦寒攻伐之品。由于本病寒热相兼，虚实夹杂，故选方用药又有攻补兼施、寒热并用、补中寓清、化中有补之分。

如崩漏因于热者，本"热者寒之"之经旨，治宜清之、凉之。以其热灼阴伤，或阴虚火旺，治宜辛凉、甘寒、咸寒或酸寒之剂，常用地骨皮饮、两地汤、丹栀逍遥散清火养阴。药选北沙参、麦冬、生地、白芍、玄参、桑叶、地骨皮、丹皮、丹参、凌霄花等养阴清热凉血之品，酌选鲜荷叶、鲜茅根、旱莲草、苎麻根、藕节、侧柏叶、仙鹤草、小蓟等甘凉之品止血。即使热势较甚，需寒凉降火者，在选用黄柏、黄连、栀子、龙胆草等苦寒药时，也要注意其用量在 3~10g，并与山药、当归等药配伍，使其凉而不凝，保胃存阴，且中病即止，以免戕伤脾阳或苦寒化燥，阴血更伤。

因于寒者，遵"寒者热之"之旨，药选甘温、甘润之品，注意温补脾肾、温肾壮阳、益火之源。常选用附子汤、右归丸、艾附暖宫丸、温经汤等方剂，用药以艾叶、肉桂、巴戟天、补骨脂、菟丝子、仙茅、仙灵脾、蛇床子、锁阳等温润之品为主，酌选桑螵蛸、鹿角霜、赤石脂、血余炭、伏龙肝、老姜炭、艾叶等温阳摄血，注意补阳配阴。

因于瘀者，本"通因通用"、"结者散之"之旨，治宜辛温、辛热、辛平、辛寒入血行血，佐以咸寒软坚，注意攻补兼施。根据瘀血形成有热结、寒凝、气滞、气虚之分，选用大黄牡丹汤、少腹逐瘀汤、桃红四物汤、补阳还五汤等方剂加减化裁，常用药为鸡血藤、丹参、桃仁、红花、当归、川芎、益母草、炒三楂、苏木、泽兰、三七等，酌加蒲黄炭、大黄炭、山楂炭等化瘀止血，以达化瘀不伤正、止血不留瘀的目的。

因药物刺激引起的崩漏，治以调养冲任为主，佐以解毒之品，常用方为归芍地黄汤、二至丸加夜交藤、忍冬藤、鸡血藤、茺蔚子、冬桑叶等，其中旱莲草、夜交藤重用至 20～30g，有解"药毒"之功。

因于虚者，遵"虚则补之"、"损者益之"之旨，药取甘平或甘而微温以益营血，分清阴、阳、气、血而处方用药。气虚者，常用方为举元煎、异功散、补中益气汤、归脾汤等；血虚者，常用方为圣愈汤、当归补血汤、四物汤、人参养荣汤；阴虚者，常用方为左归丸、八仙长寿饮、增液汤、两地汤、二至丸；阳虚者，常用方为右归丸、附子汤、参附汤。重视益气摄血，振奋脾肾之阳，使气血调和，阳生阴长，血自归经。但要注意"补而不腻"，常在滋阴养血剂中稍佐陈皮、苏梗、砂仁和胃行气，使滋补而不碍脾；在温阳益气之剂中少佐柴胡、升麻、荆芥，疏肝升发，即补养中寓升发之意。

（二）补阳配阴，滋阴配阳

班老认为，经者，血也；血者，阴也，冲任二脉主之。而冲任二脉皆起于胞中，俱通于肾。肾主蛰而为封藏之本，血气之根，藏真阴而寓元阳，血之所以异乎寻常崩中漏下，与肾的开阖闭藏、冲任二脉的亏损有着极为密切的关系，故提出"崩漏治肾"之说。但肾的病变非阳虚即阴虚，阳虚不补，其气难复，阴虚不补，其血日耗，天真元气渐绝。班老赞成张景岳"善治阴者，必于阴中求阳、善治阳者，必于阳中求阴"（《景岳全书》）之说，本阴阳互根、水火同源之理，补虚重视阴中求阳，阳中求阴。主张阴虚宜甘润壮水以滋养，阳虚宜甘温益气以温补，在补阴的同时要兼以补阳，补阳的同时要兼以养阴，通过协调阴阳的偏颇，使体内阴阳达到新的平衡，而达培源固本的目的。

如肾阴虚者，常用景岳左归丸治之，方中熟地、山药、山萸肉、枸杞子、鹿胶、龟胶甘润壮水而充经血，菟丝子之辛甘温以助肾阳，为"滋阴不离益阳"、"从阴引阳"之意。因方中龟胶、鹿胶药源缺而昂贵，班老常用当归、白芍、鹿角霜、阿胶代之，或用归芍地黄汤去茯苓、泽泻、丹皮，加菟丝子、枸杞子、茺蔚子、鹿角霜治之；稍佐一味柴胡，则补中有疏、滋而不腻、阳生阴长，通过补阴以配阳，达壮水制火、肾能蛰藏、血不妄行之目的。肾阳虚者，常用右归丸治之，方中既有附子、肉桂、菟丝子、杜仲、当归温补肾阳，又有山药、山萸肉滋养肝肾之阴，实乃"阳中求阴"、"从阳引阴"之意。因方中附子辛热刚燥峻猛，对体虚气弱者，改用补骨脂代之。又因补气则能助阳，常佐以党参、白术、黄芪等益气壮阳，以助固摄。临证还可因证、因人灵活加减化裁。

气虚者，补气为主，兼补其血，常用举元煎、异功散加当归、白芍、鸡血藤、首乌等血药；血虚者，以补血为主，兼补其气，如圣愈汤。但崩漏大失血后，有形之血不能速生，无形之气所当急固，故欲收补血之效，当以益气为治，如当归补血汤中重用黄芪即为益气生血之意。

(三) 止中有化，止血防瘀

崩漏的治疗，止血常为临证之首务，但止血要防止留瘀为患，班老提倡要"止血防瘀"，即寓治于防中。盖崩漏其血离经，"既是离经之血，虽清血鲜血，亦是瘀血"（《血证论》），故班老认为，出血之证，不论其新旧出血，其离经之血均可变为瘀血。由于崩漏日久者，每有离经之血着于冲任，故治之既要化其旧瘀，又要防止新血向瘀血转化，防患于未然。在用药处方时，要选用能止血化瘀之品。如血热崩漏，用四物汤加茅根、荷叶、藕节凉血止血，可防止新血成瘀。又如肝郁化火者，丹皮重用；脾虚失摄者，常用瓦楞子、芡实之类；肾虚夹瘀者，生牡蛎、海螵蛸重用，此又为辨证求因防瘀法。

对于非瘀血性崩漏，要看到其中潜隐瘀血之机。在处方用药时，班老常掺用少量活血化瘀之品，以防止血后残瘀滞留，造成反复出血，如当归、丹参、益母草均为常用之味。

若瘀血已形成，则要在"治病求本"的原则下，选用止血中有化瘀、化瘀中有止血之药，注意止血不留瘀、祛瘀不伤正，以达既成之瘀能化、未成之瘀能防的目的。如脾肾气虚、冲任不固之出血，常用异功散或举元煎益气摄血，佐以海螵蛸、茜草、仙鹤草等养血止血，补中有化；若为肝肾阴虚，热扰血海，迫血妄行之出血，则用六味地黄汤合二至丸滋阴清热，酌加益母草、凌霄花、小蓟等凉血止血，清中寓化；证为脾肾阳虚、封藏不固而致漏下淋沥者，常在补益脾肾的基础上选用艾叶、菟丝子、仙茅、仙灵脾、桑螵蛸、炒山楂等温养冲任，固摄止血，温则瘀化；如为瘀血内阻，血不归经之出血，则本"通因通用"之旨，用生化汤或桃红四物汤加川断、益母草、泽兰、苏木等生血化瘀，使瘀祛而新血归经。常用止中有化、化中有止之品，如三七、苏木、泽兰、炒山楂、大小蓟、藕节、瓦楞子、生龙骨、生牡蛎、益母草、茜草根等。

(四) 炭药、涩药，用之有时

由于"血遇黑则止"、"炭药通于肾"，炭药有收摄止血之功，暴崩血脱之时酌用炭药为一般常法。班老认为，炭药及收摄药"不宜早用，慎勿过用，以免留瘀"，如确为出血过多过久或成滑脱之势时，则审其有无瘀滞，如腹痛之有无，有否血块，根据病情而辨证施用。一般而言，寒则用炮姜炭、艾叶炭，热则用栀子炭、大黄炭、槐花炭，瘀则用山楂炭、蒲黄炭、五灵脂炭，虚则用黄芪炭、地黄炭、荆芥炭、棕榈炭等。但结合到具体病证，还需区分虚实而选用。如血热出血，有实热和虚热之分。实热则重在泻心、肝之火，常用栀子炭、黄连炭、大黄炭泻火止血；虚热者，重在养肝、肾之阴，可用生地滋阴止血。而阳虚出血者，脾阳虚则用干姜炭，肾阳虚用附子炭；血虚出血者，用血余炭、当归炭、地黄炭；气滞者用香附炭、荆芥炭以行气；气陷者用黄芪炭、荆芥炭等益气炭类。若不辨清病情的寒、热、虚、实，妄投炭药，不仅疗效欠佳，且遗患无穷。

若阴道流血过多、过久，或阴损及阳，正虚较甚，已成滑脱之势者，则选用赤石脂、煅龙骨、煅牡蛎、乌贼骨、五倍子等收敛摄血之品，增强固护正气、摄纳阴血之功。其中煅龙骨、煅牡蛎安五脏，益心神，有涩血补益之功，无留邪伤正之弊；乌贼骨、瓦楞子收涩活血兼备，涩血而不致瘀，为临床常用；伏龙肝温而兼涩，为崩漏要药。由于涩血药多为治标之品，用之要适可而止，不宜久用。赤石脂为矿物质，其性重坠，久用有伤脾胃之虞。

四、崩漏常见兼证及其处理

临床之崩漏表现为或崩，或漏，或崩、漏交替，或崩、漏并见，病因较多，病机复杂，均以大量失血为主症。而妇女以血为主，以血为用，久崩失血则成气虚、血虚、阴虚、阳脱，肾、肝、脾三脏受累，从而出现头晕、心悸、腰痛、带下诸证，屡见不鲜。在治疗原则上，班老更重视补益气血、燮理阴阳，从调理肝、脾、肾三脏入手，以促进气血恢复。

（一）眩晕、头痛

眩晕、头痛常出现在崩漏失血过程或血止后，有的伴有肢体麻木。班老认为，其本为血虚，其标为风、火、痰、瘀，与肝、脾、肾三脏有关。盖肝藏血而主疏泄，其脉与督脉交于颠顶，血虚肝血不足，清阳不升，脑海失养；或因肾阴亏损，水不涵木，肝阳上亢，化火生风而致眩晕、头痛。脾统血而主运化，血虚则脾失所养，运化失职，导致气血化源不足，则血虚难复，清窍失养。或湿蕴日久，化热生痰，痰浊上壅清窍而眩晕、呕吐；肾藏精主髓，通于脑，阴血亏虚，髓海不足，则眩晕、耳鸣。故症见崩漏，眩晕、耳鸣、视力减退、腰酸腿软、夜难入寐、舌尖边红、苔厚黄腻、脉弦细者，为肝肾阴虚、虚火上扰所致，可选用八仙长寿饮或杞菊地黄汤加白蒺藜、桑叶、当归、白芍治之。症见血止后头晕目眩、面色苍白、四肢麻木、心悸乏力、舌淡苔白、脉虚细者，此乃气血亏虚所致，常用当归补血汤或圣愈汤加蔓荆子、荆芥、防风治之。症见头晕头痛、游走不定、耳鸣或脑后麻胀、入夜加重、影响入睡者，此乃血虚生风，常用四物汤加蝉衣、藁本、白蒺藜、红花、全蝎等养血化瘀搜风。症见眩晕欲呕、胸闷、纳食不馨、汗出欲仆、舌淡红、苔白腻、脉细者，此乃痰湿中阻、清窍失养，常用苓桂术甘汤加鸡血藤、丹参、夏枯草、白蒺藜治之。然临证亦有诸证夹杂出现者。

如治唐某，3 个月前分娩，产时大出血，产后恶露淋沥不绝，眩晕发作二次，每次发作天旋地转，胸闷欲呕，持续半天后逐渐缓解。两天前眩晕又作，胸闷欲呕，舌淡红，苔薄白，脉虚细。班老首诊拟温中化饮为法，药用：云茯苓 30g，桂枝 10g，白术 30g，炙甘草 10g。服用 3 剂后眩晕未作，诸症消失，给予归芍地黄汤加鸡血藤、益母草善后调理。

（二）心悸、不寐

心主血而为君主之官，崩漏失血过多，既可耗伤心血，又能影响脾胃运化，使血液生化无源。血不养心，则神不守舍，或血虚阴亏，心阳浮越，而致心神不宁、失眠多梦、健忘、悸烦不安。血虚及气，心气不足，则脉涩不畅或结代，面色不华。班老治疗注重养心血（阴）、益心气（阳）为主，少佐镇潜安神之品。崩漏量少淋沥，色鲜红，伴心悸心烦、失眠盗汗、舌淡红、苔薄黄、脉细或数者，常用生脉饮合增液汤加茯神、炒枣仁、夜交藤治之，以益气养心、宁心安神。失血后惊悸怔忡，夜难入寐，或寐则噩梦纷扰，头晕自汗者，此乃血气亏损，心阳虚不能交阴，阴亏不能潜阳，心神浮越，治宜桂枝加龙骨牡蛎汤燮理阴阳、补益气血、安神定志。头晕神疲，夜难入寐，时而胸闷心悸，纳呆，苔薄腻者，此乃失血后脾虚清阳不升，浊阴不降，治用异功散加补骨脂、珍珠母、生龙骨、远志、合欢花治之。

曾治一老妇，崩止后心烦口干，难寐多梦，形瘦纳呆、舌尖红，苔薄黄，班老仿天王补心丹之义治之，方用生脉饮加酸枣仁 10g，玄参 15g，丹参 15g，夜交藤 20g，白合 10g，浮小麦 20g，苏木 10g，炙甘草 6g 治之，药 3 剂后夜寐即安。该方补而不腻，且加入苏木、鸡血藤、丹参等入血分之药。心主血，治血即治心也。

（三）腰痛、浮肿

肾藏精而主骨主水，腰为肾之外府，肝藏血而主筋，脾统血而主运化水湿。崩漏失血过多，肾精亏损，外府失养则腰痛；肾阴虚则肝木失养，不能疏转气机，三焦受阻，或肾阳虚脾阳失于温煦而运化乏力，水湿内停，肾气虚则水液不能蒸化，均可致头面或下肢浮肿。亦有因肝脾肾虚，寒湿之邪乘虚外侵，与离经之血相互搏结，致经络受阻，血行不畅，"血不利则为水"，水血互结而为浮肿。班老治此强调局部症状要与全身症状结合，分清虚实，辨证施治，不可见水治水、见痛止痛。症见止血后颜面及下肢浮肿、晨起尤以颜面浮肿明显、心悸、纳呆、便溏者，治宜从脾肺，常用归芍异功散加北芪、川木瓜、苡仁、补骨脂、益母草治之，水血并治。症见腰痛如折、卧后不减、夜尿频频、面白形寒、足踝浮肿者，此乃脾肾阳虚，治宜温肾健脾，方用附子汤或乌头汤加防风、泽兰、益母草治之。班老经验，治疗因崩所致的腰痛、浮肿，在治疗的全过程，不论虚证、实证，均要在辨证的基础上加血药，如当归、川芎、鸡血藤、丹参等，及既能化瘀又能利湿之品，如益母草、泽兰、救必应、马鞭草等。此外，还要注意利水不能峻利，以淡渗为佳，以免阴血再伤。

曾治曾某，月前行人工流产术，术后患漏淋沥数天干净，继出现左下肢浮肿、疼痛，步履艰难。曾服行气利水药十余剂，疼痛减轻而肿胀依然。查其左足胫至左大腿根部泛肿，按之应手而起，皮肤潮红、灼热、色素沉着，舌淡红，苔薄白，脉沉细。证属瘀血阻滞、气机不畅，治拟活血利水、益气通络，药用：北芪 30g，鸡血藤 20g，丹参 15g，防己 10g，云茯苓 10g，益母草 10g，当归 10g，红花 3g。3 剂后左下肢水肿明显减轻，守方加凌霄花、黄柏、苍术等药出入，7 剂后病瘥。

（四）湿瘀带下

在崩漏治疗过程或崩漏血止后常出现带下增多或赤白带下，伴倦怠乏力、腰酸胀等。班老指出，此属经病及带所致。盖冲为血海，任主诸阴，督统诸脉，三脉一源三歧，均起于胞中，而带脉环身一周，约束诸脉。故冲、任、督三脉与带脉相通相络，任督病可致带病，带病亦可致任督病，从而出现经带并病。此外，叶天士尚有"八脉隶肝肾"之说。崩漏病者，多为肝肾亏损、冲任不固、经血妄行。由于出血不止，日久可致阴损及阳，诸脉虚衰，带脉失约，失于固摄，轻者赤白带下，重者精反成浊，白滑之物下流不止，故古书有"白崩"之说。亦有因湿热熏蒸，壅滞于胞宫，既可致水津不化，湿浊下流，带脉失约，绵绵带下，又可损伤冲任，导致经行紊乱。又经者，血也，带者，湿也。治疗上要注意治经不忘瘀，治带不忘湿，湿瘀并治。症见赤带淋沥不断者，班老用益气健脾、止带摄血法，常用异功散或举元煎合四乌鲗骨一芦茹丸加仙鹤草、小蓟、益母草治之；若带下如水，量多不臭，腰痛肢肿者，用附桂八味丸或附子汤合缩泉丸治之，温肾固涩，治湿止带；阴虚血热，湿热交蒸致带下黄浊臭秽，或赤白相兼，阴道辣痛者，常用归芍四妙散加紫草、败酱草、马鞭草、连翘等，从带治经，经带并治。但临床症状不一，虚中有实，实中有虚，在于医者灵活辨证论治。

如治梁某，40岁。自放环后出现月经紊乱，经量增多，淋沥难净，屡用中西药治疗不效，随行取环术。取环后月经周期尚可，但月经量仍多，经后淋沥不断，赤白相兼，白多红少，臭秽，偶有阴痒，赤白带持续到下次行经，迄今已半年余。诊时为经后10天，量少淋沥，赤白带下，迄今未净，伴心烦失眠、腰胀不适、舌红、苔薄白、脉细。证属阴虚血热，冲任失调，带脉失约；治拟滋阴凉血，固摄任带。药用：旱莲草20g，女贞子10g，芡实10g，煅龙牡各20g，益母草10g，炙甘草6g。服5剂后经行，经量略减，腰胀。经净后赤白带又见，但量较前减少，时有时无，左胁刺痛，左下肢麻木，纳呆便溏，舌淡红，苔薄黄，脉细。转用柔肝健脾，调理冲任法。药用：黄精15g，柴胡6g，当归10g，白芍10g，怀山药15g，麦冬10g，海桐皮10g，牛膝10g。3剂，水煎服。药后复诊经后赤白带下消失。

五、病案举例

病例1

黄某，20岁，1989年5月30日初诊。

13岁初潮始经行紊乱，经期或前或后。近年来经量剧增，色淡质稀，淋沥持续十余日，甚时需用止血剂方止，平素带下绵绵。某医院诊为"青春期功能失调性子宫出血"，用己烯雌酚、黄体酮等药治疗，效果失彰。诊时带下量多，质稀如水，头晕乏力，纳少腰酸，舌质红，苔薄白，脉细弱。责之肾脾两虚，冲任不固，带脉失约，治拟益肾健脾，调经止带。

处方：菟丝子20g，覆盆子10g，炒山药15g，枸杞子10g，炙黄芪20g，炙党参15g，茺蔚子15g，山楂肉10g，苍耳子10g。水煎服，每日1剂。

药十余剂后，诸症改善，带下减少，经行6日即净，继以归芍地黄汤与异功散交替使用，调理3个月，经带正常。停药后观察两年，疗效巩固。

按语：本案乃肾虚、肝郁、脾虚，血海不固，带脉失约所致。班老认为，"经水出诸肾"，肾气的盛衰维系着冲任的盈亏和胞宫的藏泄；肝为肾之子，肾水不足，肝木失养，肝失疏泄则脾土受克，失其升清，水谷精微不能输布生血，反潴为湿；湿滞胞宫，损伤冲任带脉，则可致崩漏带下。故宜在补益肾气的基础上疏调肝气，匡扶脾元，经带并治。方中以菟丝子、覆盆子、枸杞子大补肾水，水足则肝气自疏，脾自得养；黄芪、党参、山药健脾摄血，清其湿源；山楂、茺蔚子入血分除瘀；苍耳子行气分燥湿，并寓风能胜湿之意。诸药合用，肾蛰藏有节，肝疏泄适度，脾气升而健，经带自无乖常之虞。

病例2

陈某，23岁，1991年1月7日初诊。

月经紊乱5年，曾因暴崩下血在当地住院，经诊刮诊为"无排卵型功能失调性子宫出血"，中西药治疗年余，终鲜著效。诊时阴道流血已三十余天，其量时多时少，色暗夹块，伴小腹隐痛、心烦失眠、面色潮红、舌尖边红、苔薄黄腻、脉细滑数。证属肝肾阴虚，相火偏旺，迫血妄行。治拟育阴清热，养血化瘀。

处方：熟地黄20g，山药15g，山萸肉6g，旱莲草20g，北沙参10g，麦冬10g，牡丹皮10g，茯苓10g，泽泻10g，生军炭6g。水煎服。

6剂后诸症减轻，阴道流血时有时无，舌淡，苔薄白，脉细。转用益气摄血法。

处方：党参15g，白术10g，茯苓10g，桑螵蛸10g，海螵蛸10g，伏龙肝10g，升麻3g，炙甘草6g，水煎服。

3剂后血止神爽，继予归芍地黄汤出入调理。1991年6月随诊，经事复常。

按语：班老常言：崩漏病在血分。妇人经、孕、产、乳以血用事、阴血难成而易亏。本案因暴崩漏下，阴血日渐消损，肝肾阴虚，相火妄动，而致淋沥不绝，治宜滋阴泻热，益气固本。一诊用熟地黄、山药、山萸肉"三补"与沙参、麦冬相伍，金水相生，峻补本源；重用牡丹皮、茯苓、泽泻"三泻"清泄虚火以治其标，旱莲草滋阴凉血止血；诸药合用，滋阴清火，虚火自平。尤妙在用生军炭化瘀止血，庶无后患。二诊虚热已减，气液未复，又以四君子汤加味益气摄血，此亦李东垣"下血证用四君子补气药收功"之意。

病例3

王某，44岁，1990年9月26日初诊。

1年来经量明显增多，每次行经用卫生纸1kg以上，近半年来经行紊乱。刻诊：阴道流血已半月余。经量少而暗，腥秽，少腹、小腹隐痛，头晕乏力，腰膝酸软，纳谷不香。妇检：宫颈口见一3cm×2cm×2cm大小乳头状赘生物，质脆，触之出血，宫体增大，压痛。取其部分病理检查为"子宫内膜息肉"。形体消瘦，面色萎黄，舌尖红，苔黄白厚，脉细滑数。证属脾虚肝郁，痰瘀搏结为癥，瘀积阻滞胞宫，血不循经而妄行。治宜培中调气，软坚消积，化瘀止血。

处方：生牡蛎30g（先煎），玄参15g，浙贝母10g，山药15g，鸡血藤20g，益母草10g，小蓟10g，炒山楂10g，甘草6g。水煎服。

药3剂后血止，唯倦怠乏力，胃脘隐痛，舌淡，苔薄黄腻，脉弦细。拟疏肝健脾，养血消积之剂缓图之。

处方：炙黄芪20g，党参15g，白术10g，鸡血藤20g，生牡蛎30g（先煎），茯苓10g，陈皮15g，素馨花10g，炙甘草6g。水煎服。

守上法加减，行经期则因势利导，活血通经，治疗两个月，诸症悉已，月事复常。5个月后妇检复查：宫颈赘生物消失，子宫附件正常。随诊半年，病无复发。

按语：本例经行时淋沥不绝，量少色暗，面黄形瘦，纳呆乏力，乃脾虚肝郁所致。

脾失健运，肝失疏泄，气滞、血瘀、湿阻互结，"瘕而内着，恶气乃起，息肉乃生"。瘀积占据血室，新血不得归经，则为崩漏之证。班老认为：其病位下焦阴湿之地，痰瘀互结，虚实夹杂，既不能纯补又不能峻攻，以扶正培中为主，缓消癥积。方用消瘰丸加味扶脾软坚，化瘀止血，寓攻于补，寄消于养，以收补虚不滞邪、攻瘀不伤正之效，使血止瘀行，则用调理肝脾，扶正消积，从本论治而竟全功。

崩漏的辨证施治

崩漏是妇科危重疑难病之一，轻者危害妇女健康和影响日常生活，重者可危及生命。本病在古代文献中又分别称为崩中、漏下、血崩、经漏等名。其病名首见于《内经》，如《素问·阴阳别论》指出："阴虚阳搏谓之崩"，王冰释为"阴脉不足，阳脉盛搏，则内崩而血流下"，可见，崩泛指妇科阴道异常出血之证。漏下之名则见于《金匮要略·妇人妊娠病脉证并治》"妇人有漏下者，有半产后因续下血都不绝者，有妊娠下血者"。后世医家根据崩漏的临床表现，大多崩漏相提并论。如巢氏《诸病源候论·妇人杂病诸候·漏下候与崩中候》指出："忽然暴下，谓之崩中"；"非时而下，淋沥不断谓之漏下"。严氏《济生方》"崩漏一疾，本乎一证，轻者谓之漏下，甚者谓之崩中"。故崩与漏，其临床表现虽然有病势急缓与出血量多少的不同，但其发病总的机制是相同的，而且在发病过程中两者常相互转化，既有先患崩继而成漏者，亦有先患漏突然成崩者，还有崩漏交作，伴有腰痛、头晕、心悸、烦躁失眠、纳差乏力等虚实寒热错杂之症状者。故本病除包括月经血非时暴下不止或淋沥不尽外，还包括妊娠出血，产后出血，人流、放环后出血，炎症出血，子宫肿瘤出血及血液病引起的子宫出血等，与西医"功能失调性子宫出血"不能等同。但功能失调性子宫出血临床出血情况符合崩漏者，亦属本病范畴。

崩漏以青春期、更年期或大小产后为多见。青春期出现本病多属功能性，更年期出现本病多属功能性和器质性两者兼有。

一、病因病机

本病病因病机，古有"阴虚阳搏"（《内经》）、"劳伤冲任"（《妇人大全良方》）、"脾胃虚损，下陷于肾，与相火相合，湿热下迫"（《东垣十书》）、"瘀血占据血室而致血不归经"（《千金要方》）、"中气虚，不能收敛其血"（《万氏女科》）诸说。虽然病因多端，不出寒、热、虚、瘀范围，但由于病邪夹杂而至，且病者体质、饮食及其他原因，可致机体脏腑气血失调，冲任紊乱，从而出现虚实夹杂病机。以下将分别论述：

（一）血热迫血妄行

血气喜温而恶寒，寒则涩而不行，温则消而去之。如果阳热偏盛，则能损伤经脉，迫血妄行于脉外，形成异常出血的病变。而导致血热的因素，有外感热邪、内伤七情、过食温燥、阴虚内热诸不同，火热过盛则干扰血海，损伤冲任，迫血妄行。

1. 素体阳盛，相火偏旺

由于先天禀赋和后天生活及居住环境的影响，可形成不同的体质，而个体体质的特点，往往导致对某种致病因子的易感性，故临证应将病人体质作为辨证的一个重要内容。如体质偏于阳盛者，其身体健壮，面色潮红，或形瘦，情绪易于激动，舌红苔黄脉数。《素问·阴阳应象大论》有"阳盛则热"之说。阳盛则相火偏旺，火动于中，损伤脉络，迫血妄行，"阳络伤则血外溢，血外溢则衄血；阴络伤则血内溢，血内溢则后血"（《灵枢·百病始生》）。故阳盛体质者常易发生月经先期、崩漏等疾。

2. 外感邪热，过食温燥

经者，血也，"天暑地热，经水沸腾"，人与自然密切相关，故外界风、寒、暑、湿、燥、火等六淫之邪，均可乘虚侵袭人体而引起发病。若外感邪热，蕴积于中，加上过食温燥、辛热、酒酪等燥热之品，久则使血内蕴热，热扰血海，血得热而宣流，出现不规则阴道出血。

3. 七情过极，肝郁化火

肝为风木之脏，内寄相火，体阴而用阳，主藏血而司疏泄，其性喜条达而恶抑郁，为将军之官，易动易升，肝气敷和，则经血疏泄有度，血海盈泻有常。若恚怒伤肝，或七情过极，肝气郁结，郁久化火，气逆火升，则可致血海疏泄太过或不及，出现崩漏之变。

4. 湿热带下，壅滞胞宫

胞宫位居下焦阴湿之地。经行产后，胞脉空虚，若贪凉露宿或冷饮、游泳，湿邪乘虚内袭，蕴久化热，湿热交蒸，壅滞胞宫，既可致水精不化，湿浊下流而出现绵绵带下，又可损伤冲任，致经行紊乱，漏下不绝。

5. 肝肾阴虚，水亏火炽

肝藏血而主疏泄。肾藏精而主生殖，内寓真阴真阳，胞脉系于肾。肝肾同居下焦，肝为乙木，肾为癸水，肝肾一体，乙癸同源。若先天不足，后天失养及产乳过众，五志化火等原因致肝肾阴虚，则水不涵木，相火亢盛。若疏泄太过，肾失固藏，则冲任因此不固，血海蓄溢失常。正如李东垣所言："妇人血崩，是肾水阴虚，不能镇守包络相火，故血走而崩也。"（《东垣十书》）

（二）气虚摄藏无能

载气者，血也；运血者，气也。气为血之帅，血为气之母，气行则血行，气滞则血瘀。气虚则不能摄血，冲任失固，血液暴下而成崩中，崩久不止遂成漏下。由于脾统血，为气之源，肾主封藏，为气之根，脾与肾既有水土关系，又有先后天关系，故气虚摄藏无能与脾肾二脏有关。

1. 饮食劳倦，脾虚失统

《内经》有"脾统血"、"脾藏营"，《难经·四十二难》有"脾……主裹血"之说。脾胃居中焦，属土而生化万物，人生之精血不仅来源于谷物，还受到脾的统摄、藏纳。故暴饮暴食、过食寒凉生冷之品，则易损伤脾阳，致寒湿内生，血凝气滞。过食辛热煎炒之品，则辛温助阳，致血内蕴热，脾阴受伤，"脾阳虚则不能统血，脾阴虚又不能滋生血脉"（《血证论·脏腑病机论》）。脾主四肢，脾气以升为健，经行产后过早操劳负重，可致脾气虚衰，中气下陷，失于统摄之权，则血离脉道，经行紊乱。故"古名崩中，谓血乃中州脾土所统摄，脾不摄血，是以崩溃，名曰崩中"（《血证论》）。临床除重视脾虚失于统摄而致经血妄行的病机外，更注意到脾与肾的密切关系，盖"脾为气血之源，肾为气血之始"，"脾肾不足则冲任脉虚，阴血不能内守，故经漏不止"，治疗上在补脾、益气、统血的同时兼以固肾。

2. 房劳伤肾，封藏失职

由于崩漏不仅是月经病，而且包括赤带、胎漏、产后出血不止等病变，虽有诸多因素，但终归不外乎肾失封藏、冲任不固而已，而肾之所以主蛰而为封藏之本与肾气强弱有关。房劳多欲、孕产过频、肾元虚衰、冲任不足，均可耗竭肾精，使精虚及气，肾封藏失职，血走而崩。

（三）瘀阻血不归经

瘀血虽然是一种病理产物，但亦有因瘀致病者。瘀血形成后可以成为一种致病因素，危害人体脏腑、气血而致功能失常。致瘀之因有多种：经产不慎、手术损伤、跌打损伤、损伤胞脉等均可致瘀血停滞，形成旧瘀不去，新血难以归经之势，致出血不已。

1. 经产不慎　寒邪所伤

胞宫下口接连阴道而通于阴门，而阴门开口于外，外界六淫之邪和污秽邪毒，均可乘虚侵袭而客于胞宫，与血相互搏结，致瘀阻为患。其中寒为阴邪，其性收引凝滞，若经行产后游泳或冷水盆浴，风湿寒冷之气易乘虚而入，与胞中血凝而形成瘀积。

2. 房劳手术，血气凝滞

性交本是已婚成年人生活中的一个内容。若在经将行或经中、经未净时性交，一则由于情兴正浓，欲火妄动于中，火旺则肝的疏泄太过，可以引起出血量多，二则由于胞宫内之络脉破裂出血，精液与"离经之血"交结，可形成瘀血停滞胞中。而妇科的各种手术如人工流产、放环、取环、输卵管结扎、通液术、剖宫产术等等，若施术不当，胞宫、胞脉损伤难复，离经之血停滞于经隧间隙而留瘀为患，瘀阻新血不能归经，则出血淋沥不绝。

3. 夙有癥积，占据血室

《金匮要略·妇人妊娠病脉证并治》指出："妇人宿有癥病，经断未及三月，而得漏下不止……所以血不止者，其癥不去故也，当下其癥。"由于诸多因素致瘀血停积于胞宫，形成有形可征，推之不移之癥积，癥积占据胞室，则冲任受阻，经脉不畅，血液妄行。临床常见因子宫肌瘤、卵巢囊肿及炎性包块引起阴道异常出血者，此乃瘀积成瘕，为本虚标实之变，治常权衡虚实轻重，标本兼顾。

4. 过用收涩，留瘀为患

在暴崩出血之时，根据血遇寒则凝的特性，古有"血宜凉、宜静"之说，此本针对血为热迫，易于妄行而制。倘见崩漏出血，动辄过用寒凉或收敛涩血之药，可致血脉凝涩，血虽然暂止但新添瘀弊，离经之恶血残留阻塞经隧，导致新血不得归经，故临证宜选用寒而不凝、止中有化之品止血。

（四）冲任不足或损伤，血海失固

《新编妇人良方补遗大全》说："夫妇人崩中漏下者，由劳伤血气，冲任之脉虚损故也。"冲主血海，任主诸阴，二脉均起于胞中，隶属于肾，肾气盛则天癸至，任通冲盛，月事以时，肾气衰则天癸绝，冲任虚竭。临床常见的室女崩漏、老妇崩漏及节育术后、化学药物所致的崩漏，多为冲任不足、冲任损伤、血海失固所致。

1. "二七"之年，肾气未全

《素问·上古天真论》指出："女子七岁，肾气盛，齿更发长，二七而天癸至，任脉通，太冲脉盛，月事以时下。"即在一般情况下，女子年龄在 14 岁左右之时，肾气充盛，促进生殖功能的"天癸"物质初步发育成熟，任脉通畅，冲脉旺盛，经血来潮。由于先天禀赋之殊及地理环境、气候、生活习惯的不同，少女初潮年龄早晚不一，有的在 9 岁初潮，亦有在 18 岁才初潮者。少女在初潮后常出现闭崩并见或点滴漏下不止，其均由肾气尚未完全充盛，冲任二脉发育未全，肾主蛰、主封藏功能失司，血海不充或不固所致。

2. "七七"之岁，肾气衰退

女子到了"七七"之岁，"任脉衰，太冲脉衰少，天癸竭"，由于肾气逐渐衰退，任脉、冲脉、天癸都面临亏虚，非阴虚即阳虚，以致阴阳失调、气血失和。偏阴虚者，虚火妄动于中，使精血不能内守；偏阳虚者，则命门火衰，胞宫失养，阴血不能固藏；阴阳俱虚者，则肾失封藏，开阖失司。以上几种情况均可导致冲任不足、血海失固，从而出现崩漏之变。

3. 节育手术，冲任损伤

节育手术后出现不规则阴道流血的情况，近年来临床多见，本病在古籍中从无论述和记载。在临床观察中，发现本病与冲任损伤有关。盖肝藏血、肾藏精，肝肾在妇女同为先天。肝脉循少腹而络阴器，输卵管位于少腹，属胞脉范畴，冲任出于胞中，隶属于肾。节育手术（如人工流产、放环、输卵管结扎术）可直接损伤胞宫胞脉，继而导致冲任受损、肝肾受累、固摄无能而致崩漏。

4. 药物刺激，冲任紊乱

随着现代医学的发展，各种新药特药不断问世，由于医者用药不当或病者擅自服用各种药品，在不同的体质出现不同的反应。这种"药毒"可致肝肾损伤、冲任紊乱，轻者出现月经过多、经期延长，重者可致崩漏。

（五）阳虚阴血内脱

崩漏临床表现为时而暴崩，时而漏下不绝，病程缠绵，失血较多。若素体禀赋不足，脾胃虚弱，阴血生化无源，或偶感风寒，过于宣散，汗出亡阳，均可致真阴亏耗，阳无所附而暴脱。故"须知血下既多，元气即损，转瞬亦即是寒，不可不细心体会"（《医法圆通·女科门》），此处阳气暴脱多指脾肾之阳。肾主命门，元阳之所出，脾阳根于肾阳，肾阳虚则冲任失固，脾失统摄，可致暴崩不止，甚者危及生命。

综上所述，崩漏病因有五，由于人体是一个统一的整体，脏腑之间、气血之间、经络之间有着不可分割的密切关系，故病邪常夹杂而至，因果相干，导致多脏受累、气血失调、血行紊乱，其中尤以肝、脾、肾功能失常多见。就病机论崩漏的根本在肾，盖妇女一生经、孕、产、乳以血为用，与胞宫、冲任二脉有着密切关系。而冲任二脉皆起于胞中，俱通于肾，肾有主蛰、藏精、系胞的功能，藏真阴而寓元阳，肾功能盛衰，不仅关系到其他脏腑的盛衰，更是直接影响到胞宫和冲任二脉的功能，肾虚则冲任不固，胞宫开阖失司，从而导致不规则的阴道流血。故崩漏从肾论治，临证要审证求因，四诊合参，分清标本虚实，辨证施治，不可偏执一端，贻误治疗时机。

二、治疗大法与辨证要点

长期以来，崩漏是妇科疑难病研究课题之一，临床古今医家大多遵循"急则治其标，缓则治其本"的治则，采用塞流、澄源、复旧三大治法。但对于错综复杂的崩漏重症，不可苛求一法一方或一味药物就可达止血或调经目的，应当审证求因，根据地理、气候、个体差异及病因病机的不同，灵活运用治崩三法。做到局部辨证与全身症状、辨证与辨病相结合，随证随经，因其病而药之，庶不致误。

（一）灵活运用治崩三法

明代方约之在《丹溪心法附余》中率先提出塞流、澄源、复旧治崩三法，迄今仍沿用不衰。方氏曰："治崩次第，初用止血以塞其流，中用清热凉血以澄其源，末用补血以还其旧。若只塞其流而不澄其源，则滔天之势不能遏；若只澄其源而不复其旧，则孤阳无以立。故本末勿遗，前后罔紊，方可以言治也"。笔者在多年的临床实践中，灵活运用方氏三法取得了较好的疗效。

1. 塞流要止中有化

崩漏的治疗常以止血为首务。叶天士说："留得一分自家之血，即减一分上升之火"，尤在大出血时，如不迅速止血，则有发生虚脱、危及生命之危。但止血并非专事收涩，必须审因论治。因于寒者，温而止之；因于热者，清而止之；因于虚者，补而止之；因于实者，泻而止之。去其阴血妄行之因，则其血自止。塞流止血虽为"急则治其标"之法，但亦不尽为治标，有时亦是标本并治之法。如气虚不摄而致崩漏者，独参汤有益气固脱、塞流止血之功。此外，在塞流止血中，除分清寒热虚实外，还要重视防止留瘀为患，常酌加活血化瘀之品，如三七、益母草、蒲黄、大小蓟等。塞流兼化瘀既能阻止其源继续崩溃泛滥，更能化其离经之败血。若只塞流而不化瘀，则离经之血不能复归故道，又不能与好血相合，反停积于中，壅塞经脉气道，阻滞生机，甚则可致癥瘕积聚，后患无穷。

2. 澄源要审证求因

在崩漏出血较少或停止的情况下，本着"治病必求其本"的精神，要进一步找出导致出血的原因，辨其属虚属实，随证施治，并要处理好标本关系。如因热引起的出血，要清热凉血；气虚者宜补气摄血；劳损者要补气固中；气郁者要疏肝理气；瘀血者要化瘀止血。务必做到辨证求因，审因论治，从根本上解决疾病的症结，不可受前人"次清热"的约束，以免伤伐生发之机。

3. 复旧重视脾肾并重

崩漏的善后调理，前人有偏于补脾和偏于补肾之说。金元以后，医者重视"脾统血"的机制，多采用补脾摄血法治疗。本人一贯主张复旧要脾肾并重，以肾为主。脾胃为气血生化之源，是后天资生之本，有统摄血液的作用，脾胃健运，则化源丰富，阴血充盈，且脾胃还是口服药物的必经途径，故善后调理、巩固疗效要重视脾胃。血气始于肾，冲主血海，任主诸阴，二脉皆起于胞中，隶属于肾，血之所以异乎寻常而崩中漏下，与肾的开阖闭藏、冲任二脉的亏损有着极为密切的关系。肾气的盛衰盈亏，更决定了人体生长、衰老的过程。故治崩漏在巩固疗效和复旧方面，除注重调理脾胃外，更应重视恢复肾的蛰藏功能，审察肾阴肾阳的偏盛偏衰，以平为期。

如血热型崩漏，血止后常选用甘润滋阴养血剂，如六味地黄汤、二至丸等，慎用苦寒伤胃之品；气滞化热型崩漏，常用黑逍遥加首乌、玄参、杞子等，注重滋阴柔肝，调理肝脾；阳虚崩漏用右归丸加党参、黄芪温肾摄血；阴虚崩漏用左归丸加北沙参、麦冬滋养潜摄；血瘀崩漏在化瘀消癥的基础上加川杜仲、川断、骨碎补、千斤拔之类补肾活络；脾虚气陷型崩漏，在补气养血、健脾升阳的同时加菟丝子、覆盆子、桑螵蛸之类温肾固涩。总之，不管是治标还是治本，均要从脾为气血生化之源，肾为冲任之本来考虑，药取甘平或甘凉、甘温，因甘能生血养营，温则生发通行，从而达到使气血恢复、冲任调和、月事循常的目的。

（二）辨证与辨病相结合

辨证论治，是祖国医学的精华所在。由于崩漏包括了功能性子宫出血，因生殖器官炎症、子宫肌瘤、一些内科疾病如血小板减少及产后、人流后等原因引起的子宫出血，其病因是多方面的，错综复杂，仅依靠四诊搜集和八纲、六经、脏腑等辨证是远远不够的。故应注意辨证与辨病相结合，结合妇科检查及 B 超、诊刮等有关诊断方法，有的放矢，以提高临床疗效。如崩漏出血者，有的患者除经血非时而下外，无具体自觉症状，临床表现亦不典型，治用常法效果不显，此时应嘱其结合西医检查，确定是器质性病变还是功能性出血。如出血是由子宫肌瘤引起，治则重在化瘀消癥，通因通用，以图根治；若出血是功能失调所致，则分清其是内膜增殖还是腺囊样增生，选用补中有化、止中有化之法；如出血为炎症所致，多为湿瘀互结，则选用化瘀利湿之法。中西医各属不同的理论体系，各有其长处，也各有其短处。如西医能借助现代化仪器和检查，对病因、病位认识较具体，中医则通过四诊搜集，着眼于整体观，审证求因，对疾病的性质及邪正的消长有明确的认识，若能两者取长补短，则对崩漏的立法处方、预后判断，自能左右逢源，收到满意的疗效。

（三）局部辨证与全身辨证相结合

崩漏的病因病机，应从整体和局部症状去全面分析、综合，审证求因。整体病变，以肝、脾、肾三脏功能失调为主，病机复杂，可因虚致实或因实致虚，最终导致气血紊乱或气阴两虚、阴阳两虚。但不论病因起于何脏，由于肾为气血之根，内寓真阴真阳，冲任隶属于肾，胞宫系于肾，又"经水出诸肾"，"五脏之伤，穷必及肾"，故肾在崩漏的发病中始终占主导位置。而局部症状主要以下焦及胞宫症状为主。应注意询问腹痛的有无，喜按还是拒按，血量多少，血色紫淡，血质稠稀，带下的色质等，其中又以出血的色质为要。盖从腹痛而言，前人经验以经前痛为实，经后痛为虚，疼痛剧烈、拒按多属实，隐痛喜按多属虚。从月经周期而言，超前为热，错后为寒。但临床上有很多病例是不典型的，如腹痛剧烈但不拒按，或按之则舒，此为虚中有实，实中有虚。故局部辨证应以阴道流血的色和质为主。如流血量多，色淡，质稀者属寒、属气虚；流血量少，色淡者为血虚；流血虽少，但夹血块者为瘀；不管其量多量少，其中夹块者为实，或虚中夹实。有时整体辨证为虚，而局部辨证为实，此为虚中夹实，或实中有虚，治则有补气化瘀，补血化瘀之分。又如癥瘕占据胞室之崩漏，其流血时多时少，色暗，夹块，伴全身乏力，头晕神疲，面色苍白，舌淡夹瘀，脉虚细者，治用补养化瘀之法。

（四）三因制宜

辨证论治固然从临床症状着眼，但还应包括因人、因时、因地"三因"制宜。既要辨别患者体质之强弱、病情之虚实寒热，还要考虑到地理环境的高卑润燥，气候的寒热温凉，综合参之，其中又以"因人制宜"最为主要。

1. 因人制宜

根据不同的体质用药有别。《灵枢·寿夭刚柔》："人之生也，有刚有柔，有短有长，有阴有阳"，说明人的禀赋在生理上有其差异性，这种差异性在指导崩漏的辨证、用药中有一定指导意义。如"其肥而泽者，血气有余，肥而不泽者，气有余而血不足，瘦而无泽者，气血俱不足，审察其形气有余不足而调之"。（《灵枢·阴阳二十五人》）在临床辨证中，体质主要被分为木火型质人和湿土型质人两大类。木火型质人形体瘦弱，精神易动，不耐烦劳，面唇潮红，或头晕耳鸣，咽干，此型人阴虚多火，易化燥伤阴，治疗时药取甘润，慎用辛燥苦寒之品，以润存阴。如症见阴道流血，量多色鲜，平素胸胁隐痛，纳差，舌尖红，苔薄黄，脉细数，治常用生地、北沙参、麦冬、白芍等清润养阴，佐以荷叶、苎麻根、白茅根、小蓟等凉血止血。湿土型人形胖丰满，肤色白润，疲乏多汗，或带多便溏，患崩漏易向寒化，阳气易衰，治之应取温燥之药。如症见阴道流血，量多色淡，头晕心悸，身倦乏力，舌淡而胖，脉沉细者，常用党参、北芪、白术、仙茅、仙灵脾、巴戟天等温养脾肾，佐以桑螵蛸、鹿角霜、煅龙牡等固涩止漏。阳盛之体，若经期嗜食辛辣或过服温补之剂，可致热壅血分，冲任不固，崩中漏下。血寒之体，若过食寒凉，阳气不足，胞宫失煦，亦可漏下不止。根据病者形质之殊，用药则有寒热润燥之分。

根据年龄不同而治则有别。刘完素曰："妇人童幼天癸未行之间，皆属少阴，天癸既行，皆从厥阴论之，天癸已绝，乃属太阴经也"（《素问病机气宜保命集》），强调治疗该病少女以治肾为主，中年以治肝为主，老年以治脾为主。辨证除考虑患者体质因素外，各年龄的生理特点也不容忽视，在治疗上要有所偏重。如室女肾气未充，天癸始至，冲任发育未全，治宜重在补益肾气，调摄冲任。然情窦初开，肝气易动，治又宜柔肝养血，肝肾并治，临床常用五子衍宗丸、二至丸加鹿角霜、阿胶等，并且择用"补中有利，柔中有刚，以补为主，阴阳兼顾平稳之方"，阳虚者加补骨脂、巴戟天、川断、桑螵蛸等温肾益精，阴虚则加女贞子、北沙参、麦冬等滋阴养血。

少妇多产房劳、操劳谋虑，易耗血伤阴，致肝血亏损，肝失条达，肾失固藏，治宜滋肾养肝或调肝益脾，疏理血气，以令其平和。因其经、孕、产、乳，常处于"有余于气，不足于血"状态，"气有余便是火"，治常选用平和调养之剂，若过用刚燥之品，则易动火耗血伤阴。如血热者，常选用鲜茅根、荷叶、旱莲草、益母草、生地、麦冬等；气虚者，用归脾汤或异功散，或举元煎加仙鹤草、阿胶、大蓟、小蓟等；气郁者，用逍遥散加素馨花、合欢花、益母草等。

老妇天癸欲绝，肾元衰惫，既有真阴日亏、阴阳偏衰的本虚一面，又有由此产生的虚、热、瘀标实的一面，虚实相兼，治宜侧重于脾，兼以调养肾气，以后天养先天，先后天并治。药用补中益气汤、胶艾汤、归芍地黄汤，或二至丸加桑螵蛸、鹿角霜之类，酌加鸡血藤、益母草、参三七等止中有化、化中有止之品，补其不足，泻其有余。

2. 因地制宜

《素问·五常政大论》谓："地有高下，气有温凉，高者气寒，低者气热。"由于生活地区不同，禀赋亦有区别。故临证要把患者居住所在地、生活习性亦作为辨证的一个重要内容，既注重辨体质之强弱，病情之寒热虚实，又要考虑其地理环境的高卑润燥。如广西地处桂北者多风寒，患崩以阳虚气虚为多；地处桂东南者地势卑湿，气候炎热，天暑下迫，地湿上蒸，患崩以阴虚、湿热多见。由于风土、气候各地不一，为医者要因时施治、随地制宜。又如居住乡野之农妇，禀赋雄壮，饮食淡泊，其患崩者，或热、或瘀、或劳伤，治可大剂攻邪，或疏利益气，邪去正复则病安；而居住城市之贵妇，体质娇嫩，腠理疏松，饮食偏嗜，其患崩者，多虚多损，治宜选轻清甘润之药调补，处处顾护正气。但临证亦不尽然，农妇并非人人禀气雄厚，贵妇亦非人人皆虚，需观其人、其证而施药，避免偏弊之差。

3. 因时制宜

遵《素问·五常政大论》"必先岁气，毋伐天和"之经旨，在不同的时令、季节用药亦有所不同。因四时气候的变化，必然直接或间接影响人体，从而使人体脏腑、气血亦产生相应变化。由于季节气候不同，人体气血阴阳亦有偏于表和偏于里之异，故在辨证时若能注意到这一特点，适当加入季节应时之药，则其效尤捷。如春季温和，阳气升发，人的血气亦向上向外，此时出血患者，要慎用川芎、当归，以免辛燥动血，对出血不利，病情需要用者，可用鸡血藤、丹参代之，则有归芎之功，而无归芎之弊。夏季气候温热，元气外泄，阴精不足，对出血患者，要慎用辛燥之木香、半夏、青皮，应以砂仁壳、素馨花、竹茹代之，以注重养阴存津。而秋凉冬寒之际，阳气潜藏，治疗寒性崩漏，在运用温阳固涩药的同时，酌选醋制荆芥穗、醋柴胡、炮姜等升提阳气，引血归经。又如气候多雨潮湿，用药可偏于辛燥；而气候干燥、久晴无雨时，用药则应甘润。这样即可因时制宜，补其不足，以调和气血阴阳。

三、审因论治

1. 血热崩漏

血热多与心肝火盛有关。盖心主血而属火，胞脉属心而络于胞中，肝藏血而属木，内寄相火，又为将军之官，易动易升。若外感温热之邪，或素体阳气偏盛，冲任之脉为热邪所伤，心肝火动，则可使血海蓄溢失常，经血妄行。故治血热崩漏以泻心清肝为主。症见出血量多，血色深红或紫红，质稠或黏，伴口干喜冷饮，便结溺黄，舌红苔黄，脉滑数有力。实热之治则以清热凉血为主，着重泻心肝之火；虚热之治则以滋阴凉血为主，着重养肝肾之阴。方药：实热用芩连四物汤（生地15g，当归9g，川芎6g，白芍9g，黄芩9g，黄连6g）加栀子9g，藕节20g，茺蔚子10g，苎麻根10g。虚热用两地汤（生地15g，地骨皮10g，玄参15g，麦冬9g，白芍9g，阿胶9g）配二至丸（旱莲草20g，女贞子10g）加茺蔚子9g，鸡血藤20g。由于当归、川芎辛温动火，走而不守，在出血量少、有瘀滞趋向者，归、芎用量宜小，以3～6g为宜。出血量多时去归、芎，用鸡血藤、丹参代之，或用丹皮、藕节、凌霄花，则凉血而无缩血之苦，止血而无留瘀之弊，从而达抑阳扶阴，清热泻火的目的。若七情过极，五志化火，心烦易躁，胸胁苦满，夜难入寐，阴道出血量多少不一，淋沥难净者，则疏肝清热、凉血止血，常用丹栀逍遥散去白术加怀山药、麦冬、茅根、荷叶、女贞子、旱莲草之类治之，养阴泻火，增水涵木，其火自息。在出血量多之时，不可因"血遇寒则凝"，为求速效而妄投苦寒涩血之品，尤不可滥用炭类药，以免留瘀为患。

病例

黎某，31岁，已婚，售货员。1992年3月10日初诊。于1991年10月30日因难免流产而行清宫术，术后阴道流血淋沥不净，曾在当地诊刮，病理检查为：①灶性化脓性子宫内膜炎；②轻度子宫内膜增生过度。妇检右附件区增厚、压痛。经用西药抗炎、止血后血止。2月22日经行，其量初多后少，持续至今未净，血色淡红，时而夹带而下，口淡乏味，纳寐欠佳，舌淡红，苔黄厚，脉细数。证属湿热蕴结下焦，迫血妄行。治拟清热凉血、化瘀止血法，方用丹栀逍遥散加味。

处方：丹皮10g，栀子10g，醋柴胡6g，当归10g，赤芍10g，益母草10g，白术10g，紫草10g，云茯苓10g，甘草6g。7剂，每日1剂，水煎服。

二诊（1992年3月17日）：药已血止，纳食略增，但带下量多色黄，腰酸而痛，苔黄稍厚，脉细。守上法加补肾固冲之品。

处方：地骨皮15g，丹皮10g，生地15g，当归10g，川芎3g，白芍10g，川杜仲10g，川续断10g，北细辛2g（后下）。7剂，每日1剂，水煎服。

三诊（1992年3月24日）：药后带下减少，但月经逾期4天未行，偶有小腹隐痛，舌淡红，苔薄白，脉细弦。治宜疏肝解郁，行气调经。

处方：醋柴胡6g，当归10g，白芍10g，白术10g，云茯苓10g，黄精15g，佛手花10g，桑寄生15g，川杜仲10g，薄荷5g（后下），炙甘草6g。7剂，每日1剂，水煎服。

四诊（1992年4月10日）：药后于3月27日行经，量少，色暗，7天干净。仍觉少腹、小腹隐痛，带下量少色黄，纳差，舌淡红，苔薄白，脉细弦。予温肾暖肝，养血调经法善后。

处方：熟地15g，当归身10g，川芎6g，白芍10g，仙灵脾15g，茺蔚子10g，阿胶10g（烊化），仙茅6g，艾叶6g。7剂，每日1剂，水煎服。

1992年7月24日随访，患者3个月来经行规则，经量中等，5天干净，诸证已瘥。

按语：肾主生殖，肝主血海，为冲任、胞宫所系。肾虚则不能固胎，血虚则不能养胎，胎堕难留。清宫手术造成胞宫脉络损伤，肝郁气滞，雪上加霜。离经之血阻塞络道，且气郁化火，瘀热互结于下焦，迫血妄行，故崩漏不止。一诊治以清通之法，方中丹栀逍遥散清火凉营、解郁缓急，宗仲景泻肝实脾之要义。其中丹皮、赤芍、紫草、当归、益母草凉血活血，使血止而无瘀滞之弊。二诊出血虽止，虚火未平，治在补益肝肾的基础上，仍守凉血清热为法，以标本兼顾，清源遏流，尤妙在一味北细辛引火归元。三诊因失血日久，肝血已虚，气滞血郁，疏泄失职，故用黑逍遥散加味疏肝解郁，兼顾肾本。四诊经水虽行，但量少、色暗、腹痛，显系肝肾亏损，胞宫、胞脉失养，治宜温补肝肾，养血调经。纵观全案，选方用药凉中有温，止中有化，刚柔相济，攻补兼施，药随证转，丝丝入扣。

2. 湿瘀崩漏

妇人以血为本，以血为用，胞宫位居下焦阴湿之地，房室纵欲、手术、药物均可损伤胞脉，外界湿毒之邪易乘虚外袭，客于胞宫，形成湿瘀之患。或素体脾肾阳虚，湿浊内停。湿为阴邪，其性重浊黏腻，易阻遏阳气，使脏腑失和，经脉不利，血行不畅，经络瘀阻，三焦气机不利，水津不能运化而生湿。湿可致瘀，瘀可致湿，湿瘀郁久则化热生火，湿热熏蒸，壅滞于胞宫，既可出现带下黄臭，又可损伤血络而为经漏。症见阴道流血，量少质黏，或夹带而下，带多黄臭，少腹、小腹隐痛，或头晕，纳差，便溏，舌质红，苔黄白厚腻，脉细数。西医检查多伴有慢性宫颈炎、附件炎、盆腔炎等。由于湿瘀胶结，重浊黏滞，经久难化，常可导致少腹、小腹疼痛，病情缠绵。治疗原则为清热利湿，化瘀止血，常用方为当归芍药散合四妙散加仙鹤草、紫草、败酱草、炒山楂、大蓟、小蓟、海螵蛸、茜根等。腹痛明显者，加元胡、川楝子疏肝清热，行气止痛。若因脾肾亏虚、统摄失职出现湿浊不化、损伤任带而致经行紊乱，漏下淋沥，色淡质稀者，治宜补益脾肾，摄血止带。方用举元煎加土茯苓、海螵蛸、茜根，酌加辛温芳化、疏转气机之品，如白芷、藿香、荆芥、苍耳子等。痰热内盛、迫血妄行者，可用温胆汤去半夏之辛燥，加仙鹤草、瓦楞子、浙贝、益母草、生军炭治之，使痰湿去，热邪孤，血不妄行。

病例

李某，43岁，工人。1991年12月23日初诊。月经紊乱已半年，10天前因阴道流血不止2月余住院治疗，诊刮后（病理报告为"子宫内膜腺囊型增生过度，部分息肉样增生"）用益母流浸膏、妇康片治疗，阴道流血迄今未止。刻诊：阴道流血量少，质黏，色暗，时而夹带而下，溺后有少许紫黑色血块排出，少腹、小腹隐痛，心烦难眠，舌淡红，苔黄白厚腻，脉细数。证属湿瘀相搏，蕴久化热，损伤任带。治宜清热泻火，祛湿化瘀，方用四妙散加味。

处方：黄柏10g，苍术6g，生薏仁15g，牛膝6g，仙鹤草10g，炒山楂20g，蒲黄炭10g，海螵蛸10g，茜根10g。3剂，每日1剂，水煎服。

二诊（1992年1月6日）：上药1剂时出血减少，尽剂后血止，精神振作。今日经行，量多色红，伴头晕胸闷，心烦易躁，舌质淡，苔薄黄，脉细。经行之际，拟养血化瘀，以畅血行，方用四物汤加味。

处方：鸡血藤20g，丹参16g，当归10g，川芎6g，赤芍10g，熟地12g，川断10g，益母草10g，小蓟10g，炒山楂10g，炙甘草5g。3剂，每日1剂，水煎服。

三诊（1992年1月9日）：药已，诸证消失，唯经量仍多，色质尚可，舌脉如平。拟益气摄血，佐以化瘀止血。

处方：鸡血藤20g，丹参15g，党参15g，白术10g，云茯苓10g，陈皮6g，桑螵蛸10g，煅牡蛎20g，仙鹤草10g，炒山楂10g，炙甘草6g。3剂，每日1剂，水煎服。

四诊（1992年2月10日）：上药3剂后经净。现为经行第5天，经量中等，色红无块，余无不适，予滋肾养阴，凉血止血法善后。

处方：熟地15g，怀山药15g，山萸肉6g，鸡血藤20g，丹参15g，女贞子10g，旱莲草20g，当归10g，白芍10g，小蓟10g，大枣10g。3剂，每日1剂，水煎服。

按语：本案因阴道出血日久，下元亏虚，复因清宫创伤，湿浊之邪乘虚内侵，与离经之血相合，瘀滞于胞宫，久则化热生火，损伤冲任而致漏下不绝。一诊重视标本兼顾，塞流中寓澄源，方用四妙散燥湿清热，山楂、蒲黄炭、海螵蛸、茜根活血止血，清利湿热药与化瘀止血药相伍，使湿祛热清，瘀化血止。二诊正值经行，治在养血化瘀的基础上因势利导，意在清除未尽之瘀滞。三诊本脾主运化水湿、主统血之理，着眼于健脾益气、收敛固摄，以期气化则湿化，气旺则能统血。四诊以滋肾固冲以善其后。

3. 血瘀崩漏

唐宗海在《血证论·瘀血》中指出："吐衄便漏，其血无不离经……然既然是离经之血，虽清血鲜血，亦是瘀血。"崩漏病因复杂，出血时间较长，瘀滞在所难免。盖七情所伤，气郁不宣，可致血行不畅；身体亏损，气虚不运，血行瘀滞则癥瘕积聚形成；寒邪侵袭，凝滞收引则宫寒血凝；郁热火毒之邪，炽盛于胞中则血液沸溢妄行；或阴虚火旺，血中津液受灼，停滞为瘀。故因瘀血内阻胞宫导致新血不能归经而妄行之阴道出血，治宜采用活血化瘀，通因通用法，祛其瘀滞，则血能归经。临床上针对不同的病因和体质分别采用理气化瘀、益气化瘀、温经化瘀、凉血化瘀、滋阴化瘀、燥湿化瘀诸法，辨证施治，补化结合，化中寓止。不可草率兜涩，以求暂止其血而忽视求本之治，犯"实实"之戒。症见阴道流血量多少不一，色紫红或黑，夹块，少腹、小腹胀痛，痛甚于胀，按之不减，舌质紫暗，脉沉弦或沉涩。常用方为桃红四物汤合失笑散［当归12g，川芎9g，赤芍9g，熟地15g，川红花6g，桃仁9g，五灵脂6g，蒲黄6g，田七粉6g（冲服），香附9g，益母草10g］或加苏木、泽兰、小蓟、益母草、刘寄奴、炒山楂、生军炭等。可根据病情加减，如气滞者加元胡、川楝子理气化瘀；气虚加北芪益气化瘀；寒凝加桂枝、吴茱萸温经化瘀。对夙有癥瘕（子宫肌瘤、卵巢囊肿等）者，在活血化瘀的基础上加夏枯草、猫爪草、浙贝、白芥子、海浮石以软坚化痰；

或加柴胡、素馨花、玫瑰花导滞行气；或加浙贝、玄参、生牡蛎滋阴软坚消癥。血止后继用桂枝茯苓丸、当归芍药散或少腹逐瘀汤等辛开温化，徐图缓攻，或攻补兼施，从本论治。因小产、清宫或人流术而致瘀阻血不归经者，可用生化汤加益母草、川断、红花、元胡、炒山楂等生血化瘀，不仅能清除节育术后离经之污血，使新血归经，尚可预防术后感染，促进伤口愈合，免除术后诸疾，为寓防于治之法。

病例

王某，44岁，职工。1990年9月26日初诊。1年来经量明显增多，每次行经用卫生纸2斤以上。近半年来经行紊乱，诊时阴道流血已半月余，量少而暗，腥秽，伴小腹隐痛，头晕乏力，腰膝酸软，纳谷不香。妇检：宫颈口可见一3cm×2cm乳头体赘生物，质脆，触之出血，宫体增大、压痛。经病理活检宫颈赘生物为"子宫内膜息肉"。现患者形体瘦弱，面色萎黄，舌尖红，苔黄白厚，脉细滑数。证属脾虚肝郁，痰瘀搏结而为癥，癥积阻滞胞宫，血不循经而妄行。治宜养血化瘀，软坚消癥。

处方：生牡蛎30g（先煎），玄参15g，浙贝10g，怀山药15g，鸡血藤20g，益母草10g，小蓟10g，炒山楂10g，黄芩6g，甘草6g。7剂，每日1剂，水煎服。

二诊（1990年10月4日）：药后阴道流血已止，仍有少量淡黄色质稀分泌物流出，身倦乏力，皮肤瘙痒，胃脘隐痛，舌质淡，苔薄黄腻，脉细弦。拟疏肝健脾，养血消积之剂缓图之。

处方：炙黄芪20g，党参15g，白术10g，鸡血藤20g，生牡蛎30g（先煎），茯苓10g，陈皮6g，素馨花10g，炙甘草6g。7剂，每日1剂，水煎服。

三诊（1990年10月11日）：昨晚经行，量多，色红，夹小血块，但经行腹胀明显减轻，舌淡，苔白，脉细滑。仍守化瘀软坚之法。

处方：生牡蛎30g（先煎），浙贝10g，玄参15g，扶芳藤20g，小蓟10g，炒山楂10g，鸡血藤20g，丹参15g，益母草10g，蒲黄炭6g，炙甘草6g。7剂，每日1剂，水煎服。

守上法加减出入，酌选刘寄奴、苏木、泽兰、夏枯草、莪术等药，攻补兼施，经期则养血化瘀，因势利导，治疗2月余，诸症悉已，月事循常。5个月后妇检复查，宫颈赘生物消失，子宫附件正常。随访半年，病不再发。

按语：本病例经行淋沥不绝，量少色暗，面黄形瘦，纳果乏力，乃脾虚肝郁所致。脾失健运，肝失疏泄，气滞、血瘀、湿阻，蕴久化热，"瘕而内著，恶气乃起，息肉乃生"。瘀积占据血室，新血不得归经，则为崩漏之疾。病位于下焦阴湿之地，痰瘀互结，虚实夹杂，既不能纯补，又不能峻攻，宜养血扶正为主，缓消癥积。方用消瘰丸加味扶脾软坚，化瘀止血，寓攻于补，寄消于养，以收补虚不滞邪，攻瘀不伤正之效。待瘀化血止，则用调理肝脾，扶正化积之法，从本论治而收全功。

4. 阴虚崩漏

崩漏者病程缠绵，常暴崩与漏下交替而作，从而出现虚实夹杂病机。肝藏血而主疏泄，肾主蛰而为封藏之本，主全身之阴。久崩漏下，日久势必耗血伤阴，使肝肾水亏，木火失养，相火偏旺，且阴愈虚则火愈旺，热迫血行，则崩漏迁延难愈。故《内经》有"阴虚阳搏谓之崩"之说。从虚实辨证而言，虚中有实，实中有虚，故治既要滋阴补虚以固本，又要泻火（阳）以益阴。症见阴道流血量少，色鲜红，质正常或夹小块，或淋沥不绝，口干不欲饮，大便干结，夜难入寐，舌红少苔，脉细数无力。治疗原则为滋阴清热，凉血止血。治疗重点是养肝肾之阴，在滋阴补血的前提下，酌加清热之品，使水旺阴足，阴能潜阳，其血自止。常用方为归芍地黄汤或二地汤合二至丸并加炒山楂、益母草、蒲黄炭等（熟地15g，怀山药15g，山萸肉10g，当归10g，白芍10g，丹皮6g，茯苓6g，泽泻6g，女贞子10g，旱莲草20g），滋阴清热凉血，此为正治之法。由于肺为肾之母，肾脉上连于肺，金水同源，故肺阴不足，肃降无能亦可致肾阴亏损，而肾阴亏损，阴虚火旺，也能煎熬肺阴。由于滋肾药大多腻滞碍脾，故对脾胃运化能力较差者，宜从润肺养阴或培土生金入手，补其上源，从肺或从脾治肾，此为隔脏治法。常用方有八仙长寿饮、百合固金汤等。养肺阴常用北沙参、麦冬、百合、玉竹、玄参；补脾阴常用黄精、怀山药、莲肉、芦根、石斛等。

病例

巫某，23岁，已婚，农民。1991年1月7日初诊。月经紊乱已5年，曾因暴崩下血在当地住院，经诊刮诊为"无排卵型功能失调性子宫出血"，经中西医治疗年余，收效甚微。诊时阴道流血已30余天，其量时多时少，色暗夹块，伴小腹隐痛，性欲亢进，求交难忍，心烦失眠，面色潮红，舌边尖红，苔薄黄腻，脉细滑数。证属肝肾阴虚，相火偏旺，迫血妄行。治拟育阴清热，养血化瘀。

处方：熟地黄20g，怀山药15g，山萸肉6g，旱莲草20g，北沙参10g，寸麦冬10g，牡丹皮10g，云茯苓10g，建泽泻10g，生军炭6g。6剂，每日1剂，水煎服。

二诊（1991年1月17日）：药后诸证减轻，阴道流血时有时无，舌质淡，苔薄白，脉细。转用益气摄血法。

处方：党参15g，白术10g，桑螵蛸10g，海螵蛸10g，伏龙肝10g，升麻3g，炙甘草6g。3剂，每日1剂，水煎服。

服上药后血止神爽，继予归芍地黄汤、五子衍宗丸出入调理。1991年6月随诊，经事复常。

按语：崩漏病在血分，妇人经、孕、产、乳以血为用，阴血难成而易亏。本案因暴崩漏下，阴血日益耗损，肝肾阴虚，相火失于潜藏而妄动，阴愈亏则虚火益炽，热迫血行，而致淋沥不绝，治宜滋阴泄热，益气固本。一诊用熟地、怀山药、山萸肉三补与沙参、麦冬相伍，意在金水相生，峻补本源；重用丹皮、茯苓、泽泻三泻以清泄虚火，以治其标；旱莲草滋阴凉血止血。诸药合用，滋阴清火，虚火自平。方中妙在生军炭化瘀止血，庶无后患。二诊虚热已平，气液未复，遂以四君子汤加味益气摄血，此亦李东垣"下血症须用四君子补气药收功"之义。

5. 气虚崩漏

气为血之帅，血为气之母，气能摄血。然气源于脾而出于肺，故治疗气虚而血液妄行成崩者多从脾论治。盖脾胃居中，为气机升降之枢纽，脾升而健，才能将水谷精微上输心肺，下达肝肾，灌注冲任胞脉，统摄血液。脾胃不健，则气机升降失常，血失其统，妄溢于外，临床应根据脾气虚常兼痰湿、湿滞、阴虚、阳损的不同，除宗东垣用参、芪、升、柴等益气升阳外，尚结合具体病证灵活选方用药。如脾虚气陷，统摄无权，血走而崩者，治则为益气升阳，摄血止血，方可选用举元煎或补中益气汤加海螵蛸、益母草、仙鹤草、阿胶之类。注重升发脾阳，使血随气升，其崩可止。如为脾肾阴虚之老妇血崩，出血量多、色红，伴纳呆、便结者，治则为急则治其标，滋阴止血，血止合培补脾肾之法，方用八仙长寿饮化裁（北沙参10g，麦冬10g，熟地15g，怀山药15g，山萸肉10g，丹皮6g，茯苓6g，泽泻6g），少佐柴胡、荆芥炭，从阴引阳，坚阴止血。若为脾虚痰湿壅滞，冲任损伤而出现阴道流血，量少淋沥，质黏，形胖多痰，便溏困倦者，治则为健脾化痰止血，方用温胆汤（陈皮6g，制半夏10g，茯苓10g，枳实10g，胆南星6g，竹茹10g）加瓦楞子、浙贝、益母草、白及、芡实治之。湿郁化热，湿热下注，迫血妄行者，治则为清热利湿，化瘀止血，方用四妙散（黄柏10g，苍术6g，薏苡仁30g，牛膝10g）或当归芍药散（当归10g，川芎5g，白芍10g，白术10g，茯苓10g，泽泻10g）加仙鹤草、海螵蛸、茜草、荷叶等清利湿瘀，使脾能健运，湿祛气升，气旺自能统血。由于脾为气之源，肾为气之根，故补脾还需固肾，应在补气统血和益气升阳的基础上加用温肾固涩药，如鹿角霜、桑螵蛸、覆盆子、金樱子等。

病例

梁某，28岁，干部。1992年12月30日初诊。于1991年2月孕3个月时自然流产，产后清宫，并避孕1年。今年以来有生育要求，却未能受孕，并出现月经紊乱，周期前后不一，淋沥难净，曾服中药（调补肝肾气血之品）不效。自1992年12月16日经行，迄今流血未止，色暗红，无块，伴腰腹酸痛，按之则舒，舌淡红，苔薄白，脉细。证属肝、脾、肾亏损，气不摄血，治法宜分两步：第一步益气摄血归经，第二步滋补肝肾，调经种子。

处方：党参15g，云茯苓10g，白术10g，炙黄芪20g，首乌10g，炒山楂10g，山萸肉6g，仙鹤草10g，炙甘草5g。3剂，每日1剂，水煎服。

二诊（1993年1月3日）：药后自觉良好，服药第一天阴道流血即净，现无何不适。转拟滋养肝肾之法，重在养血益阴。

处方：鸡血藤20g，丹参15g，当归身10g，白芍10g，熟地10g，旱莲草20g，沙蒺藜10g，桑椹子10g，怀山药15g，桑寄生15g，炙甘草5g。7剂，每日1剂，水煎服。

守上方加减出入，共服药14剂，继而停经受孕。

按语：肾主生殖，孕后胎坠，显系肾虚不固，系胞无力；肝为肾之子，肾虚及肝，生发无能，则久不受孕，胎孕维艰；肝肾亏损，冲任不固，则月经紊乱。由于脾为后天之本，气血生化之源，脾统血，流血已久，气血已虚，故一诊以健脾益气摄血为先。在用参、术、芪补脾益气的同时，佐以首乌、山萸肉养血敛阴，仙鹤草、炒山楂止血化瘀，使血止而不留瘀，此乃养后天以补先天之意。血止后，二诊重在补益肝肾，固本培元，使气能摄血，血旺则能摄精，麒麟有望。

6. 阳虚崩漏

《内经》指出："阴阳之要，阳密乃固。"经者，血也；血者，阴也。经水源于肾，肾藏真阴而寓元阳，阴阳相互依存，相互为用，肾阳之盛衰，肾气之强弱，直接关系到胞宫之藏泄开阖。若素体阳虚，或暴崩失血，或偏执寒凉止血之误，可致阳衰阴脱。

肾阳虚则不能温养脾阳，脾肾阳虚则封藏不固，阴血暴脱。症见骤然下血甚多或淋沥不断，血色淡红或紫黑夹块，腰酸足软，头晕神疲，气短自汗，舌质淡嫩，苔薄白或滑，脉沉细弱。治则以温阳固脱为要。临床宜选用甘润温养之品，盖甘能生发，温则能养，阳生阴长，血自归经。常用药有艾叶、肉桂、巴戟天、锁阳、仙茅、仙灵脾、菟丝子、川杜仲等，注意与当归、白芍、熟地、黄精等阴药配伍，补阳配阴。常用方如右归丸、缩泉丸加减以温肾固涩［熟地15g，怀山药15g，山萸肉10g，菟丝子20g，枸杞子10g，鹿角胶10g（烊化），制附子10g（先煎1小时），肉桂6g（后下），杜仲10g，当归10g］或用《金匮要略》胶艾汤以温经养血［熟地15g，当归10g，川芎3g，白芍10g，阿胶10g（烊化），艾叶10g，炙甘草6g］。又因气为血之帅，阳虚则气弱，故在温补脾肾之阳的同时，注意选用党参、白术、北芪等益气固摄。如肾阳虚弱，下元寒冷，漏下不止，腰痛，小腹冷痛，小便清长，舌淡脉迟者，治宜温肾夹阳，摄血止漏。常用《伤寒论》附子汤加鹿角霜、桑螵蛸、赤石脂、伏龙肝、煅龙骨、煅牡蛎，或参附汤加黄芪、覆盆子、金樱子温阳益气。

病例

仇某，36岁，干部。1993年8月10日初诊。向来经行规则，但经量偏多，常7～9天干净。1993年5月20日行经，初几天量多如崩，继后淋沥不止，迄今已流血72天。曾用西药安络血、催产素肌注及口服益母草流浸膏、红霉素等药无效，于1993年6月30日诊刮（病理报告为：子宫内膜呈双期图像，部分分泌期，部分增殖期，间质水肿，灶状出血），但诊刮后阴道流血未止，于1993年7月14日住铁路医院治疗，B超检查示"右附件46mm×48mm实质性包块"，经服妇康片治疗，阴道流血减少，但仍淋沥未净，色淡红，头晕神疲，腰酸而胀，形体丰腴，眶暗，舌质淡，苔薄白，脉细弱。此乃久崩下血，阴损及阳，阳虚失固所致，治宜温阳摄血法。

处方：补骨脂10g，党参15g，云茯苓10g，白术10g，桑寄生15g，桑螵蛸10g，鹿角霜20g，芡实10g，荆芥炭6g，炙甘草6g。水煎服。

药3剂后血止，守上方3剂以资巩固，继予润理脾肾，化瘀消癥之剂善后。

按语：久崩漏下，阴损及阳，阳脱阴衰，宫寒血凝，血滞成癥，瘀阻血不归经。本案抓住阳虚这一主要矛盾，仿附子汤之义益火之源，振奋脾肾之阳，使阳密则固，阴霾自散，出血能止。由于诊时值暑热之际，方中附子大辛大热，药性刚燥，走而不守，恐其峻猛伤阴，故用补骨脂代之，则既能温补肾阳、固精止血，又无辛热有毒之弊。

7. 冲任不足崩漏

本型多见于少女和老妇，盖少女肾气未充，发育未全，老妇肾气衰退，真阴真阳日渐亏虚，均能导致冲任功能不足而出现崩漏之变。

二七之年的少女，肾气初盛，发育未全，常出现阴道出血淋沥不净，但无自觉症状，其病机为肾气未充，冲任不足。因起病轻微，尚未影响到其他脏腑和功能，在治则上要以补肾为主，平衡阴阳，兼以养肝，以促进少女冲任二脉发育健全。常用方为五子衍宗丸（菟丝子20g，枸杞子10g，覆盆子10g，五味子6g，车前子10g）。本方补中有利，柔中有刚，以补为主，阴阳并补。临证可根据病情灵活化裁。如肾阳虚者，加补骨脂、巴戟天、川断、桑螵蛸、鹿角霜等温肾固冲；偏肾阴虚者，合沙参、麦冬、二至丸等滋阴生精，养血止漏；偏气血虚者，上方去五味子、车前子合圣愈汤或人参养荣汤调补脾肾，益气生血，濡养冲任；血瘀者去五味子之酸收加鸡血藤、桃仁、泽兰、苏木、北芪等温肾益气活血之品。

妇女年届七七，肾气衰退，天癸欲绝，冲任功能紊乱，常出现偏于阳虚或偏于阴虚，或虚瘀夹杂病机。偏于阴虚者，症见阴道流血，血色鲜红，伴头晕耳鸣，烦热盗汗，难寐多梦，腰酸足软，舌边尖红，苔少或无苔，脉细数无力。治宜滋肾养阴，益精止血，可用左归丸合二至丸［熟地 15g，山萸肉 10g，枸杞子 10g，怀山药 15g，菟丝子 20g，鹿角胶 10g（烊化），牛膝 6g］加仙鹤草、阿胶珠、茺蔚子、地榆炭、小蓟等。偏于阳虚者，症见出血量或多或少，淋沥不绝，色淡，面色晦暗，精神萎靡，畏寒肢冷，小便清长，大便溏薄，舌淡嫩，脉沉细弱。治宜补肾扶阳，温经摄血，可用右归丸［熟地 15g，怀山药 15g，山萸肉 12g，菟丝子 20g，枸杞子 9g，杜仲 10g，鹿角胶 10g（烊化），制附子 9g（先煎），当归 6g，肉桂 3g（后下）］加桑螵蛸 10g，老姜炭 6g，赤石脂 10g，使阳生阴长，冲任固摄，漏下能止。

针对少女和老妇冲任不足病机，既要注重通过治肝肾以达治奇经，又要注意选用一些入冲任奇经之药，如当归、首乌、益母草、元胡、香附、紫石英等药入冲脉，龟板（胶）、阿胶、杜仲、菟丝子、枸杞子、茺蔚子、核桃肉等药入任脉，临证可酌情配用，以提高疗效，缩短疗程。

病例

杜某，13 岁半，学生。1991 年 7 月 29 日初诊。13 岁初潮即出现经行紊乱，周期或前或后，经量较多，色鲜红，夹紫色血块，每次经行常持续 15～20 天左右，平素无何不适。刻诊：阴道流血已 14 天，量多，色鲜红，夹块，伴口干纳差，大便丁结，舌淡红，苔薄白，脉细。证属肾气未充而天癸早至，冲任不足。治拟滋阴凉血，塞流固冲为先，方用两地汤加味。

处方：生地 15g，玄参 15g，地骨皮 6g，白芍 10g，麦冬 10g，旱莲草 20g，阿胶 10g（烊化），荷叶 10g，地榆 10g，仙鹤草 10g，煅牡蛎 30g（先煎）。3 剂，每日 1 剂，水煎服。

二诊（1991 年 8 月 3 日）：上药 1 剂后血止，现无何不适。舌淡红，苔薄白，脉缓。出血虽止，亟当培补肾气，固摄冲任以善后。

处方：菟丝子 15g，川杞子 10g，覆盆子 10g，茺蔚子 10g，五味子 5g，党参 15g，首乌 15g，怀山药 15g，红枣 10g。7 剂，每口 1 剂，水煎服。

守上法调理，急则治标，缓则固本，共调理 3 个月，月经周期已正常，经行 7 天干净，停药后迄今未再复发。

按语：《素问·上古天真论》曰：女子"二七而天癸至，任脉通，太冲脉盛，月事以时下"，本例患者未及"二七"经水已行，显然为肾气未充，冲任二脉发育未全，胞宫藏泄开阖失司所致。治疗分两步：在其暴崩漏下之时，塞流澄源，先止其血；血止后则着眼于培补肝肾精血，促进冲任发育成熟。治法有条不紊，标本兼顾，方能取效。

8. 冲任损伤崩漏

随着近年来计划生育手术的开展，因受术者体质因素或施术不当，或术后调摄失官等因素，容易诱发一些疾病，其中尤以放环或人流术后阴道不规则流血常见，本病古籍中从无记载。通过多年的临床观察，育龄妇女通过人为器械操作而达中止妊娠、阻止受孕的目的，属于前人所说的"暴损冲任"（《广嗣纪要·堕胎》）和"胎脏损伤，胞脉断坏"（《妇科玉尺·小产》）的范畴，其病因类似"暴伤"、"金创"，病机为胞宫冲任损伤，瘀血阻络，累及肝肾。盖"肾藏精而为生殖之本"，肝藏血而主生发，胞宫系于肾，冲脉、任脉皆起于胞宫而为肝肾所系，胞宫和冲任脉的损伤就是肝肾的损伤。由于病变虚瘀夹杂，治宜补养肝肾为主，佐以化瘀之法。补养则能养脏生血，促进修复，化瘀则能导滞生新。根据证候之偏虚偏实，可分别采用以补为主或以化为主，补中有化，化中有补，以达既不影响节育效果，又能调和气血的目的，使机体适应手术后的变化。具体在治法上可分为两个阶段：流血初期（术后1周内）治疗以化为主。症见放环或人流术后恶露不绝，量少色暗，伴腰酸而胀，少腹、小腹胀痛，舌淡红，苔薄白者，常用生化汤（当归6g，川芎3g，桃仁6g，炮姜炭1.5g，炙甘草6g）加益母草、鸡血藤、川断、川杜仲、炒山楂之类，以预防术后感染，促进伤口愈合和子宫复旧。若术后阴道流血时间较长，或崩或漏者，多为肝肾虚瘀，则采用以补为主，补中寓化之法，根据其阳虚和阴损的不同辨证处方。如为阴虚火旺者，常用二地汤合二至丸（生地15g，地骨皮15g，玄参15g，阿胶10g，麦冬10g，白芍10g，女贞子10g，旱莲草20g）加鸡血藤、丹参、益母草、小蓟等；为气虚夹瘀者，用补中益气汤加泽兰、苏木、海螵蛸、茜草等；因阳虚不固者，用附子汤［制附子10g（先煎），党参15g，白术10g，茯苓10g，白芍10g］加黄芪、鹿角霜、炒山楂、三七等；阴虚夹湿，湿瘀胶结，郁久化热，损伤胞络者，用清宫解毒饮（鸡血藤20g，丹参15g，土茯苓20g，忍冬藤20g，车前草10g，益母草10g，生苡仁30g，甘草6g）加马鞭草、败酱草、海螵蛸、茜草、地榆等。在选方用药上，要注意养血活血并重，养血不忘瘀，活血不忘虚。补肝肾常选用能柔能润之品，如当归、白芍、肉苁蓉、黄精、杜仲、千斤拔等，化瘀常用苏木、泽兰、三七、炒山楂、小蓟、益母草等，不轻易使用收涩药或炭药，以免闭门留寇之弊。

病例

尹某，35岁，干部。1993年7月27日初诊。人流术后阴道流血已17天。诉人流术时经过顺利，但术后3天无明显诱因出现发热（T 38℃），阴道流血，夹紫红色血块，曾服用红霉素、氨苄青霉素、益母流浸膏等药，热退而阴道流血未减，遂行清宫术，但清宫术后阴道流血依然。3天前在某医院住院治疗，经静滴红霉素、先锋霉素、麦角胺、催产素等药，阴道排出大血块，但流血未止。诊时阴道流血量少，色鲜红，伴头晕腰胀、目窠浮肿，纳差便溏，舌质暗，苔薄白，脉滑数。证属人流手术，胞宫、胞络损伤，瘀血阻滞，血不归经。治宜补血化瘀为法。

处方：当归身10g，川芎3g，川断10g，炮姜炭3g，益母草10g，地榆炭10g，生军炭10g，甘草6g。3剂，每日1剂，水煎服。

二诊（1993年7月30日）：药已，阴道流血昨日已止。现腰胀而痛，纳差，便溏，舌淡，苔黄厚，脉细滑。流血虽止，但术后脾虚，运化无力。治宜补脾养肝，佐以清热之法。

处方：当归 10g，川芎 6g，赤芍 10g，白术 10g，茯苓 10g，泽泻 10g，夏枯草 15g，骨碎补 15g，紫花地丁 15g，连翘 15g，甘草 5g。4 剂，每日 1 剂，水煎服。

三诊（1993 年 8 月 24 日）：上药后诸症已缓。今日经行，量多，色鲜红，伴腰胀，小腹隐痛，脘胀，纳差便溏，舌淡红，苔薄白，脉细略数。拟益气健脾摄血，防其去血过多。

处方：炙北芪 20g，党参 15g，白术 10g，陈皮 10g，当归身 10g，柴胡 5g，升麻 6g，荆芥炭 10g，煅龙骨 30g（先煎），煅牡蛎 30g（先煎），蒲黄炭 6g，炙甘草 6g。3 剂，每日 1 剂，水煎服。

四诊（1993 年 9 月 3 日）：经行 5 天干净，余症已瘥。现头晕而痛，咽痛，舌淡红，苔薄白脉细。拟滋养肝肾，调理冲任善后。

处方：熟地 15g，怀山药 15g，山萸肉 6g，北沙参 10g，麦冬 10g，丹皮 6g，云茯苓 6g，泽泻 6g，桔梗 6g，白蒺藜 10g，甘草 5g。3 剂，每日 1 剂，水煎服。

按语：案因人流术后，胞宫、胞络受损，邪毒乘虚侵袭，与瘀血搏结于宫内，瘀阻血不归经，复因清宫术，旧创未愈，又复新伤，肝、脾、肾三脏受累，从而出现虚实夹杂病机。治此既要重视补虚扶正，又要化瘀治标。一诊首用养血化瘀之法，仿生化汤之意生血祛瘀。二诊瘀化血止，但因出血较久，恐其邪毒湿瘀恋络，故用当归芍药散加清热解毒之连翘、紫花地丁，软坚散结之夏枯草及补肾行血之骨碎补以解毒化瘀利湿，以绝后患。三诊适值经行，有脾虚失统之兆，治则着重健脾升阳，益气统血，用补中益气汤加味，方中煅龙牡、蒲黄炭止中有化，止血而不留瘀。四诊以补益肝肾，调养冲任善后。

功能性子宫出血证治

功能性子宫出血，属于崩漏病的范畴。其致病的因素，虽然有血热、气虚、血瘀、肝郁化火、脾肾两虚、肝肾亏损、冲任不足等多方面，但总的来说，终归不外乎肾失封藏、冲任二脉不固而已。崩漏的治疗，方约之曾有"初用止血，以塞其流；中用清热凉血，以澄其源；末用补血，以复其旧"的初、中、末治崩三法，是医家公认的宝贵经验。但是必须明确塞流、澄源、复旧是有机联系的，在塞流之中有澄源，澄源是为了更好地塞流，复旧离不了澄源，澄源也正是为了复旧。简而言之，澄源即是审证求因，离开了审证求因，不论塞流或复旧，效果都不大。同时在辨证论治的基础上，要适当考虑少、壮、老的不同生理特点，以便决定治疗的重点。一般来说，在青少年时期，肾气初盛，发育未全，其阴道出血的病变，多与肾的封藏不固有关，故治之宜侧重于肾，但情窦初开，肝气易动，宜兼以柔养肝气之法。中壮年时期，工作学习，婚配生育，公私事务繁忙，最易耗血伤阴，阴亏则阳易亢，导致肝气疏泄太过，故治之宜侧重于肝，以柔养血海而滋调肝气，但肝肾同源，房室孕产又与肾直接相关，故在治肝之中，仍然要兼以治肾。"七七"之年，肾气衰退，精血日亏，此时期阴道出血的病变，多系肾的功能失常、阴阳不和，故治之当"贵在补脾胃以资血之源，养肾气以安血之室"，宜侧重治脾，兼以调养肾气，从后天养先天，先后天并治。在用药上，以冲和为贵，慎用刚燥之品。盖妇女虽然以肝肾为先天，以血为本，但由于有月经、妊娠、分娩、哺乳等生理过程，常处于"有余于气，不足于血"的状态。"气有余便是火"，故治之当用平和调养之剂为佳，如过用刚燥之品，则容易动火，耗血伤阴。凡属血热引起的出血，常用甘凉之品，如鲜茅根、鲜荷叶、鲜旱莲草、益母草、生地、麦冬、甘草之类。气虚不能摄血。属脾气虚弱则用人参养荣汤或归脾汤；肾气虚弱，辨别其偏于阴虚或阳虚，选用左归丸（饮）或右归丸（汤）之类。旧瘀不去，新血不得归经的出血病变，本着"通因通用"的原则，采取化瘀之中有止血，止血之中有化瘀之法，以能止血、能化瘀之品为佳，如鸡血藤、益母草、参三七之类，以达到祛瘀不伤正、止血不滞瘀的目的。真阴日亏之老妇出血，则宜益气养阴，常用补中益气汤配胶艾汤加桑螵蛸、鹿角霜之类。此外，对于炭药（包括收敛药）的应用，以少用或不用为佳。盖炭药或其他收敛药，用之不当，往往有留瘀之患。如病情需要，非用炭药收敛不可，也要根据病情的寒热虚实，使用不同性质的炭药。如血热的当用凉血炭（如栀子炭、黄芩炭、槐花炭）；血瘀宜用化瘀炭（如红花炭、蒲黄炭、赤芍炭）。要是不辨病情的寒热虚实，盲目相信"黑药通肾，血见黑即止"的说法，妄用炭药，不但疗效不高，而且后患无穷。对于疗效巩固的问题，历来有主张补肾和补脾之分，两者都有理论和实践经验为依据。我主张以肾为主，脾肾并重。因为脾主运化而升清，是气血生化之源，有统摄血液的作用；肾是主蛰封藏之本，是藏真阴而寓元阳之脏，是气血之始，为月经的来源。肾主蛰封藏的功能，直接影响到胞宫"藏"和"泻"的作用，而肾气的盛衰盈亏，更是决定生长衰老的全过程。所以巩固疗效要脾肾并重，以肾为主，既养先天的阴阳，又补后天的气血，阴阳调和，精血充沛，封藏牢固，自无漏脱之患。

附：班秀文教授治疗月经病经验

（卢惠玲）

月经为性成熟妇女的主要生理特征。历代医家对调经甚为重视，将其列为妇科病之首，并作为治疗妇科疾病的重要内容。班秀文教授积 60 年临床经验，对辨治月经病有独到之处。在病因方面，外邪注重寒、热、湿邪，内因强调体质因素、精神所伤、饮食不节、多产房劳、手术、药毒等。病机归纳为虚、郁、瘀三个方面。诊断上认为月经情况要与具体症状体征相结合，问月经应了解期、量、色、质的变化，着重在辨经色与经质，望诊则侧重在望体型、腹诊与带下等。月经病的治疗原则有：重在治经要治血，以血为本；治血要治气，因气能助血行；治血不忘祛瘀，使血止而无留瘀为患；注重补益肝肾，主张五脏并重，以肝肾为宗；治疗月经病要顾及带下情况等。把月经病分为血热、血寒、血虚、气虚、气滞（气郁）、血瘀、痰滞、脾虚、肾虚等型论治。常用四物汤、逍遥散、当归芍药散、六味地黄汤、温经汤治疗月经病。用药上强调三因制宜，根据妇人体质特点，选药多用甘淡平和之品，擅长用花类药治疗月经病。主张"不治已病治未病"，提倡在未病之前做好预防工作，防止月经病的发生。

一、月经病的治则

（一）治经先治血，治血不忘瘀

班老认为，妇人以血为本，以血为用，经为血化，故月经病与血分病变有关，治经即治血。妇人肾气盛，天癸至，任通冲盛，月事以时下。然冲为血海，任主诸阴，阴血足则冲任盛，满而能溢；阴血亏则任脉虚，太冲脉衰少，血海匮乏，无血可下。故月经之盛衰、盈亏、通闭与血分的虚实息息相关。月经病的病因虽有外感六淫、内伤七情、饮食劳倦、房事所伤诸多原因，究其病机，不外邪盛正衰、阴阳失调、脏腑失常、血气不和而已，其机转不离"血"字。如血热则迫血妄行，可致月经先期、量多甚至崩漏不止；血寒则冲任凝滞，气血不通，可致痛经、月经后期、闭经；血虚则冲任不盛，经源衰竭，可致月经量少、色淡、闭经、经后腹痛；血瘀则痛经、闭经、漏下甚者成癥瘕诸疾。且出血的病变，不论其寒热虚实，均为离经之血，若处理不当，则易留瘀为患。故班老提出"治经先治血，理血不忘瘀"的观点。主张治月经病不论是温补、清润、凉开、攻伐均考虑到妇女以血为本，以血为用，阴血难成而易亏，易虚易瘀的特点，遣方用药处处顾护血本，不忘以血为宗。临证常用四物汤作基础，根据证情之寒热虚实，病位之上下内外而调之。盖方中熟地甘温入肾，滋阴养血，白芍酸寒，入肝和营敛阴，二者为血中阴药；当归甘温辛润，入冲补血行血，川芎辛香温行，上及头目，下行血海，二者为血中阳药。全方辛甘酸温，能生血养营，补血化瘀，为养血调经之良方，临证若加减得法，则治疗月经不调疗效可期。如血热所致月经先期、量多、经期延长、崩漏者，遵"热者寒之"之旨，去归、芎，易鸡血藤、丹参，则既有归、芎补血化瘀之功，又无归、芎动血行血之弊。实热者加丹皮、山栀子、黄柏、荷叶清心肝之火，虚热则用增液汤或二至丸、二地汤养肝肾之阴，酌选苎麻根、小蓟、白茅根、大黄炭、蒲黄炭等凉血化瘀止血。因于血寒而致月经后期、痛经、闭经者，则减白芍之酸敛，加肉桂、艾叶、吴茱萸、小茴香等温肾暖肝，助阳散寒。因于血虚之月经后期，量少色淡，甚成闭经者，则在原方基础上重用党参、黄芪或合异功散加茺蔚子、柴胡等振奋脾阳，益气生血。因于血瘀之痛经、闭经、漏证，则重用川芎，加桃仁、红花、丹参、苏木、泽兰、山楂等化瘀养血，扶正祛邪。治疗时应根据月经周期的不同阶段及脏腑阴阳的盛衰，灵活施治，既着重调理脏腑机能，又时刻顾护气血之盈亏。如经后既用六味地黄丸、五子衍宗丸、异功散之类温肾补脾，以资经源，又佐当归、白芍养血调经，补而不滞；经前既用逍遥散、柴胡疏肝散调肝理气，又选鸡血藤、丹参和血行瘀，使气血调和，经候如期。经行则常用四物汤加鸡血藤、丹参、川续断、益母草和血化瘀，因势利导，使经血畅行而无留瘀之患。

（二）治经须理气，疏肝经自调

治经要治血，但血性属阴，阴性凝结，赖气以运，气行则血行。月经病是妇女特有的疾患，病发于经行之时。班老认为，调经固然以养血为要，但调血须顺气，顺气则要疏肝。盖经由血化，源于脏腑，藏之于肝。肝为风木之脏，内寄相火，喜条达而恶抑郁，月经将行之际，相火内动，若受致病因素影响，可致疏泄失常，气血逆乱，诸病丛生。如肝郁气滞，则血行不畅，可出现经行乳胀，身痛，经期前后不定，经量多少不一，痛经；肝肾阴虚，肝阳上亢，则经行头痛，眩晕；肝旺克脾，脾湿下注则经行浮肿，泄泻；肝郁化火，迫血妄行，则经行吐衄，月经量多，暴下不绝。故治当疏肝理气，使之条达，以至和平。班老在长期的临床实践中，总结出柔肝、养肝、疏肝为治肝调经三大法，认为肝体阴而用阳，若肝郁气滞治宜疏解调气，而郁久化火伤阴者，则重在柔肝养阴。但"舒"与"养"中，又宜"疏中有养"，"养中有疏"，"疏解不伤阴，滋阴不呆滞"。如月经将行，见胸胁、乳房、少腹、小腹胀痛并作，经期前后不定，量多少不一者，多为平时性情抑郁，以致肝气郁结，气滞血瘀之变，常用逍遥散或柴胡疏肝散加当归、黄精治之，以疏为主，兼以养之；若经行淋沥，量少色红，夜难入寐，舌红脉细者，则为肝肾阴虚，冲任亏损之变，用归芍地黄汤或两地汤合二至丸，酌加素馨花、合欢花、生谷芽治之，以滋润柔养为主，兼以疏肝为法，养中有疏，防其滋腻。疏肝药的使用，遵经旨"肝若急，急食甘以缓之……肝欲散，急食辛以散之，用辛补之"（《素问·藏气法时论》），选用辛平香淡之品，如柴胡、素馨花、合欢花、佛手、玉兰花之属，既照顾到妇女多郁、阴血偏虚的特点，又能解郁行气而不伤阴分。养肝则常用首乌、熟地、北沙参、麦冬、黄精等甘润多液之品养肝阴、补营血。

总之，柔肝多补肝体，疏肝则为调肝用，旨在使肝气条达，气血和谐，经血疏泄有度而无紊乱失调之虞。

（三）健脾益血源，益肾固根基

月经病的治疗，重在养血调经，使气血调达，经行循常，但经血乃"生化于脾，总统于心，藏受于脾，宣布与肺，施泄于肾"（《妇人规》），故五脏功能正常，则经血生化有源。五脏中，班老尤重视脾肾在月经生成中的作用，力倡调经要以肾为主，脾肾并重，肝肾并调。盖胞宫系之于肾，冲任二脉起于胞中，肾气盛，天癸至，任通冲盛，则月事以时下，反之，则月经稀少或闭绝。脾为气血生化之源，脾气健运，则水谷精微得以化之为血，且冲为血海，隶于阳明，阳明盛则冲脉盛，阳明衰则血源绝。脾肾又有先后天关系，只有先天促后天，后天养先天，才能使经源盛而经血流畅，故"调经之要，贵在补脾胃以资血之源，养肾气以充血之室"（《景岳全书》）。在治疗月经不调、量少甚或闭经时，班老注重从脾治肾或从肾治脾，调理脾肾气血，使月经复常。治脾之法，班老强调"脾以升为健，以运为补"，根据脾虚常兼痰湿、食滞、阳虚、阴损之不同，除宗东垣用党参、黄芪、升麻、柴胡等益气升阳外，尚结合具体病证灵活选方用药。如痰湿壅滞胞宫，阻塞胞脉而致经闭者，常用二陈汤或苓桂术甘汤加当归、白芍、白芥子、皂角刺等豁痰除湿、通行经血，酌加木香、藿香、砂仁运脾行气，使痰湿蠲除，则脾运升清，经水复行。如脾虚气陷，统摄无权，冲任失固之崩漏，则用举元煎或补中益气汤加海螵蛸、仙鹤草、阿胶、益母草等补气摄血，养血调经，少佐陈皮、荆芥、柴胡以升发脾阳。益肾之法，根据其阴虚阳虚之别，运用甘润滋水或甘温益气之法，注重补阳配阴，补阴配阳，通过调理阴阳偏颇而达培源固本的目的。但要注意补需忌"呆"，温不过燥。如月经量多，经期延长，甚或崩漏，属肾阴亏损者，常用归芍地黄丸加二至丸、益母草治之，以滋肾壮水，养阴止血，其中当归、益母草补中有化，滋而不腻。如阴寒内盛，经脉凝滞之痛经、闭经，则用附子汤加巴戟天、益智仁、牛膝或温经汤加艾叶、肉桂、小茴香等温经散寒，通经止痛。凡虚损日久，精血亏损，脾肾两虚而致纳呆便结，阴道干涩，经量偏少者，常选用甘平冲和、刚润相得之品，如党参、怀山药、莲肉、当归、白芍、鸡血藤、菟丝子、枸杞子、覆盆子、茺蔚子等滋补脾肾，从阴引阳，使阳得阴化而生化无穷。

二、月经病常用方剂

（一）四物汤

四物汤首载于宋朝《太平惠民和剂局方》，是从《金匮要略·妇人妊娠病脉证并治》篇中的胶艾汤衍化而来。四物汤由熟地、当归、白芍、川芎四味药组成，具有补血行血、滋阴敛血的作用。方中熟地能滋阴养血，补肾填精，为本方的主药；当归性味甘润而温，辛香行走，能补血活血，补中有行；川芎辛温，气味芳香，有活血通经、行气导滞之功，能调和肝阴；白芍酸辛，养肝和营，滋阴敛血，能补肝之体。四药相合，有阴有阳，刚柔相济，补中有行，行中有补，补而不滞，是补血活血的良方。肝藏血而主升发，心主血脉，脾主运化而统血，肾藏精而为气血之始，本方既能入肝，又入心脾，更能入肾。血以调和为贵，以通畅为用，四物汤既能补血又能活血，故班老誉之为"治血证的通剂"。妇人以血为主，以血为用，经、孕、产、乳均与血的盛衰、盈亏、通闭息息相关。妇科的病变，绝大部分是血分的病变，四物汤长于治疗血证，故班老常用四物汤治疗妇科病证。治疗月经病时，班老善用四物汤随证加减，并取得良好的治疗效果。

1. 月经先期

症见经行提前，量多色红，夹血块，面红唇赤，口渴心烦，小便短黄，大便燥结，舌红苔黄，脉滑数者，为阳盛血热之证，以四物汤去归、芎，生地易熟地，加鸡血藤、丹参、阿胶、鲜白茅根、山栀子、益母草治之。因为归、芎辛窜动火，容易导致出血增多，故以辛甘微温之鸡血藤、苦而微寒之丹参代之，使之能补血化瘀。入夜潮热，手足心热，两颧潮红，舌边尖红，苔少，脉细数者，证属阴虚血热，以四物汤去归、芎，加鸡血藤、藕节、地骨皮、丹皮、生地、桑椹子治之。

2. 月经后期

症见经行错后，量少色淡，经行小腹绵绵而痛，唇面苍白，舌质淡，苔薄白，脉虚细者，为血海空虚，经源不足。用四物汤加党参、黄芪、龙眼肉、远志、佛手治之。经行错后，量少色淡，形寒肢冷，腰膝酸软，平素带下量多，色白质稀，舌质淡，苔薄白，脉细弱者，为肾阳虚衰，生化无能，用四物汤加熟附子、党参、黄芪、苍术、白术治之。

3. 月经先后不定期

症见经行前后不定，量多少不一，经将行乳房胀痛，心烦胸闷，舌边尖红，苔薄白，脉弦细数，证属肝郁化热，以四物汤配丹栀逍遥散加合欢花、素馨花、佛手花治之。

4. 月经过多

症见经行量多，色淡，持续不净，腰膝酸软，苔薄白，脉虚。此为脾肾阳虚，统藏无能，以四物汤加党参、黄芪、桑螵蛸、覆盆子、鹿角霜治之。

5. 痛经

症见经行前后少腹、小腹冷痛剧烈，得热则舒，汗出肢冷，经行错后，量多少不一，色暗红，夹血块，唇面发青，舌质淡，苔白，脉沉紧。此为寒凝血瘀，用四物汤加附子、小茴香、吴茱萸、艾叶、益母草、莪术治之。经前或经期少腹、小腹疼痛，按之不减，经行先后不定期，量或多或少，经血排出不畅，色暗红而夹块，舌边尖有瘀点，苔薄白，脉沉涩。此属气滞血瘀，以四物汤加丹参、莪术、延胡索、香附、益母草、郁金治之。

6. 闭经

症见月经闭止不行，头晕眼花，心悸神疲，腰脊酸软，膝腿无力，舌质胖嫩，苔薄白，脉虚细迟者，为气血亏损、冲任虚衰，以四物汤加党参、黄芪、紫河车、制附子、肉桂、巴戟天、补骨脂治之。经闭不行，小腹冷，四肢不温，唇面苍白，舌质淡，苔白滑润，脉细者，为阳虚宫寒，以四物汤加制附子、肉桂、巴戟天、仙茅、艾叶、党参、黄芪、桃仁、红花治之。经闭不行，小腹刺痛拒按，舌边尖有瘀点，脉迟涩者，为瘀血内停，胞脉不通，以四物汤加桃仁、红花、路路通、水蛭、益母草治之。

7. 崩漏

症见经行淋沥不止，量或多或少，色鲜红而质稠，伴头晕失眠，唇舌干燥，舌红少苔，脉细数者，为虚热崩漏，以四物汤去芎、归，配二至丸、两地汤治之。漏下日久，经血紫黑夹块，少腹、小腹胀痛或刺痛剧烈，舌质暗，有瘀斑，脉沉紧或迟涩者，为瘀血内阻，新血不得归经所致，宜四物汤加海螵蛸、茜根、益母草、鸡血藤、失笑散治之。

8. 经行头痛

经期或经后头痛而晕，耳鸣眼花，手足发麻，经行滞后，量少色淡，舌淡苔白，脉虚无力者，属肝血不足，用四物汤加白蒺藜、桑叶、山茱萸、女贞子治之。

9. 经行浮肿

经将行或经中眼胞及下肢浮肿，经行量多，色淡质稀，平时带下量多，色白质稀，大便溏薄，舌质淡嫩，苔白，脉虚迟，此为脾阳不足，健运失常之患，宜四物汤配四君子汤加苍术、干姜、防风、黄芪治之。如泄泻的次数较多，宜去当归之滑润、熟地之滞腻，改用鸡血藤、何首乌治之。

班老指出，用四物汤时要注意以下几点：一为妇女虽然"有余于气而不足于血"，但血与气有相互为用的密切关系，阳生则阴长，气旺则血生，故治血勿忘治气，用四物汤时要酌情配用气药。二是血本属阴，血虚则阴亏，故养血常与滋阴并用，如肝肾亏损引起的月经不调，既要养血柔肝，又要滋阴补肾。三是四物汤偏重于温养，凡出血量多者，用之宜加重甘柔之品，以防芎、归之辛窜动血。

（二）逍遥散

逍遥散始载于《太平惠民和剂局方》，系由张仲景《伤寒论》之四逆散加减而成。逍遥散由柴胡、当归、白芍、白术、茯苓、薄荷、煨姜、炙甘草八味药组成，具有疏肝扶脾、养血和营的作用。方中以柴胡为君，有疏肝解郁，调气清热之功；配薄荷之辛凉，则其疏解之力更佳；当归、白芍养血敛阴以柔肝；白术、茯苓、炙甘草健脾和中；煨姜与归、芍配用，能调和气血。全方有补有疏，以补为主，凡属肝气虚弱、血虚肝郁的病变，均可辨证应用。

妇人以血为本，经者血也，治经必治血，治血宜先治气。肝藏血而主疏泄，为冲脉所系，肝气是否条达，肝血是否充盈，都直接影响到月经。故班老常用逍遥散加减治疗月经病。

1. 月经先期

症见月经提前，量多，色深红或暗红，质稠秽，伴口苦咽干，心烦易怒，胸闷乳胀，舌红苔黄，脉弦数者，为肝郁化火，热伏血室之患，以逍遥散去煨姜，加丹皮、栀子、益母草、藕节、白茅根治之。

2. 月经后期

症见经行错后，量或多或少，色紫红，夹血块，伴胸胁、乳房、少腹胀甚于痛，心烦失眠，舌边尖紫暗，苔薄白，脉细涩者，为肝气郁结，疏泄失常之患，宜用逍遥散加合欢花、佛手花、香附、益母草、泽兰之辈以疏肝解郁，消滞化瘀。若经行量多，色淡质稀，夹紫块，舌质淡紫，脉细弱者，此为虚中夹实，用逍遥散加黄芪、黄精、益母草之类治之。

3. 痛经

症见经前或经中少腹胀痛连及胸胁，烦躁易怒，经行前后不定，量多少不一，色暗红或夹块，脉弦者，为肝气郁滞，气机不利，用逍遥散加素馨花、佛手、香附、益母草治之。若舌红，脉数，为肝郁化火，宜去煨姜之温，加丹皮、栀子、川楝子之类，以凉血止痛。若少腹、小腹疼痛剧烈，唇面发青，肢冷汗出，舌质淡，苔薄白，脉沉紧，为寒凝气滞，肝气受遏，用逍遥散加肉桂、艾叶、小茴香、天台乌药之类，以加强其温经止痛之功。

4. 闭经

症见月经闭止不行，精神抑郁，烦躁易怒，胸胁胀痛，少腹、小腹胀痛拒按，舌边紫暗或有瘀点，脉沉弦或沉涩，此为气滞血瘀，用逍遥散加路路通、王不留行、牛膝、枳实、益母草治之。

5. 经行乳房胀痛

症见经前或经中乳房胀痛，甚至痛不能触，经行前后不定，量多少不一，色暗红，夹瘀块，胸闷胁胀，舌淡红或边尖有瘀点，苔薄白，脉弦或沉涩，此为肝气郁结，气滞血瘀之变，用逍遥散加素馨花、橘核、郁金、夏枯草治之。

6. 经行吐衄

症见经前或经中吐血、衄血，月经提前，量多，头晕目眩，急躁易怒，舌边尖红，苔薄黄，脉弦数者，为肝郁化火之变，用逍遥散加丹皮、栀子、夏枯草、鲜荷叶、牛膝、生地治之。

7. 经前遗尿

每于月经来潮前3～4天小便不能自禁，或睡中遗尿，尿有特殊气味，经行提前，量多，色红，心烦易怒，胸胁胀闷或胀痛，平素夜难入寐，寐则多梦，舌质红，苔薄白或微黄，脉弦而细数，此属肝火过旺，开阖失司之变，用逍遥散去白术、茯苓，加夏枯草、生地、怀山药治之。

班老认为，妇女的病变多属于阴血不足，故常在逍遥散中加入首乌、黄精、熟地、麦冬、北沙参之类，以加强柔养之力。即使用疏肝理气之品，亦多选择辛平香淡之辈，如合欢花、素馨花等，防止过燥伤阴。柴胡为方中君药，但其性偏于升发，清代叶天士曾有柴胡劫阴之说。班老在逍遥散中用柴胡调肝疏气，仅用3～6g，使其既能疏解，又不伤阴。常用醋炙柴胡，增强其疏理肝气的作用。

（三）当归芍药散

当归芍药散是《金匮要略》妇科三篇中的重要方剂，该方由当归、川芎、芍药、白术、茯苓、泽泻六味药组成，具有通调血脉、健脾祛湿作用。方中重用芍药和营养阴，敛肝止痛；佐当归补中有行，养血活血；川芎疏肝行血以解郁；白术、茯苓健脾益气，合泽泻以淡渗利湿。综合全方，既能养血柔肝、健脾益气，又能渗湿升阳、调理气血。凡是肝郁血虚，脾虚湿困，以致肝脾不和，气血失调而发生的病变，都可用此方调治。月经病为血分病变，班老常用此方治疗月经病。

1. 月经先期

症见经行提前，量多，色红，口干口苦而欲饮，舌红苔黄，脉弦滑或弦数，此属血热妄行之变，以当归芍药散去当归、川芎之辛窜及泽泻之渗利，以鸡血藤、丹参代之，并加入大小蓟、藕节、旱莲草、益母草治之，使其能止血而不留瘀。

2. 月经后期

症见经行错后，量或多或少，色淡质稀，肢体困倦，大便溏薄，舌质淡，苔薄白，脉虚缓，此属脾虚不足，气虚血少，用当归芍药散加黄芪、党参、龙眼肉治之。

3. 月经先后不定期

经行或前或后，行而不畅，经将行胸胁、乳房、少腹、小腹胀痛，胀甚于痛，舌苔薄白，脉弦。此属七情内伤，肝气郁结之变，用当归芍药散减去泽泻，加柴胡、合欢花、素馨花、甘松、益母草治之。经行前后不定，量多少不一，色淡质稀，腰酸膝软，小便清长，舌质淡嫩，苔薄白，脉细弦者，属肾失封藏、冲任不固之变，用当归芍药散去泽泻，加补骨脂、仙灵脾、肉苁蓉、杜仲、熟地治之。经行前后不定，量或多或少，经色暗红而夹紫块，经将行少腹、小腹胀痛剧烈，痛甚于胀，按之加剧，舌尖有瘀斑，脉弦细或细涩，此属瘀血内阻，新血不得归经之变，以当归芍药散加莪术、泽兰、延胡索、蒲黄、五灵脂治之。

4. 痛经

经将行或经行时少腹、小腹胀痛剧烈，按之加剧，甚或胸胁、乳房亦胀痛，月经量少，色紫黑而夹血块，舌质正常或有瘀点，脉弦或涩者，属气滞血瘀之患，用当归芍药散合金铃子散加柴胡、赤芍、红花、桃仁、莪术、益母草治之。月经前后不定，经血紫暗有块，经行时小腹冷痛或酸痛剧烈，甚则肢冷汗出，唇面苍白，脉沉紧或沉涩，此属寒凝痛经，用当归芍药散去泽泻，加制附子、肉桂、吴茱萸温经散寒以治之。经行量少，色淡质稀，经后小腹绵绵而痛，得按则舒，腰酸膝软，舌质淡嫩，苔薄白，脉虚弱，此属肝肾亏损、气血不足之变，用当归芍药散去泽泻，加党参、炙黄芪、龙眼肉、熟地、小茴香、艾叶治之。

5. 经行浮肿

月经将行或经中目胞、下肢微肿，经行前后不定，量多色淡，带下量多，色白质稀，倦怠乏力，舌质淡，苔薄白，脉虚缓者，为肝失疏泄、脾虚湿盛所致，用当归芍药散水血并治。如面目浮肿严重者，加入苏叶、荆芥以疏解；下肢肿甚者，加入川木瓜、赤小豆、炒薏仁之类渗利水湿；体弱气虚者，加黄芪、白术以益气利水。

6. 经带并病

月经前后不定，经行疼痛，平时带下绵绵，色白质稀者，为血虚湿滞、经带并病，用当归芍药散加益母草、海螵蛸、素馨花或佛手花治之。

总而言之，当归芍药散是张仲景的名方，临床上若加减运用得宜，可治疗多种月经病变。

（四）六味地黄汤

六味地黄汤原名地黄丸，始载于宋朝《小儿药证直诀》，该方由熟地、山药、山萸肉、茯苓、牡丹皮、泽泻六味药组成，具有滋补肝肾的作用。方中熟地滋阴补肾、生血生精，是为君药，山茱萸酸温滋肾益肝，山药补脾固肾，泽泻泄肾降浊，丹皮泻肝火，茯苓渗脾湿。全方补泻并用，以补为用，"六经备治，而功专肾肝"。经者血也，血者阴也，冲任二脉主之，冲任二脉皆起于胞中，俱通于肾。肾者主蛰，有藏精、系胞的作用，肾气充盛，促进天癸成熟，任通冲盛，月经才能来潮。故《女科经纶》云："月水全赖肾水施化。"肝藏血而主疏泄，女子以肝为先天，班老治月经病多从肝肾着眼，提出"从肾治经"之说，常用六味地黄汤治疗月经病。

1. 月经不调

经行前后不定，量多少不一，断断续续不净，伴腰酸膝软者，多因肝肾亏损所引起，用六味地黄汤合二至丸加北沙参、麦冬、益母草治之。

2. 经间期出血

经间期出血量少，色红，无血块，伴头晕目眩，腰酸膝软，五心烦热，夜难入寐，尿黄便结，舌边尖红，苔少或无苔，脉细数者，属肾阴不足、阳亢火动之变，用六味地黄汤，熟地易生地，加地骨皮、玄参、旱莲草、藕节、夜交藤、益母草治之。

3. 崩漏

经行淋沥不断，量少色红，头晕耳鸣，腰膝酸软者，属肝肾阴虚、冲任损伤，用六味地黄汤配二至丸加当归、白芍、桑叶治之。

4. 经行头痛

经期或经后头痛绵绵，或头晕耳鸣，时轻时重，舌淡红，苔少，脉虚细者，属肝肾阴虚头痛，用六味地黄汤加枸杞子、杭菊花、白蒺藜、当归、白芍治之。经期或经后头痛绵绵，形寒肢冷，身麻，腰膝酸软，舌淡苔白，脉沉细者，属肾阳虚衰、清阳不升、髓海空虚之头痛，用六味地黄汤加制附子、肉桂、鹿角霜、天麻治之。

5. 经行吐衄

经前或经期吐血、衄血，量少，色红，月经先期，量少，头晕耳鸣，手足心热，潮热，颧红，苔少，脉细数，此属肝肾阴虚、虚火亢盛、冲逆于上之变，用六味地黄汤加知母、黄柏、牛膝、益母草治之。

（五）温经汤

温经汤首载于《金匮要略·妇人杂病脉证并治》，该方由吴茱萸、当归、川芎、芍药、人参、桂枝、阿胶、牡丹皮、半夏、麦冬、生姜、甘草组成，具有温经养血、祛瘀散寒的作用。方中吴茱萸、桂枝、生姜温经散寒，当归、川芎、芍药、阿胶、丹皮养血化瘀，麦冬、半夏润燥降逆，人参、甘草补益中气。诸药合用，可收温养冲任、补血化瘀之功。月经的病变是血分的病变，而"血气者，喜温而恶寒，寒则泣不能流，温则消而去之"（《素问·调经论》），故班老善用温经汤治疗月经病。

1. 月经不调

症见经行后期，量少色淡，畏寒喜暖，舌质淡，脉沉迟者，治之宜温经散寒，温经汤主之。

2. 痛经

经行时少腹、小腹冷痛剧烈，得热则舒，唇青肢冷，月经后期，经行不畅而夹瘀块，舌质紫暗，苔薄白，脉弦涩。此属冲任气虚、寒凝血瘀之变，用温经汤加艾叶、小茴香、蛇床子、莪术、益母草治之。

3. 经行抽搐

经行时四肢拘急抽搐，汗出肢冷，甚或昏厥，小腹冷痛剧烈，经血紫暗，口唇青紫，脉沉迟。此为寒凝经脉、经血不畅所致，用温经汤加附子治之。

4. 经行外阴痛

经行外阴掣痛，牵引至两侧乳头亦痛，月经错后，量少色暗而夹紫块，伴少腹、小腹胀痛，舌质淡，脉沉紧者，属血虚寒凝经脉之病，用温经汤加延胡索、路路通治之。

三、月经病治疗用药特色

（一）强调三因制宜

月经病的辨治除根据临床症状外，还要因人、因时、因地制宜，既要辨别患者体质的强弱、病情的寒热虚实，也要考虑地理环境的高卑润燥及气候寒热温凉的不同。岭南多炎热，当归和川芎应慎用，因为归、芎辛温走窜，最易动火动血，对出血性月经病是不利的。班老常用鸡血藤、丹参代之，认为鸡血藤、丹参有归、芎之功，而无归、芎之弊。肥胖之人多为湿土型人，多痰多湿，在辨证的基础上要注意健脾祛湿，用药宜温燥；瘦黑之人为木火之人，多阴虚火旺，在辨证基础上要考虑养阴清热，药以甘寒清润为宜。

（二）用药平和

妇人体质娇嫩，不耐攻伐，班老用药多选用甘平、甘温、甘凉之品，主张药以平和为贵。盖甘能养营生血，温性和凉性药物作用较为缓和，不至于过为偏颇。血热则清，药宜甘凉，如用荷叶、白茅根、藕节之类；血瘀则化，药宜甘凉微温，如鸡血藤、益母草、苏木之类；虚寒宜补宜温，药宜甘温益气，如黄芪、党参、龙眼肉、巴戟天之类。总之，药性应平和，治寒不过热，以甘温为宜，治热不过寒，以甘凉为佳。如是则可防止药物的偏性，达到祛除病邪、保护正气的目的。

（三）善用花类药

花类药乃本草之精华。班老善用花类药治疗月经病，常用的花类药有素馨花、合欢花、玫瑰花、佛手花、三七花、玉兰花、凌霄花等。素馨花性味辛平，气味芳香，有疏肝理气的作用，常用之治疗肝郁之月经后期、月经先后不定期、闭经、痛经、经行乳房胀痛等证。合欢花性平，能疏肝、理气、安神、和中，为肝脾并治之品，可用以治疗月经不调、经行情志异常、绝经前后诸证等表现为肝郁胸闷、忧而不乐、失眠健忘者。玫瑰花甘微苦而温，能行气解郁、和血散瘀，可用于月经不调、痛经、经行乳房胀痛等证。佛手花辛苦微温，辛能开、苦能降，故能疏肝理气、和中化痰，可用于肝郁气滞的月经后期、月经先后不定期、月经过少、痛经、闭经、经行乳房胀痛、经行情志异常等证，还可疏理脾胃气滞。三七花甘凉，能补能行，常用之治疗体虚血瘀滞之月经病变。玉兰花微温芳香，《良方集要》以其治疗痛经不孕，班老取其芳香解郁行气之性，治疗肝郁气滞之痛经及月经不调等证。凌霄花甘酸寒，入厥阴血分，能凉血祛瘀、清血中之郁火，可治疗血瘀之闭经、痛经，血中郁热之月经先期、月经过多、经间期出血、经行发热、经行头痛、经行吐衄、经行面部痤疮等证。总之，花类药有疏解之功，调肝用而不伤肝体，药性轻清平和，宜用于妇科之月经病。

（四）常配益母草

益母草始载于《神农本草经》，属草本植物。关于益母草的功能，《神农本草经》

言其"茎止瘾疹痒,可作浴汤",《本草纲目》谓其"活血破血,调经解毒,治胎漏产难,胎衣不下,血晕,血风,血痛,崩中漏下,尿血,泻血,疳痢痔疾,跌仆内损瘀血,大便小便不通"。班老认为,益母草辛苦微寒,辛则能开能散,苦则能泄能降,寒则能清能收。苦味入心,心主血脉,胞脉属心,治心即所以治胞宫;肺朝百脉,益母草辛味入肺而益肺;月经病变多见有相火内动,微寒则可以平抑相火。所以益母草既能活血祛瘀、调经通脉,又能止血,是治疗月经病的良方。

1. 经行超前,量多,色红而夹紫块,口苦便结,舌质红苔黄,脉数者,为血分实热致瘀,治以清热止血化瘀,用地骨皮饮去归、芎之辛窜,加益母草、白茅根、荷叶、鸡血藤、丹参、泽兰以治之。

2. 月经先后不定期,经将行胸胁、乳房、少腹、小腹胀痛剧烈,经色紫红有块,为气滞血瘀之患,治以疏肝理气、活血化瘀,用柴胡疏肝散合金铃子散加益母草、莪术、苏木治之。

3. 经行错后,量少,色暗红而夹血块,小腹冷痛或酸痛,得热或血块出则稍舒,伴畏寒肢冷,唇面发青,苔薄白,脉沉紧者,为寒湿引起的月经不调,治以温经化瘀、行气止痛,用《妇人大全良方》之温经汤加益母草、延胡索治之。

4. 少女崩漏,出血淋沥,断续不净,量时多时少者,治以调养肝肾、平补阴阳,用五子衍宗丸合二至丸加益母草、阿胶、金樱子、大小蓟治之。益母草能止血、能化瘀,使补中有行,防止离经之血留瘀为患。

5. 月经闭止不行,少腹、小腹疼痛拒按,舌质紫暗,或边尖有瘀点,脉沉涩者,为血瘀闭经,治以活血化瘀通经,用桃红四物汤加益母草、路路通、王不留行、牛膝治之。

6. 经前便血,先血后便,血色鲜红或深红,月经提前,量多,色暗红,质稠黏,口苦咽干,唇舌干燥,渴喜冷饮,肛门灼热,大便干结,小便短黄,舌红苔黄,脉滑数者,为火热交炽之为病。治以清热凉血止血,用芩连四物汤加益母草、槐花、地榆、莲藕节、生大黄治之。

(五) 善用鸡血藤

鸡血藤始载于《本草纲目拾遗》,是木质常绿大藤本植物。关于鸡血藤的功能,《本草纲目拾遗》言其"壮筋骨,已酸痛,治老人气血虚弱,手足麻木,瘫痪等证;男子虚损,不能生育,及精少血浊;男妇胃寒痛;妇人经血不调,赤白带下,妇女干血劳及子宫虚冷不受胎"。可见鸡血藤能治男科、女科多种疾病,是一味很好的血药。鸡血藤味苦甘涩,性温,苦入心,甘入脾,心主血,脾为气血生化之源,温则能升发,能通行,涩则能固摄收敛。故鸡血藤以补血为主,又能化瘀止血,是补血而不留瘀之品。

在治疗月经病时,班老常将鸡血藤与丹参相须为用,两者功能有类似之处,但鸡血藤偏于温补,丹参偏于凉散,两者相合应用,一温一凉,一补一散,相反相成,其功效相得益彰。

1. 阴虚血热而引起的月经先期,常用两地汤加鸡血藤、丹参治之。本方有滋阴清热之功，阴液充足，则虚热自清，经水调和。但阴药多柔腻，容易留瘀，加入鸡血藤和丹参，有补有行，可免后遗之患。

2. 血热崩漏，出血量多，常用芩连四物汤清热泻火，凉血止崩。但当归、川芎辛温走窜，容易动火，对于血热崩漏不甚相宜，常改用鸡血藤与丹参，既避免走窜动火之弊，又可清热止崩而不留瘀。

3. 经行吐血、衄血，量少，色鲜红，月经先期而至，手足心热，潮热颧红，舌红苔少，脉细数者，属虚火内动、肝不藏血之变，用两地汤加鸡血藤、丹参、丹皮、旱莲草、牛膝治之。

四、月经病的壮医药治疗

班老出生于壮族家庭，其祖父是当地颇有名望的壮族医生，他生于壮乡，长于壮乡，长期在壮族地区工作，平素经常与壮医接触。1984 年广西中医学院成立壮医研究室后，班老出任壮医研究室主任，他潜心研究、挖掘壮族医药，擅长用壮医药治疗月经病。

1. 月经不调

班老以壮族地区药源丰富的鲜嫩益母草、黑豆作为通用方，水煎服。若属热证，加入鲜荷叶、鲜白茅根，以清热凉血调经；若属寒证，加入生姜、鲜嫩艾叶，以温经散寒调经；若属肝气郁结，加入鲜紫苏叶、鲜香附叶以辛温疏解。

2. 痛经

以鲜嫩益母草、山栀子、凤仙花作为通用方，水煎服。若为热痛，加水田七、小田基黄以清热止痛；若为寒痛，加土花椒、两面针以散寒止痛；若为瘀痛，加马鞭草、苏木以祛瘀止痛；若为虚痛，加鸡血藤、土党参、土黄芪益气养血止痛。

3. 闭经

闭经有虚闭、实闭之分。实闭由于邪气阻隔、脉道不通、经血不得下行所致，药用益母草、路路通、穿破石、马鞭草治之。虚闭之精血不足、血海空虚、无血可下，药用益母草、胭脂花根、黑豆、猪蹄（带甲），水煎服。

4. 崩漏

用鲜嫩益母草、鲜荷叶、鸡蛋同煎，吃鸡蛋喝汤。也可先将鸡蛋泡入酸醋，再用酸醋煮鸡蛋及上两味药。若属热证，加入鸡冠花、旱莲草、白茅根、藕节以清热凉血、调经止痛；若属寒证，加入伏龙肝、血余炭、百草霜，以温涩止血；若属气虚证，加入党参、土茯苓以补气摄血；若属血瘀，加入苏木、鲜月季花、鲜香附以理气活血、祛瘀调经。大出血不止时，急当止血为先。属热证者，用鲜茅根、藕节急煎频服，或以童便灌服；寒证者以百草霜、伏龙肝水煎服，以治其标证。待出血量减后，再按上法治疗。

带下病的辨证施治

带下病临床颇为常见。谚云"十女九带",昔日扁鹊过邯郸,闻贵妇人,而专为带下医者,以妇人患此证甚多也。以下分三个方面论述:

一、治带多法,祛湿化瘀为先

带下虽有脾气之虚、肝气之郁、湿气之侵、热气之逼诸因,而水谷精微不能输布生血,反潴为湿,湿浊下注,冲任受损,带脉不固,胞宫藏泄失职机制则一。治带虽有温化、清热、燥湿、补虚、泻实之分,其病因病机不离"湿"、"瘀"二字,故治带多法,祛湿化瘀为先。盖妇人经、孕、产、乳以血为用,胞宫位居下焦阴湿之地,房室纵欲、药物、器械均可损伤胞脉,湿浊之邪即乘虚侵袭客于胞宫。湿为阴邪,其性重浊黏腻,易阻遏阳气,使脏腑气血失和,经脉不利,血行失畅,或湿与离经之血胶结为瘀,或瘀阻经络,三焦气机不畅,水津不能敷布施化而生湿。湿能致瘀,瘀能生湿,互为因果,均能阻遏气血流通,形成湿瘀为患。临证常见带下量多,或赤白相兼,少腹、小腹胀痛,痛经,癥瘕诸疾并作。临床应根据湿瘀的轻重主次,灵活采用化湿和血之法。如寒湿凝滞而致经脉不利为瘀者,治以温化寒湿为主,佐以化瘀之法,可选用异功散(党参、白术、茯苓、陈皮、甘草)加补骨脂、益智仁、藿香、苍术、鹰不扑、鸡血藤、益母草等;如湿热或湿毒壅盛,血受热灼成瘀者,则治以清热利湿为主,佐以凉血化瘀之法,常用方为清宫解毒饮(鸡血藤、丹参、土茯苓、忍冬藤、薏苡仁、车前草、益母草、甘草)酌加紫草、败酱草、鱼腥草等;若因脏腑气机失调,瘀阻经脉,以致津液不能输布,反陷为湿者,治以活血化瘀行气为主,佐以利湿之法,常用桃红四物汤去熟地,加苏木、泽兰、茜根、马鞭草、车前草、土茯苓、鸡冠花等。用上法治湿又治瘀,俾湿瘀俱化,带下悉除。

二、以肾为本,温化清利为要

《傅青主女科》开篇之首即有"带下俱是湿证"之言,可见湿与带下密切相关。脾居中州而主运化水湿,脾气健运则清升浊降,湿祛源清,自无带下之虞,故历代医家治带均重视健脾益气,升阳除湿。但湿邪之变不仅与脾弱有关,且与其他脏腑功能失常有关,其中与肾的关系尤为密切。盖肾主水,脾主湿,水湿同源,治湿必治水,治水即可以治湿。肾为水火之脏,内寓元阴元阳,为冲任所系,"五脏之阴气,非此不能滋,五脏之阳气,非此不能发",肾气的强弱与否,关系到水湿代谢的正常与否。若肾阳虚衰,失于蒸化,则脾阳失运,水谷津液不能升清输布,冲任不固,带脉失约,水湿滞于胞宫,可致带下绵绵不绝;若肾阴不足,则五液亏虚,肝失涵养,生发无能,可出现带下全无，阴道干涩，或肝郁日久化火，乘克脾土，湿热下注，出现带下黄稠、臭秽。故治带不仅要健脾，更要温养肾气，以固根基。临证但见带下量多，色白或淡黄，质稀不臭，伴面色萎黄，纳呆便溏，四肢欠温，舌淡嫩，苔薄白润，脉细缓者，治可用温肾健脾，升阳除湿之法。方用《傅青主女科》完带汤加巴戟天、补骨脂、川椒、鹿角霜等温肾化湿止带。症见带下绵绵，质稀若水，腰酸如折，小腹冷痛，小便频数清长，舌淡，脉沉迟者，治重温肾益阳，温化水湿。选用《伤寒论》附子汤加黄芪或合缩泉丸化裁（制附子、党参、白术、茯苓、益智仁、怀山药、金樱子、桑螵蛸）以温肾固涩，治湿及泉，使阳气流通，阴湿能化。症见带下或多或少，色黄或阴道灼热，头晕耳鸣，失眠心悸，腰背酸困，舌红少苔，脉细数者，常用知柏地黄汤合芍药甘草汤（知母、黄柏、熟地、怀山药、山萸肉、丹皮、茯苓、泽泻、白芍、甘草）以壮水制火，滋阴柔肝，使真水行而湿邪无所容。若带下黄浊臭秽，或赤白相兼，伴心烦易怒，胸胁胀满，口苦口干，舌红苔黄，脉弦数者，为肾失封藏，脾失健运，湿热下注所致，宗《难经》"实则泻其子"之旨，选用龙胆泻肝汤清肝经湿热，泻肾经虚火。总之，不论是寒湿带下还是湿热带下，均宜以肾为本，温化总以温肾健脾为宗，清利则以泄肾泻肝为法。

三、经带并治，贵乎知常达变

《素问·骨空论》指出："任脉为病……女子带下瘕聚"，《金匮要略·妇人杂病脉证并治》亦有"妇人经水闭不利，脏坚癖不止，中有干血，下白物，矾石丸主之"的记载，实为经带并病之最早记载。冲主血海，任主诸阴，督统诸脉，三脉一源三歧，均起于胞中。而带脉起于少腹侧季胁之端，环身一周，约束诸脉，故冲、任、督三脉与带脉相通相济，任督病可致带脉病，带脉病亦可致任督病，从而经带并病。此外，叶天士有"八脉隶于肝肾"之说，肝肾虚损，则冲任失固，督脉失统，带脉失约，不能制约经血，血与带相兼而下，或久崩耗血亡阳，精反为浊，白滑之物下流不止。其中以湿热带下引起月经过多、痛经、闭经尤为多见。盖湿热熏蒸，壅滞于胞宫，既可导致水津不化，湿浊下注，带脉失约之绵绵带下，又可损伤冲任，以致经行失常。故治带要注意带病、经病之间的密切关系，分清带病、经病的孰轻孰重，灵活采用治带及经或经带并治之法，在湿浊带下严重时，若用治带调经之法，方能取效。如脾虚下陷，运化失职，统摄无能，常可因湿浊不化，损伤任带而出现带下量多或质如米泔，月经超前，量多色淡。治可用益气健脾、止带摄血之法，选用举元煎加土茯苓合《内经》四乌鲗骨一芦茹丸（党参、白术、黄芪、升麻、炙甘草、土茯苓、海螵蛸、茜草）酌加辛温芳化、疏转气机之品，如白芷、荆芥穗、藿香、苍耳子等培中燥湿，从带治经，使经带并调。如湿热下注，交蒸于胞内，致冲任受灼，带脉失约，出现带下黄浊臭秽或赤白相兼，阴道辣痛，月经量少色暗，痛经者，治拟清热利湿，和血化瘀之法。选用《金匮要略》当归芍药散合四妙散（当归、川芎、赤芍、白术、土茯苓、黄柏、薏苡仁、牛膝、苍术）酌加马鞭草、鱼腥草、连翘、救必应等苦寒燥湿、化瘀解毒之品，俾湿去热孤，脉道疏浚，瘀化血行。

带下病的治疗

带下有生理性和病理性之分。妇女发育成熟以后，于经期前后或妊娠期间，阴道内有少量白色无臭的分泌物，此属生理性带下，不以病论。事带下量过多，色泽或黄或赤或白，有秽臭气味，甚则出现腰部酸痛，少腹、小腹辣胀，阴道瘙痒等，便是病理性带下，宜及早治疗。

带下病有广义和狭义的不同。前者泛指妇科的经、带、胎、产等病变而言，不属本文讨论范围。后者则专指阴道内分泌物增多，色泽异常，质或稀或稠，或有特殊气味，并伴有一定的症状而言，本文主要讨论后者。

根据带下的色泽和伴有的症状，临床上把它命名为白带、黄带、赤带、黑带、青带、五色带等不同的名称，其中以白带、黄带、赤带为多见，五色带多是阴道和胞宫内久生恶疮之候，病较难治。

带下病是妇女四大疾病之一，一般来说，没有严重的危害。但长年累月，绵绵而下，津液长期暗耗，阴精亏损，不仅可导致筋骨失养而有腰酸，少腹、小腹辣痛，肢体乏力等之变，而且还可以造成经行紊乱、胎孕困难或受孕之后易堕胎、小产等不良后果。所以对此病要未病先防，已病防变，彻底根治，以保障妇女的健康。

一、病因多端，以湿为主

带下病的致病因素，主要有以下四方面：

1. 肝郁化火

肝主疏泄，肝脉绕阴器。肝郁化火，则导致脾失健运，肾失封藏，因而湿热下注，壅滞胞宫，任脉不固，带脉不能约束，故绵绵带下，色黄白，质秽或有阴痒。

2. 脾失健运

脾统血而主运化水湿，脾健则升，津液得以输布全身。脾气虚弱，则中气下陷，不能运化水谷的精微使其敷布全身，反而潴留中焦变为湿邪，湿浊下注胞宫，带、任脉功能失常，故带下量多色白，质如涕如唾。

3. 肾气虚弱

肾藏精而主水，为封藏之本。肾气虚弱，下元寒冷，既不能温煦升腾津液以敷布，又不能闭藏以固本，以致形成水津不化，滑脱下流。

4. 湿毒内侵

经行产后，胞脉空虚，或药物、器械损伤，或阴道用具不洁，外界湿浊秽恶之毒乘虚内侵，郁滞阴户胞宫，郁久则化热生虫，故带下黄白而臭秽，阴道瘙痒、灼痛。

总的来说，带下病的原因虽有上述种种，但均是由于水谷之精微不能输布生血，反而潴留为湿，流注下焦，停滞胞宫，损伤冲、任、带诸脉而引起的病变。湿的轻重多少，直接关系到病情的深浅程度：湿重带多，湿轻带亦少。《傅青主女科·带下》有"夫带下俱是湿症"之言，也说明了湿与带下病的密切关系。

二、治疗多法，祛湿为先

带下病的治疗，根据病情虚实寒热的不同，虽有温化、清热、燥湿、祛痰、补虚、泻实之分，但因其病因以湿为主，故其治法当以祛湿为先。一般来说，治湿之法，湿在上在外者，宜微汗以解之；湿在卜在内者，则宜温肾健脾以利之，亦即《素问·阴阳应象大论》所说："其在皮者，汗而发之"，"其下者，引而竭之"。具体说来，湿从寒化，宜温燥利湿；湿从热化，宜用苦寒清利；脉症俱实，水湿壅盛，宜攻逐利水；脉症俱虚，形气不足，宜扶正培元。本病是湿邪在内在下的病变，根据"诸湿肿满，皆属于脾"，"脾苦湿，急食苦以燥之"之说，本病的治疗原则以健脾、升阳、除湿为主，这早已为临床医生所公认。但湿邪的病变，不仅与脾弱有关，还与其他脏腑的功能失常有关系。例如，肾为水火之脏，元阴元阳之所出，主藏精而系胞，肾虚则水冷，下元不固，带下清冷。所以对本病的治疗，不仅要健脾，还要温养肾气。

祛湿的方法，方书中记载颇多。从本病来说，我以为最重要的是温化和清利。因为湿为阴邪，重浊而黏腻，只有通过温肾健脾，加强脾的健运、肾的温煦，才能使水液之清者输布全身，滋养各个脏器组织，浊者从膀胱排出体外。水液代谢正常，湿去则带自止。湿邪最易抑遏阳气，郁久则化热生虫，故清热利湿、解毒杀虫之法又为治疗本病时所常用。当然，我们强调温化和清利，并不否认其他的治法，例如赤带之变，不仅要用苦寒燥湿，还要用活血化瘀摄血之法；带下量多，质稠秽臭，又多用芳淡宣化以祛湿；久带正虚，每选用扶止固涩之品。

三、辨证论治，兼予熏洗

本病有全身症状，又有局部病灶，因而治疗时既要重视辨证论治，又必须注意局部的外治熏洗。下面介绍本病不同类型的一些基本治法：

1. 脾虚证

症见带下色白或淡黄，无臭，量多质稀如水，有时如米泔，绵绵不断，面色苍白或萎黄，四肢不温，甚则二足浮肿，纳差便溏，舌质淡，苔薄白，脉缓弱等。本型乃脾失健运，湿留下焦的病变，治宜健脾升阳除湿为主，佐以疏肝解郁之品，可用《傅青主女科》之完带汤加味。方中参、术、草、怀山药补脾益气，气行则湿化；二术同用，则健脾燥湿之功倍增；白芍、柴胡、陈皮疏肝解郁，理气升阳；车前子甘寒滑利、降泄除湿；黑荆芥入血分，既能疏肝，又能祛风胜湿。全方补而不滞邪，消而不伤正，正如《傅青主女科》所说："此方脾、胃、肝三经同治之法，寓补于散之中，寄消于升之内。"若腰痛加骨碎补、菟丝子、杜仲；少腹、小腹胀痛加小茴香、香附、艾叶；久带量多，色白质稀如水加巴戟天、鹿角霜、破故纸之类以温肾扶阳。若带下色黄，质稠臭秽者，属脾虚夹热之证，可用二妙散、四妙散之类加减治之。

2. 肾虚证

本证有阳虚与阴虚之分。阳虚者，带下色白而量多，冷稀如水，淋沥不绝，腰酸如折，小腹冷痛，小便频数清长，夜间尤甚，舌质淡，脉细迟。阴虚者，带下量或多或少，色黄或赤白相兼，或伴有阴痒，甚至有灼热感，心烦易怒，头晕目眩，口干耳鸣，失眠心悸，时而汗出，腰酸困，舌红少苔，脉细数或弦数等。本型的治疗，阳虚者，宜温肾扶阳，固涩止带之法，可用《伤寒论》之附子汤加鹿角霜、桑螵蛸之类治之。阳密则固，气旺则湿化。久带多虚，酌加北芪、扁豆、芡实、覆盆子等扶正敛涩之品。阴虚多火旺，阴虚者，宜壮水以制火，可用《医宗金鉴》之知柏八味丸加谷精草、夜交藤、白芍、灯心草之类治之。

3. 肝火证

症见带下色赤，或赤白相兼，或黄绿，质稠而秽，淋沥不断，月经先后无定期，精神抑郁易怒，胸胁胀满，口苦咽干，舌红苔黄，脉弦数等。本型乃肝经湿热下注胞宫的病变，宜用《医宗金鉴》之龙胆泻肝汤治之。方中龙胆草、黄芩、栀子、柴胡疏肝清热泻火；木通、车前子、泽泻祛湿利水；当归、生地黄养血补肝，使邪去而正不伤；甘草调理脾胃而和诸药。全方具有泻肝火、利湿热之功，凡是肝郁化火，带下色赤或黄绿之实证者，均可用之。

4. 湿毒证

症见带下色黄如脓，或浑浊如米泔，或如豆腐渣，或混有血液，秽臭，阴部灼热、瘙痒，小便赤涩，唇干口苦，舌红苔黄，脉弦数或滑数等。本型乃湿毒内侵，损伤冲任胞宫，以致蕴而生热化浊的病变，宜用《世补斋不谢方》之止带方加减治之。方中茵陈、栀子、猪苓、茯苓、车前子、泽泻清热解毒，通泄利水；赤芍凉血解毒；牛膝走而能补，能引诸药下行。全方具有清热解毒，祛湿止带之功。可酌加黄柏、银花藤、连翘、鱼腥草、地肤子之类，以加强其清热、解毒、利湿的功能。阴部瘙痒者，多为湿热生虫之变，除内服药之外，宜用苦参、蛇床子、土茯苓、槟榔、黄柏、枯矾之类煎水，乘热熏洗，每天 2~3 次。

总之，治疗带下病，应以健脾温肾为宗，以祛湿为先，结合不同的脉症，分别佐以疏肝泻火，清热解毒，活血化瘀，扶正培元之品，适当结合外治之法。只要治法对证，用药中的，则疗效可期。

治带不忘瘀

带下病的治法，根据寒、热、虚、实的不同，一般有温化、清热、燥湿、祛痰、补虚、泻实等不同。在这些治法中，我素来是推崇《傅青主女科》"夫带下俱是湿证"之说，又以祛湿为先，在选方用药均着眼于湿邪的温化或清化，确实收到一定的效果。但近年来临床实践表明仅从湿着眼还不够完善。盖湿为阴邪，其性重浊黏腻，最易阻遏气机，导致冲、任脉功能的失常，血行不畅而形成湿瘀混杂为患的带下病变。所以在辨证论治的基础上，除了以湿为先之外，又要注意治湿治带不忘瘀。如脾虚带下，色白，质如米泔，纳呆，便溏，治之当以健脾升阳除湿为主，常用完带汤加鸡血藤或当归芍药散。前者虽有"寓补于散之中，寄消于升之内"的功效，但血分之药缺如，故加辛甘温之鸡血藤，以收补血行血之功。当归芍药散本是治疗"诸疾痛"的名方，有健脾除湿、调理气血的作用，凡是湿瘀为患而导致经带并病者用之相宜。肝郁化火，带下色黄臭秽而阴道灼热痒痛者，常用龙胆泻肝汤以平肝泻火，清热利湿，并加丹参、牡丹皮、大蓟、小蓟之类，以加强归、地理血化瘀之力。肾阳虚带下，色白量多，质稀如水，治之当用温肾健脾之法，常用附子汤配缩泉丸加桑螵蛸、破故纸、鹿角霜之类。但经源于肾，阳虚带下，多伴有经行错后，甚或经闭不行，此是阳虚不振，寒湿壅滞胞宫，冲任脉不利，治之除了温肾扶阳以散寒湿之外，宜酌加当归、川芎、月季花、泽兰之类，在治带治湿之中有活血化瘀之功。湿毒引起的带下，色黄臭秽，甚则如豆腐渣或带有脓血，阴道灼热痒痛，常用五味消毒饮配二妙散加土茯苓、槟榔以清热利湿、解毒杀虫，并配加凌霄花、白茅根、丹参、牡丹皮、马鞭草、土牛膝之类以活血化瘀，凉血解毒，其效较为显著。

总之，带下不离湿，而湿邪重浊黏腻，能导致经脉不利而为瘀，瘀则凝结壅滞下焦，导致津液不能上布施化，反而下陷而为湿。所以对带下病的治疗，除了以温肾健脾为宗，以祛湿为先之外，还要注意治带不忘瘀，灵活选方用药，才能收到预期的效果。

附：班秀文教授治疗带下病经验

（钟以林）

一、病因虽多，以湿为主

带下病是妇科常见病，属经、带、胎、产四大病证之一，古人论述颇多。其致病之因，种类繁杂。先贤有以湿热论述者，有以体虚论述者，更有以肝脾肾脏腑功能失调、冲任督带奇经失和致病论述者。刘河间曰："带下由下部任脉湿热甚，津液溢而为带下也。"《类证治裁·带下》曰："带下系湿热浊气流注于带脉，连绵而下。"《沈氏女科辑要·带下》曰："若状如米泔，或臭水不黏者，乃脾家之物，气虚下陷使然。"《妇人规·带浊遗淋类》曰："盖带其微而淋其甚者也，总由命门不固。"《傅青主女科·带下》："夫带下俱是湿证。而以带名者，因带脉不能约束而有此病。"班老潜心医学，将前贤学说融会贯通，尤为推崇傅青主之说。他认为带下病因复杂，虽有六淫之侵、七情之扰、房劳多产、饮食劳逸、跌仆之伤，但与湿病关系最大，提出带下"病因虽多,以湿为主",湿的轻重多少,直接关系到病情的严重程度,湿重带多,湿轻带少。主张治带以治湿为主、祛湿为先,只有祛除湿邪,带脉才能约束。

至于治湿之法,有内外之别,虚实之分,班老从多年的临床经验出发,总结出治带纲领,认为治湿之法多种,但关键在于掌握好温化与清化二法。温化与清化使用得当,则阳气升腾,湿有去路,湿浊得分,带脉得束,反之则清浊不分,湿遏更甚,病情缠绵,难以治愈。至其立论依据,班老认为,湿为阴邪,重浊而黏腻,只有通过温化,才能使脾得健运,肾得温煦,激活后天之生机,使水湿之清者输布全身,滋养各个脏器,浊者从膀胱排出体外,升清降浊,带脉得复。又湿邪最易抑遏阳气,郁久化热,只有通过清化之法,才能使湿热分离,阳气得升,浊湿得降,湿热去而带自止。

温化与清化大法确立之后,选方用药亦是影响疗效的关键。班老认为,选方用药是从机体正气的强弱出发,步步顾护正气,做到温不伤阴,清不伤阳,即正确处理好温化与顾阴的关系、清化与护阳的关系。临床上,使用温化之法,班老常用《傅青主女科》之完带汤及《伤寒论》之附子汤加减治疗,或如法组方。班老尤为推崇完带汤的配方用药,认为方中人参、白术、甘草、怀山药、陈皮补脾益气,温化升阳,二术同用,则健脾燥湿之功能倍增,白芍、柴胡、荆芥疏肝解郁,车前子降浊除湿。全方温而不燥,补而不滞,消不伤正,是寓补于散之内、寄消于升之中的脾、肝、肾三脏同治之方。若有腰酸如折、夜尿清长等肾虚之症,则加用附子或《伤寒论》附子汤加减治之,使阳气升腾,浊阴得降,湿除带解。至于清化之药,班老更是长期应用,得心应手,除了以四妙散、二妙散等传统方剂加味化裁外,还自创了临床效果卓越的清宫解毒汤。清宫解毒汤由忍冬藤、车前草、土茯苓、生苡仁、鸡血藤、益母草、丹参、甘草 8 味中药组成,是班老常用的清化代表方剂。全方清中寓养,清不伤阳,利不伤阴,升清降浊,祛邪顾正,尤重用土茯苓、生苡仁、鸡血藤等祛湿清瘀之品,更是疗效卓越,深得病家赞誉。

【病案举例】

病例 1

杨某,32 岁,工人。1991 年 9 月 19 日初诊。

带下量多 1 年,加重半年。自诉 1 年来带下量多,质清稀,色白,有臭味,伴阴痒。结婚半年来阴痒加重,带下绵绵,阴部清冷,带下味腥,经期容易感冒。平时腰膝酸软,乏力,性欲淡漠,月经周期不准,经水净后下腹胀痛。末次月经为 1991 年 8 月 30 日。舌淡红,苔薄白,脉细缓。

诊断:带下病。

辨证:脾肾亏虚。

治法:升阳除湿,健脾温肾。

处方:党参 15g,白术 10g,土茯苓 20g,陈皮 6g,苍耳子 10g,川断 10g,川杜仲 10g,仙灵脾 15g,仙茅 10g。6 剂,每日 1 剂,水煎服。

1992 年 1 月 15 日随诊,上方加减服用 10 剂,带下已愈,性欲增强,腰膝酸软、下腹胀痛俱解,数月来未见复发。

病例2

黄某，33 岁，干部。1991 年 11 月 4 日初诊。

4 年来带下如黑豆汁，绵绵不断，时夹血丝。近 1 年来病情加重，黑带常数月不止，甚时反有黑带而无经行，带下味微臭，无阴痒，伴困倦乏力，神倦失眠，四肢发麻，纳食减少，大便时溏。舌淡红，苔薄白，脉细。

18 岁月经初潮，月经周期一向不准，常见先后不定期。末次月经为 1991 年 9 月 13 日，量一般，色暗红，夹紫块。

诊断：黑带。

辨证：脾虚肝郁。

治法：温化寒湿，健脾疏肝。

处方：党参 15g，白术 10g，白芍 10g，陈皮 6g，苍术 10g，怀山药 15g，车前子 10g，荆芥 6g，柴胡 6g，当归 10g，土茯苓 20g，甘草 10g。

1992 年 8 月 10 日随访，上药加减服用 13 剂，黑带消失，数月来未见复发。

病例3

银某，28 岁，职员。1992 年 6 月 11 日初诊。

两年多来带下量多，色黄，时伴阴痒，其味腥臭，伴腰痛身倦，经前少腹胀痛。近日来口干口苦，烦躁不安，夜寐多梦，时而头痛。面红，舌红，苔薄白，脉细数。

13 岁月经初潮，周期先后不定，25～50 天一至，末次月经为 1992 年 5 月 23 日。阴道分泌物检查：霉菌阳性。

诊断：湿热带下。

辨证：湿热郁结，伤阴阳络。

治法：清化湿热，养阴散结。

处方：忍冬藤 20g，鸡血藤 20g，益母草 10g，车前草 10g，生苡仁 20g，丹参 15g，土茯苓 20g，槟榔 10g，连翘 15g，甘草 6g。

1993 年 6 月 15 日随访，上方加减服用 8 剂后，带下正常，不痒不臭，腰痛消失，阴道分泌物检查霉菌消失，迄今效果巩固。

二、治湿之时，勿忘祛瘀

带下虽然俱为湿证，治疗以湿为主，治湿为先，但带脉失约，除了六淫、七情致病之外，还与妇人胎前产后、产孕人流、房事劳伤等诸多损伤因素有关。且妇人以血为本，妇人一生，无不与血有密切关系，妇科诸病，总属血证。月经和带下同为胞宫阴户所出，经带二者关系密切。班老经过数十年的探隐索微，认为带下病与瘀血关系密切，带下之人，常伴瘀血，尤其是久病带下不愈之人，瘀血阻络更为严重。而湿与瘀结，往往增加了病情的复杂性与治疗的困难。因此，班老推崇《血证论·瘀血》的观点："凡血证，总以祛瘀为要"，主张带病以治湿为主，勿忘祛瘀。

通过多年的临证实践，班老养成了从矛盾的多个复合体中找出主要矛盾的思维分析习惯，使得诸多复杂的矛盾得以迎刃而解。如带下病的治疗强调治湿为主，治湿之时，勿忘祛瘀，就使得带下病之湿瘀错杂的复杂矛盾得到较好解决，既辩证地处理好湿与瘀的矛盾主次关系，又明显提高了治疗效果，而且这一提法，为众多治带浊方法增添了新的内容。

班老认为，要把握好带下病的治湿为主，勿忘治瘀这一原则，首先要明确因湿致瘀与因瘀致湿这一矛盾的存在及相互影响与转化。湿与瘀俱为阴邪，其性黏腻缠绵，同为有形之物，二者更易相聚而结合致病。因湿致瘀者，因为湿之存在，最易阻遏阳气，不仅使带脉失约，更能使脏腑气机升降失常，气血不和，阻滞经络，使得胞脉的阻滞更为严重而伤损胞宫，导致瘀血。因瘀致湿者，多为房劳产伤或久病入络，形成胞宫、胞脉局部的瘀血，而瘀血一旦形成，则恶血不去，新血不生，阻塞经络，气机不畅，使水不化气而化湿，一旦湿与瘀合，更为胶着滞腻。湿瘀有形之物盘结交错，不仅湿邪可以加重脉络原有的瘀血，且瘀血又可加重原有的湿滞。因湿致瘀，因瘀致湿，使得病情缠绵难解，日久不愈，增加了治疗的难度及愈后的复发率。

带下夹瘀之证，临床比比皆是。其轻者，带下绵绵，腹痛隐隐，经久不愈。其重者，除带下淋沥之外，尚可见到腰腹疼痛难忍，或面色暗黑，褐斑点点，或舌有瘀斑、瘀点，严重者可影响月经畅行，或经色紫暗，夹有血块，或月经前后腰腹疼痛，性格改变，心烦易怒，或伴有顽固性头痛，乳房胀痛，更甚者，可伴有各种盆腔的炎症或包块。总之，带下病是全身性的疾病，带下日久不愈，当从整体观念出发，详细辨证，更应考虑湿与瘀的相关因素，重视久病入络及因湿致瘀、因瘀致湿的矛盾渗透与转化，施以积极合理的治疗。

化瘀药的合理应用，是治疗带下病的重要问题，在带下病的治瘀过程中，必须注重因湿致瘀、久病入络这一客观事实。因其久病，体质多虚，再者妇人之身，当重其柔弱之本，故带下病之治瘀，必须正确处理好正气与瘀血的关系，即把握好扶正与祛瘀这一矛盾。一般来说，湿瘀带下，多是顽疾，因此要首先立足正气，树立长期治疗的思想，根据正气的强弱，采取徐图缓攻之策，或攻补兼施，或先攻后补，或先补后攻，务必时时顾护正气，才能达到瘀去正复，巩固疗效的目的。如果一味猛破峻攻，妄图收效于一旦，则往往伤伐生机，瘀未去而正已伤。生机伤伐，不仅瘀积未去，湿邪也难解，湿瘀胶着沉积如死水，加重病情。因此，班老主张水蛭、虻虫、桃仁、红花、牛膝、大黄等猛峻之药应少用或慎用，一旦使用，也应凭脉辨证，适可而止。他还主张在湿瘀同治的过程中，尽量选用一些药性平稳，具有养血通络功效之品，代表方如当归芍药散，常用药如鸡血藤、益母草、茺蔚子、泽兰、苏木、丹参、当归、赤芍、川芎、路路通、田七之类。班老提倡食疗，认为《素问·藏气法时论》提出的"毒药攻邪，五谷为养，五果为助，五畜为益，五菜为充，五味合而服之，以补精益气"属经验之谈，使用猛峻化瘀之品时更应无使过之，一旦中的，立即停止，治疗与调养不可偏废。

由于湿可致瘀、瘀可致湿，班老为此提出的"治带先治湿，治带勿忘瘀"的治疗原则有着预防与治疗的双重积极意义。班老主张，预防带下病湿与瘀合而加重病情，可用防患于未然的治法。其方法之一是瘀血未成或瘀血尚轻之时，可适当加用一些养中有化的化瘀通络之品，如鸡血藤、丹参、益母草、泽兰等养血化瘀、通络利水之品，血水两治。其方法之二是带下之病，若要使用收涩之物，如赤带绵绵，需要使用止血之品，应该慎而又慎，不可过用，以免留瘀，遗留后患。各种炭类药物，如大黄炭、侧柏炭、血余炭、藕节炭、茜根炭等要适当使用。

【病案举例】

病例 1

李某，31 岁，教师。1991 年 2 月 4 日初诊。

2 个多月以来带下量多，色黄稠，味臭，阴痒，偶带血丝，伴心烦易怒，头痛寐差，口苦纳呆，腹痛隐隐，腰酸膝软，二便尚可。舌淡红，苔薄白，脉细。

辨证分析：带下量多，色黄稠，时臭痒，伴见口苦心烦，头痛寐差，此为心肝火盛，湿热下注，带脉失约所致。腹痛隐隐，经色暗红，为瘀血阻络之征。治宜湿瘀同治。

治法：清热利湿，疏肝化瘀。

处方：鸡血藤 20g，丹参 15g，土茯苓 20g，生苡仁 15g，车前草 10g，忍冬藤 20g，当归 10g，川楝子 6g，桑寄生 15g，川断 10g，甘草 5g。水煎服。

1993 年 3 月 18 日随访，上药加减服用 17 剂治愈，2 年来未见复发。

病例 2

陈某，36 岁，工人。1990 年 12 月 17 日初诊。

2 年多来，带下量多，色黄质稠，不臭不痒，伴疲倦乏力，肢体作胀，心烦口苦，腰酸膝软，每至经行则腰痛加重，昨日经水净，此次经行 8 天，腰痛拒按，经色暗红，夹大量瘀块。现纳食、二便尚可。舌淡红，苔薄白，脉细。

辨证分析：带为湿病，多与脾胃运化水湿功能失调，带脉失约有关。本例患者带下量多而不臭，伴体倦乏力，肢体作胀，腰酸膝软，此为脾胃不运，肾不化气利水所致。腹痛，经行有瘀块，此为瘀血所为。湿瘀交作，故缠绵难愈。治宜扶助正气，湿瘀两治。

治法：祛湿化瘀，健脾补肾。

处方：归身 10g，白芍 6g，川芎 6g，土茯苓 20g，白术 10g，泽泻 10g，桑寄生 15g，石楠藤 10g，川断 10g，川杜仲 10g，炙甘草 5g。水煎服。

1993 年 3 月 10 日随访，服药 7 剂后告愈。

三、调理五脏，藏泄有度

带下病属机体藏泄失调的一种病理表现，常表现为有泄无藏，施泄太过。如《女科证治约旨》所言："阴中有物，淋沥下降，绵绵而下。"在正常情况下，生理性带下属体内的一种正常阴液。脾能升提健运，肝能疏泄有度，肾能适时封藏，带脉固健，任脉通调，而产生阴液布泌胞中，润泽阴户，保护阴部，抗御外邪，自洁外阴，其应是一种透明无特殊气味的分泌物。若脾、肝、肾功能失调，该藏不藏，施泄太过，致任脉失固，带脉失约，或有邪毒、虫淫、内伤时，就产生了病理性带下，使带下的色、量、质、味发生了异常变化。如《古今医鉴》云："论秽物，或如白涕，或如红津，或黄如烂瓜，或青如泥泽，或黑如虾血。"

班老认为，带下病是一种复杂而又多见的妇科病证，虽以带下为局部表现形式，但并非单纯的局部病变，而是五脏功能失调的结果。五脏功能虽各有所司，但带下病的病理可用藏泄失调总概之。

脾为后天之本，居中州以溉四旁，主运化、统血，主肌肉、四肢。脾气健运，则水谷精微和水湿得运，生化有源而五脏皆强，体壮有力。脾与胃相表里，脾气主升，胃气主降，升降有权，则全身气机升降有度，后天充实，体健少恙。若素体虚弱，运化失职，水谷之气不得正常化生精微反聚为湿，积聚下焦，损伤任带，致任脉不固，带脉失约，不能升提收藏而为带下病。此乃《女科经纶》引缪仲淳所言："白带多是脾虚，肝气郁则脾受伤，脾伤则湿土之气下陷，是脾精不守，不能输为荣血，而下白滑之物。"其治疗，班老多选用燥湿健脾升提之药，如党参、黄芪、白术、怀山药、扁豆、陈皮、茯苓、苍术、薏米、吴茱萸、砂仁、佛手、半夏、藿香、莲子、麦芽、蔻仁、神曲、炙甘草等。

肝喜条达而恶抑郁，为风木之脏，内寄相火，体阴而用阳，具有疏泄气机、升发阳气、储藏调节血液的作用，为冲任二脉之所系。肝为妇人之先天，古人曾有"奇经八脉隶于肝肾"之说。肝脉络阴器，主筋，为"罢极之本"。肝气条达，则脏腑安和，气机冲和，升降藏泄有度，倘若肝气怫郁，则诸气郁结，诸病丛生，甚则气机逆乱，最终导致脏腑气机逆乱，奇经八脉失和，变证百出。

班老认为，妇人藏泄功能失调，尤其是仅泄不藏的病变与肝的功能失调、施泄过度有极大的关系。带下病不论何因所致，总以施泄太过、收藏不及为主要表现，故调治肝脏，使其疏泄有度是重要的治疗措施。临床上，班老常以"最能解肝之郁和逆"的逍遥散治妇人带下兼有心烦易怒，胸胁、乳房、少腹、小腹胀痛者常有良效。方中归、芍养血平肝，茯苓、白术、甘草和中培土，柴胡、薄荷疏肝解郁，陈皮、煨姜暖振胃气，诸药合用，肝体、肝用、阴阳皆治，实为"木郁达之"之妙方，临床治疗中年妇人肝郁带下效果颇良。此外，妇人常操劳太过，情志病变每每多见，而情志变化往往加重带下病情。班老根据临床经验，认为疏肝之品如荆芥、柴胡、当归、白芍等用于带下之病，往往可以加强疗效。

肾为先天之本，主藏精气，为水火之脏，内藏元阴元阳，是发育、生殖的基本物质与动力，为封藏之本。班老认为，健脾升阳除湿虽是治带大法之一，但从探本求源、治病求本方面来说，治肾与治带的关系尤为密切。班老认为，治带与治肾的密切关系应从下列三个方面来理解：

1. 胞宫系于肾，冲任二脉源于肾。肾气的盛衰与强弱，直接影响到冲任二脉的盈亏与通闭及胞宫的藏泄功能。若肾气不足或肾气不固，就会导致太冲脉虚，任脉衰少，胞宫藏泄失职而发生带下病变。正如《素问·骨空论》言："任脉为病……女子带下瘕聚。"

2. 肾为水脏，是三焦行水的原动力。主蒸化津液，司开阖。带下病的原因虽然种类多端，有因肝郁化火、脾失健运、肾气虚弱、湿毒内侵等等，但其转归都与肾有密切关系。肾为水火之脏，开窍于二阴，与膀胱水府相表里，是三焦主持水道的原动力，只有肾气充足，才能保证水液的吸收、施布、排泄运行正常，若肾不能蒸化津液，开阖失司，则进一步影响运化水湿的功能，进而使冲任不固，带脉失约，水湿下流，壅滞胞宫而为带下。故前人有"水之本在肾"之说。

3. 肾为阳气之根，治湿有赖阳气的运化，且肾脾有密切的先后天关系，肾主水，脾主湿，治湿必治水，治水即可达到治湿的目的。肾阳在水湿代谢中有重要作用，脾为土脏，土能治水治湿，但脾阳必须升清降浊，使脾运不息，才能完成这一功能。然脾之健运与升清降浊，必须有赖肾阳的温煦才能完成，即水湿过盛引起带下病变，必须有赖肾阳之温化、脾阳之健运才能治愈。因此对带下病的辨证论治，必须重视肾之主水功能，还应重视脾肾功能的调节与重建。

总之，带下之变，总有寒热虚实之分，有五脏之别，治法有泻实补虚之不同，但由于"带为湿病"，为湿邪流注下焦所致，病变均波及胞宫和冲、任、带三脉，故治疗应以肾为主，从肾治带，温化多用温肾健脾之法，清利多用泄肾泻肝之法。温化治肾常用巴戟天、补骨纸、鹿角霜、川椒、益智仁、肉苁蓉、锁阳等温肾暖宫、化湿止带、固摄冲任之品，清利常用黄柏、忍冬藤、鱼腥草、土茯苓、山栀子、马鞭草、车前草、木通、连翘、泽泻等化浊清热、泄肾泻肝之品，实为采用"实则泻其子"之法，使湿浊去而肾气复。

【病案举例】

病例 1

罗某，20 岁，工人。1991 年 10 月 28 日初诊。

2 年来带下量多，色白质稀，不臭不痒，腰骶部常酸痛，喜拍喜按，困倦乏力，夜尿 2 次。13 岁月经初潮，周期尚准确，但经量较少，色淡不鲜。近 1 个月来带下量增多，内裤常湿，不臭不痒。舌淡红，苔薄白，脉沉细。

辨证分析：脾主运化，喜燥而恶湿，脾虚则水湿运化失常，湿浊下注胞宫，带脉约束无力，故带下量多，色白质稀，腰部骶部酸胀疼痛，喜拍按。脾虚气血生化不足，故虽有经行，但色淡量少。舌淡红，脉沉细，困倦无力，均为脾虚之象。

诊断：脾虚带下。

治法：健脾益气，补肾化湿。

处方：黄芪 15g，党参 10g，云茯苓 10g，白术 10g，怀山药 15g，川断 10g，桑寄生 15g，土茯苓 20g，小茴香 5g，红枣 10g。3 剂，水煎服。

1991 年 11 月 4 日二诊：药已，带下明显减少，腰骶痛减轻，困倦减少，舌脉同前。上方继服 7 剂。

1992 年 10 月 6 日随访，上方加减服用 2 个月，带下量正常，经水色较红，量增多，自觉精神较好，夜尿消失，腰骶部已不疼痛。

病例 2

陈某，36 岁，工人。1991 年 11 月 12 日初诊。

1 年来带下量多，色白，质稀如水，有腥臭气味，不痒。半年来带下量增多，质稀，常湿内裤，伴四肢冰冷，常觉头晕，腰骶酸痛，肢体倦怠，精神较差，夜尿 3 次。舌淡红，边有齿痕，苔薄白，脉沉细。

辨证分析：《素问·生气通天论》有"凡阴阳之要，阳密乃固"之说。本例患者，人至中年，脾肾已虚，阳气不足，不能封藏固密，故见带下量多，色白，质稀如水。

多尿，困倦腰痛，神疲，均为阳虚不固之征，此为脾肾阳虚、蒸化失常所致。

诊断：肾虚带下。

治则：温肾健脾，佐以固涩。

处方：制附片 10g（先煎），党参 15g，茯苓 10g，白术 10g，巴戟天 10g，益智仁 6g，乌药 10g，桑螵蛸 10g，怀山药 15g，炙甘草 6g。3 剂，水煎服。

1991 年 11 月 17 日二诊：上药服后，带下减少，精神好转，夜尿减少，腰痛减轻，舌脉同前。上方加益母草 10g，连服 3 剂。

1992 年 11 月 30 日随访，上方加减服用二十余剂，带下正常，未见复发。

病例 3

黄某，37 岁，工人。1992 年 4 月 11 日初诊。

带下反复发作半年。1 年来因工作繁忙，家务较多，自觉疲劳不支。半年来，带下量多，时而色赤不鲜，点滴不净，伴阴痒，经前性急易怒、乳房胀痛，时有阴吹，大便干结，口苦纳呆。舌淡红，苔薄白，脉弦微数。

辨证分析：肝藏血，主疏泄。本例患者带下色赤，伴见性急易怒，乳房胀痛等症，实为肝失疏泄，脾不健运，湿热下注胞宫，带脉失约所致。肝不能藏血，有泄无藏，故带下色赤，点滴难净。经将行乃相火内扇易动之时，肝之郁结愈甚，而见性急易怒、乳房胀痛。口苦纳呆，大便秘结，为阴虚有热之象。

诊断：肝郁带下。

治则：疏肝扶脾，清热利湿。

处方：生地 15g，当归 6g，白芍 10g，柴胡 6g，土茯苓 20g，侧柏叶 10g，怀山药 15g，丹皮 6g，忍冬藤 15g，生薏仁 15g，泽泻 15g，甘草 6g。3 剂，每日 1 剂，水煎服。

4 月 15 日二诊：药已，情绪稳定，带下减少，阴痒减轻，舌淡红，苔薄白，脉细。

1993 年 6 月 5 日随访，上药加减服 34 剂后，赤带消失，阴吹停止，精神较好，至今 1 年未见复发。

附：班秀文教授治带用药经验

（钟以林）

一、花类药

带下病虽然以湿为主，但多夹瘀，用药多以化湿祛瘀类药物为主，如茯苓、土茯苓、白术、苍术、泽泻、丹皮、丹参、泽兰、赤芍、鸡血藤、田七等。但一些气味芳香、质轻健脾的花类药物也是班老常用之品。

班老认为，药物除寒热温凉之性外，尚有升降浮沉之势。花者华也，集天地清灵之气而生，质轻气香，能升发阳气，醒脾悦肝之力最优，用之得当，可成逆流挽舟之势，使湿化瘀散，带脉得束。

肝属木而主风，滋生于水，滋养于土，体阴用阳，乃藏血之脏，性善升散条达，且与奇经八脉关系最为密切，冲任皆系于肝。脾为土脏，主湿，主运化，为后天之本、气血生化之源，肝与脾有乘侮之制约关系。肝脏与性情关系最大，如有怫郁，因气机不舒，直接影响脾之运化与冲任之功能，故每见带下及种种妇科病。正如叶天士指出："奇经八脉固属扼要，其最重调肝，因女子以肝为先天，阴性凝结，易于怫郁，郁则气滞血亦滞。"刘河间和王肯堂均有"天癸既行，病候当究厥阴"之说。使用花类药物，重在取其芳香馨甘之性，悦肝醒脾之力，以使肝之怫郁得解，脾之运化得行，虽不化湿湿自去，虽不治带带自除。

1. 素馨花

素馨花又名玉芙蓉，味甘，性平无毒。因其性味甘平，无阴阳寒热之偏颇，且悦肝醒脾之功显著，又是岭南常见之物，故是班老治疗肝郁带下最常用之药。史书记载：素馨花原产西部，又名耶悉名花，汉时传入南方，如今已是南方本地之药。班老认为，妇人肝郁临床最为常见，带病夹郁，可加重病情，故治脾必治肝，只有气得升发，湿邪才可清除，气血生机益然，带脉才能约束。然疏肝之药，多用常有劫伤肝阴之弊，故用药须慎之又慎。而素馨花性味甘平，疏肝之时，又有润养肝阴之力，故为治疗肝郁带下的良药，常可用于带下伴有腹痛，性急易怒，乳房胀痛，面部痤疮反复发作，或面部黄斑，形体瘦弱，肝郁日久之人。

2. 凌霄花

凌霄花属紫葳科，又名黄花（《吴普本草》）、堕胎花（《植物名实图考》）、藤萝花（《天宝本草》），入肝经，味酸，性寒，可凉血祛瘀。班老常用于治疗瘀热较重的带下病。班老认为该药属于药性平和的凉开散瘀之药，用之得当，能使肝郁得解，瘀血得行，郁去生机有望，瘀除脉络得行，纵有顽疾缠身，也能康复。常用于治疗瘀热内结之带下病，且伴有赤带淋沥，腹痛癥瘕，盆腔炎症，乳腺小叶增生诸疾者。因以花入药，虽能祛瘀，性却平和，故可长期使用，并无峻猛伤身之虞。

3. 玫瑰花

玫瑰花属庭院种植之花，除有很高观赏价值之外，尚有良好的药用性能。该花性温和，味甘甜，既有温养血脉之力，又有舒发生机之功，药入五脏，血气兼治，温而不燥，疏不伤阴，扶正祛邪，适于妇人气机郁滞、血脉不通之体，且食之芳香甘美，爽人肝脾，是治疗体虚兼郁、带下日久不愈之疏肝运脾之良药。班老常用于治疗肝郁日久，脾湿不去，带下淋沥，质稀量多，伴见神疲健忘，心悸不安，困倦乏力，面色无华，心脾兼虚，肝郁胆怯之人，用之得当，能使血足神充，郁去神爽，百脉平和。

4. 佛手花

佛手花又名佛柑花，是芸香科植物佛手的花朵和花蕾，体轻气香，味微苦，最善理气化痰，醒悦肝脾之气，故善治妇人带下，尤其是痰湿较重兼有心腹疼痛之疾者。班老根据多年的临床经验，认为佛手花清香淡雅，气味不浊，与理气止痛的佛手相比，疏肝醒脾之功强于佛手，化痰止痛之功不及，故治疗肝胃气痛当以佛手为宜，而治疗带下肝脾不和者，因妇人阴柔之体，病多日积月累而成，治疗当有长期应战之思想，故以佛手花为宜。妇人素有胃疾，又见带下，上下不安，精神负担较重，用峻猛之药常不能速解，反而变生他病，故以调和柔养为贵，佛手花最为合适。常用于治疗带下绵绵，清冷不绝，色白质稀，伴见纳呆食少，胃脘隐痛，喘气频频，困倦乏力者。

5. 合欢花

合欢花是豆科植物合欢的花或花蕾，性味甘平，具有解郁安神、疏肝活络之功，主治心肝血少、失眠健忘、郁闷不乐、情志抑郁等症。《本草便读》称其"能养血"；《四川中药志》称其"能合心志，开胃理气，清风明目，解郁"；《分类草药性》称其"能清心明目"。班老认为，合欢花甘平微苦，集清养于一身，苦能清心，甘能养脾，是治疗心脾两病，隐曲难解，伴有失眠、健忘等症状的各种妇科病的良药。该药虽甘苦而微香，香能疏理肝气，故又有升发阳气之功，是治疗心、脾、肝俱病之带下淋沥的良好辅助药物，常用于治疗带下绵绵，伴有口苦心躁，健忘失眠，性情郁闷，思想负担较重之人，或因心、肝、脾俱病，而见带下绵绵，性欲淡漠，青春早逝之人。

二、藤类药

以藤类药物治疗带下诸证也是班秀文教授多年临证生涯中总结出来的有效经验。妇人带下，与湿瘀有密切关系，湿与瘀合，脉络凝滞不通，进而加重病情，使冲任二脉功能难复，进而五脏功能不调，故其治疗中，疏通脉络是重要措施，只有瘀去新生，血脉得复，脏腑经络功能才能正常，带下才能治愈。而藤类药物，质地刚柔相济，得地之阴气滋养，天之阳气濡润，能屈能伸，最善通经疏络，故清除脉络瘀积是其长。络通而瘀去，肝之升发之气得行，脾气得健，肾之封藏得蛰，任脉得通，带脉得束，带下焉有不愈之理？

1. 鸡血藤

鸡血藤，味甘苦性温，善入血分治血病，西南文史古籍最早记载西南少数民族使用鸡血藤的经验，认为鸡血藤最善治血病，补中有行，虚实之证皆可用之。《顺天府志》称其为"血分之圣药"。班老总结少数民族地区使用鸡血藤的经验，结合自己的临床实践，认为该药"以虚为主，善治虚证；但补中有行，巧治瘀血；且调养血脉，堪治顽瘀"。故不但月经不调、宫寒不孕用之，治痰湿带下，鸡血藤也是常用之药。

鸡血藤色红如鸡血，因而得名，鸡血藤是以补为主还是以行为主，古时虽有争议，但一般将其归入活血药之中。如《本草纲目拾遗》认为，该药"活血，暖腰膝，已风痰"。《饮片新参》认为，其功能为"祛瘀血，生新血，流利经脉，治暑痧、风血痹证。"班老结合壮族百姓以鸡血藤膏久服治贫血、血虚肢麻的经验，经过长期实践，认为该药属一种强壮之剂，以补为主，补益肝血，同时也具有通行之功，即补中有行。其温通之功，可暖助肝气，温通血脉，使肝升发疏泄，通行气血，令肝的"将军之性"得以充分发挥。故鸡血藤不但用于治疗冲任不足、气血不和的月经病变、胎产病变以及各种杂症，更用于治疗湿瘀所致的带下诸疾，且在治带的同时，使气血之冲逆得以调和，血脉通而百病愈。

肝藏血而主疏泄，肝气失和在带下病的发病中具有举足轻重的作用。肝病而气血皆病，气血一病，百病丛生。正如《素问·调经论》所言："气血不和，百病乃变化而生"，"血气者，喜温而恶寒，寒则泣而不能流，温则消而去之……寒独留，则血凝泣，凝而脉不通"。肝之气不升发，可致血凝不通，若为肝寒，则病情更甚，而湿为阴邪，性凝滞黏腻，治宜温宜散。若肝失疏泄，不但血凝，阴湿也会更甚，故使用鸡血藤一味，虽药物平凡，但补中有通，性温而治血，实为一箭三雕之义。其一，甘补之药，适合妇人柔弱之体，滋肝之阴，益肝之阳；其二，疏通血脉，祛瘀生新，有利于肝气刚阳之性复苏；其三，温通经脉，祛散阴邪，使血行湿也行，不但利于瘀阻之疏散，而且利于阴湿之清除。

由于鸡血藤补中有通，善治妇人之病，且久服无伤身损体之虞，故班老常用于治疗各种慢性炎症所致带下，如宫颈炎、盆腔炎甚至某些盆腔肿块所致带下。各种慢性炎症所致带下，常缠绵难愈，易于复发，且患者因久病所扰，不但精神状况较差，且病情往往虚中夹实，虚实夹杂，难以平复，成为世人所谓之痼症。从多年的临床经验观察，班老认为久带顽疾，湿瘀一般较重，且体质多虚，气血多不足，故速治不可，速祛不达，只有徐图缓攻，从气血调治着手，扶正祛邪，在扶持正气、调理气血的基础上，使用化瘀除湿而不伤正的药物，使正气得复，邪气得除，病情才有转愈之机，疗效才能巩固。而鸡血藤集补通于一身，补不滞邪，通不伤正，且性属温和，可益肝阳之气。肝为妇人之先天，与肾脾互为母子制约关系，肝气得疏、肾气得复、脾气得运、瘀去湿清，最利于带脉之恢复，故为各种带病常用之良药。其最适用于带病日久，缠绵不愈，或黄带淋沥，或赤带时作，伴见小腹隐痛，腰膝如折，月经不调，伴有瘀血，经色不鲜之人。

临床中，病人常连服鸡血藤数月而益觉壮实，并无任何不适之感，究之原因，主要由于该药味甘入脾、味苦入心，虽善调肝而实为脾、心、肝俱治之良药，故在班老自创之治带名方——清宫解毒饮中，鸡血藤是一味主要的治疗药物。

2. 忍冬藤

忍冬藤即金银花藤，是清热解毒良药金银花的茎叶部分，别名又叫金钗股、大薜荔、千金藤、鸳鸯草、金银藤。性味甘苦微寒，有清热解毒通络之功，临床用于瘀热邪毒壅盛者。陈自明《外科精要》用于治疗痈疽发背，称"初发便当服此，其效甚奇。"《医学真传》称"银花之藤，乃宣通经脉之药也。……通经脉而调气血，何病不宜，岂必痈毒而后用之哉？"将忍冬藤的使用范围扩大到气血壅滞不通诸证。《苏沈良方》称"忍冬，古人但为补者，未尝治疽"。班老总结古人使用忍冬藤的经验，并结合多年的临床实践，认为忍冬藤虽为金银花的茎叶，但药与花有一定的区别，花质轻清，善于清热解毒，尤其是解气分之毒效果显著。而忍冬藤质较厚重，不若花之轻清，故解气分热毒之力不及金银花，然通络清热、清络脉之热毒的效力优于其花，且藤茎质地重着，故治下部之湿热壅滞、脉络不通有良效，且古人已有用之为补药的先例，故久服无伤身损体之忧。

带下俱为湿病，临床上带下缠绵难愈之人，体质多虚且病情复杂，常湿与瘀合而蕴热阻络，形成各种盆腔的慢性炎症，除了下腹部隐痛不适或有包块之外，常见带下或黄或赤，或如脓样，淋沥难净，味臭而痒，服药久而无效，过用苦寒则头晕目眩。此类患者，若用峻猛之药攻邪逐瘀，往往病未去而正已伤，若用滋补之药以扶正，往往正气复而邪气又盛，故治疗既要顾正气又要祛邪气，祛邪与通络、补虚三方面兼顾，不可顾此而略彼。班老总结多年经验，认为在体虚与湿瘀俱重的带下病之中，忍冬藤为首选药物，该药清中寓通，且能扶正，用之得当，最善消除盆腔湿瘀之包块，使络通脉畅，瘀祛新生，而顽带得愈。

妇人为阴盛之体，平素操劳费心，最易因郁致瘀，故脉络不通最为常见，而郁证一生，百病易成，常为加重病情及诱发新病的潜在因素。故妇人之病，班老注重从血调治，通络为先。尤其是带下等阴湿瘀重之病，更应治带不忘血，治血不忘瘀，故不管瘀重与否，忍冬藤均为治疗带下诸病、通络清瘀的一味良药。

3. 夜交藤

夜交藤又叫首乌藤，是蓼科植物何首乌的藤茎或带叶藤茎。味甘微苦，性平，入心、肝、脾经，具有养心、安神、通络、祛风之效。《本草再新》称其"补中气，行经络，通血脉，治劳伤"。《饮片新参》称其"养肝肾，止虚汗，安神催眠"。《陕西中医药》称其"祛风湿，通经络，治失眠、多汗、贫血、周身酸痛、疥癣等皮肤病"。《本草正义》认为其有"引阳入阴"、"调和阴阳"之功，属"有利无害"之药。班老认为，该药为首乌之藤，既有首乌补肝、益肾、养血、祛风之性，又有通络之功，故治疗带下兼有肝肾不足之头晕、腰膝酸软、筋骨酸痛等最为适用，属于以补为主、补中有通之药。妇人以肝为先天，肾为人体生殖之根，故带下等妇人疾患，日久病及根本，最易出现肝肾阴虚。肝虚则疏泄不及，肾虚则封藏不能，致使带病经久不愈，且带病既久，多有瘀阻，故纯补虚则邪气壅滞，纯祛邪则体虚难支，唯有补中寓通之剂最为合适，故以夜交藤治之，肝肾俱治，肝肾固而脉络通，先天足而邪气去，带下焉有不治之理？

三、祛湿治带药

带下病与湿邪的关系极为密切，《傅青主女科·带下》有"夫带下俱是湿证"之名言。湿的轻重与湿的多少，直接关系到病情的轻重程度，故祛湿药物的具体选择与应用，也关系到带下病疗程的长短及病情的变化，即直接影响其预后。

祛湿的方法，书中记载颇多，但主要有温化和清利两大类。因为湿为阴邪，重浊而黏腻，只有通过温肾健脾，加强脾的健运、肾的温煦才能使精微输布全身，滋养各个脏器组织，浊者从膀胱排出体外，水液代谢正常，湿去则带自止。又湿邪最易抑遏阳气，郁久则化热生虫，故清热利湿、解毒杀虫临床也很常用。

又脾胃在水湿代谢中有举足轻重的作用，《内经》曾有"诸湿肿满皆属于脾"之说。且脾胃为后天之本、气血生化之源，脾胃强盛，百病不生，故祛湿药物的使用，应以脾胃为本，时时照顾脾胃功能，使脾胃健而湿去带除，因此用药应尽量避免过用苦寒败胃之品，多用健脾、升阳、除湿之药，使后天强而水湿代谢有度，脾胃健而带病自有转机。

1. 白术

味苦甘性温，入脾、胃经，具有燥湿和中、补脾益胃之功，是治疗脾虚带下、不思饮食、倦怠少气的常用药物。《本草通玄》称："白术，补脾胃之药，更无出其右者。土旺则能健运，故不能食者，食停滞者，有痞积者，皆用之也。土旺则能胜湿，故患痰饮者，肿满者，湿痹者，皆赖之也。"《本草求真》曰："白术缘何专补气？盖以脾苦湿，急食苦以燥之，脾欲缓，急食甘以缓之。白术味苦而甘，既能燥湿实脾，复能缓脾生津，且其性最强，服则能健食消谷，为脾脏补气第一要药也。"班老认为，白术是温化治带的首选药物。白术甘温，善于燥湿补脾，能运能健，善化善补，最适于脾虚带下或诸虚带下，使用得当，能补虚止带，标本同治。

2. 苍术

苍术又称仙术，味辛苦性温，入脾、胃经，具有健脾、燥湿、解郁、辟秽之功，能治疗湿盛困脾诸证。《珍珠囊》称之"能健胃安神，诸湿肿非此不能除。"朱震亨称："苍术治湿，上、中、下皆有可用。又能总解郁。"《药品化义》称"苍术，味辛主散，性温而燥，燥可祛湿，专入脾胃，主治风寒湿痹，山岚瘴气，皮肤水肿，皆辛烈逐邪之功也。"《玉楸药解》曰："白术守而不走，苍术走而不守，故白术善补，苍术善行。其消食纳谷、止呕止泻每同白术，而泄水开郁，苍术独长。"班老认为，苍术与白术同为温化治带药物，具有燥湿健脾之功，可治疗各种虚寒性带下。但苍术与白术相比，苍术辛审之性更为猛烈，故有开通上下之功，可升疏肝脾之阳，通腠理、达肌肤之力更强，故用于湿邪遏制之寒湿带下更为合适，又白术与苍术一守一走，一补一通，联合使用，燥湿治带之力更强，故班老常在临床上配合用之，共建奇功。

3. 茯苓

茯苓，味甘淡性平，具有渗湿利水、益脾和胃、宁心安神之功，是治疗小便不利、带下淋浊、水肿胀满的常用药物。《用药心法》称："茯苓，淡能利窍，甘以助阳，除湿之圣药也。味甘平补阳，益脾逐水，生津导气。"《本经疏证》曰："大气以润而行，水以气而运，水停即气阻，气阻则水瘀。茯苓者，纯以气为用，故用治咸以水为事。"班老总结前人用茯苓通利治水之经验，用于治疗各种带下，效果显著。班老认为，茯苓味甘淡而性平，甘能健脾，淡能利湿，性平则和，无寒热偏颇之弊，故与各种药物配合，能治疗多种带下。如与温热之药相合，可以治疗虚寒带下，与寒凉之药配合，可以治疗湿热带下。又茯苓味甘性平，补脾和胃，多用重用无伤中之弊，故为班老治带必用之品。

4. 薏苡仁

薏苡仁味甘淡，性凉，具有健脾补肺、利湿清热之功，是治疗带下淋浊、湿痹水肿的常用药。《本草纲目》载："薏苡仁，阴阳药也，能健脾益胃……土能胜水除湿，故泻利水肿用之。"《本草纲目》曰："薏苡，味甘淡，气微凉，性微降而渗，故能祛湿利水。"《本草述》曰："薏苡仁，除湿而不如二术助燥，清热而不如苓、连辈损阴，益气而不如参、术辈。"《本草新编》曰："薏苡最善利水，不至损耗真阴之气，凡湿盛在下身者，最宜用之，视病之轻重，准用药之多少，则阴阳不伤，而湿病易去。"班老认为，薏苡仁味甘淡，气微凉，古人谓久服轻身，其性微降而渗，故是治疗带下绵绵、日久不愈的常用药品，一般配伍得当，多无伤身之弊，故可常用、多用。

5. 泽泻

泽泻，味甘性寒，入肾与膀胱经，具有利水渗湿泄热之功。可治疗小便不利、带下、肿痛、痰饮、脚气诸证。《别录》称其"补虚损五劳，除五脏痞满，起阴气，止泄精、消渴、淋沥、逐膀胱、三焦停水。"《药性赋》称其"主肾虚精自出，治五淋，利膀胱热，宣通水道"。《本草纲目》载："泽泻，气平，味甘而淡，淡能渗湿，气味俱薄，所以利水而泄下。"泽泻在《神农本草经》中被列为上品，言其久服轻身，面色光泽。古书对泽泻的记载虽有补泻之争，如《本草蒙筌》："泽泻，多服虽则目昏，暴服亦能明目，其义何也？盖泻伏邪，去留垢，故明目；小便利，肾气虚，故目昏。"但从班老多年的临床经验看来，泽泻味甘淡，性平，最善泄肾浊，且不伤脾胃，治疗带下淋沥、湿浊伏肾者最为合适，若配伍得当，一般多无明显副作用。

6. 车前子（草）

车前子味甘，性寒，入肾、膀胱经，具有利水、清热、明目、祛痰作用。治疗小便不通、淋浊、带下、尿血、暑湿泻痢、咳嗽多痰、目赤障翳。《本草汇言》称："车前子，行肝疏肾，畅郁和阳。同补肾药用，令强阴有子；同和肝药用，治目赤目昏；同清热药用，止痢疾火郁；同舒筋药用，能利湿行气，健运足膝，有速应之验也。"《药品化义》曰："车前子，子主下降，味淡入脾，渗热下行，主治痰泻、热泻、胸膈烦热、周身湿痹，盖水道利则清浊分，脾斯健矣。取其味淡性滑，滑可祛暑，淡能渗热，用入肝经，又治暴赤眼痛，泪出脑痛，翳瘴障目，及尿管涩痛，遗精溺血，癃闭淋沥，下疳便毒，女人阴癀作痛，或发肿痒。凡此俱属肝热，导热下行，则浊自清矣。"《医林纂要》载："车前子，功用似泽泻，但彼专去肾之邪水，此则兼去脾之积湿。"班老认为车前子祛肝经湿热效果颇佳，又结合自己多年的临床实践，治疗妇人肝经湿热带下常将车前子改为车前草，以增强清热利湿之性，临床治带疗效显著。

7. 土茯苓

土茯苓，味甘淡，性平，具有解毒、除湿、利关节之效。主治梅毒、淋浊、筋骨挛痛、脚气、疔疮、痈肿、瘰疬。《本草纲目》载："土茯苓能健脾胃，祛风湿，脾胃健则营卫从，风湿去则筋骨利。"《本草正义》载："土茯苓，利湿去热，能入络，搜剔湿热之蕴毒。"班老经过多年的临床实践，认为土茯苓清热祛湿解毒之性最佳，故常用于湿毒蕴结的带下病，且常配马鞭草、连翘、败酱草等同用。土茯苓除有解毒之效外，还有通络之功，故也是治疗各种盆腔炎症最佳之药物，临床使用，常配鸡血藤、忍冬藤以加强清热通络之功。土茯苓除解毒通络外，因其味甘淡，尚有健脾胃之功，故可常用、多用，常用量为20g，即使连续使用，也无伤身之弊。

四、收涩药

带下虽有五带之分，虚实之别，但总的病机是由于水谷精微不能输布生气血，反而潴留为湿，流注下焦，停滞胞宫，损伤冲、任、带诸脉。若久治不愈，或失于治疗，长年累月，绵绵而下，津液长期亏耗，可损及阴精。故要注意脏腑之间的藏泄关系及药用影响。一般说来，肝肾的协调为藏泄功能正常的基础，肾为封藏之本，肝主藏血，性善疏泄，如肝肾亏虚，疏泄太过，或有泄无藏，则会使带脉失于约束而津液不能升腾敷布，反而形成水湿下流而带下滑脱不固。脾与肝、肾均有密切关系，脾统血而化生精微，为后天之本，脾主运化，若脾虚运化统摄无权，水谷不化精微而化湿，进而可影响肝之疏泄、肾之固摄，而使水湿下流，有泄无藏。故带下之病，实为脏腑功能失调的结果。因此，治疗带下病，必须以调治脏腑气血阴阳为先。班老认为，正确使用收涩性药物，除了在适当时机恰当使用合适的分量以调解脏腑的机能，使其开阖藏泄有度外，还应注意每一味收涩药物的四气五味、升降浮沉及归经，只有恰当使用，才能收到满意疗效。下面列举几味常用的收涩止带药物，以说明之：

1. 牡蛎

牡蛎味咸涩性平，具有收敛固涩、平肝潜阳之功，常用于治疗带下日久不愈而伴有心烦易怒、头晕面赤、失眠心悸等肝阳上亢之症者，常与龙骨、芡实、莲须、金樱子等配用。牡蛎生用，具有软坚散结之功，故适用于盆腔肿块伴有带下或盆腔炎者。班老认为，带下而有盆腔炎或肿块者，宜用生牡蛎，收涩与软坚并举，故生牡蛎用量较大，应用时间长久，每天可用30g，连服一两个月，若配伍得当，无明显副作用，属于较平和之收涩软坚之药。若患者带下淋沥，如滑似脱，则用煅牡蛎，此时中病而止，不可久用，也可用5~7天后改用生牡蛎治之。

2. 龙骨

龙骨味甘涩性平，入心、肝、肾、大肠经，具有收敛安神之功，主要治疗带下量多兼有失眠多梦、怔忡健忘、自汗、盗汗者。《药性论》称之"逐邪气，安心神，止冷痢及下脓血，女子崩中带下，止梦泄精、梦交，治尿血，虚而多梦纷纭加而用之。"《本草纲目》云："涩可去脱，故成氏云龙骨能收敛浮越之正气，固大肠而镇惊，又主带脉为病。"班老认为，龙骨味甘涩，性平，为动物骨骼化石，年代久远，禀天地之灵气，在收敛之时有益养心肝之功，故能治疗带下且有心、肝、肾之亏损，见劳心过度、怔忡心悸、失眠多梦、汗出多尿等症者。除了有定魂魄、安五脏之功外，龙骨尚能治疗癥瘕坚结，但软坚之功不及牡蛎，故有盆腔炎症及肿块等病，龙骨与牡蛎可配合使用。《医学衷中参西录》认为："龙骨，质最黏涩，具有翕收之力，故能收敛元气，镇安精神，固涩滑脱。"因其翕收之力较著，故湿热内盛，有实邪者忌用，唯有体虚无邪之带下者最为适用。如湿热未去，体质已虚，带下量多如流水者，可先用龙骨配合他药以固涩，待带下量略减，再用攻邪之法治之，此乃先固后攻者，临床也为常法。

3. 金樱子

金樱子为蔷薇科植物金樱的果实，味酸涩，性平，入肾、膀胱、大肠经，具有固精涩肠、缩尿止泻作用，主治带下兼有虚喘、自汗盗汗、小便频数者。《本草正义》称其"生津液，收虚汗，敛虚火，益精髓，壮筋骨，补五脏，养气血，平咳嗽，定喘急，疗怔忡惊悸，止脾泄血痢及下水不禁。"《滇南本草》曰："治日久下痢，血崩带下，涩精遗泄。"班老认为，金樱子为金樱果实，属于收涩之药，但涩中有补，具有补五脏、养气血、壮筋骨、益精髓之用，故适用于带下日久、五脏不足之人，或带下且有虚火上炎者。班老常用之治疗少年带下及老年带下属肝肾俱虚者。虽然金樱子有滋补作用，但它毕竟是收敛药，故尽管体虚适用，也不能久用常服，应中病而止，以免留邪。正如《本草衍义补遗》所言："经络隧道，以通畅为和平，昧者取涩性为快，遂（以金樱子）熬为膏，食之自不作靖，咎将谁执？"

4. 芡实

芡实又名水鸡头、刺莲藕，为睡莲科植物芡的成熟种仁。其味甘涩性平，入脾、肾经，具有固肾涩精、补脾止泻作用，治遗精、淋浊、带下、大便泄泻、小便不禁等症。班老用于治疗带下兼有脾肾亏虚者。《日华子本草》认为，其有"开胃助气"之功。《本草新编》认为："芡实佐使者也，其功全在补肾祛湿。夫补肾之药，大多润泽者居多，润泽者则未免少去湿矣。芡实补中去湿，性又不燥，故能去邪水而补真水，与诸补阴药同用，尤能助之以添精，不虑多投以增湿也。"《本草经百种录》曰："鸡头实（芡实别名），甘淡，得土之正味，乃脾肾之药也。脾恶湿而肾恶燥，鸡头实淡渗甘香，则不伤于湿，质黏味涩，而又滑泽肥润，则不伤于燥，凡脾肾之药，往往相反，而此则相成，故尤足贵也。"《本草求真》曰："芡实如何补脾，以其味甘之故；芡实如何固肾，以其味涩之故。唯其味甘补脾，故能利湿，而泄泻脾病可治；唯其味涩固肾，故能闭气，而使遗带小便不禁皆愈。功与山药相似，然山药之阴，本有过于芡实，而芡实之涩，更有甚于山药。"班老总结前贤的经验，结合自己多年的临床实践，认为芡实两益脾肾，具有补中祛湿、去邪水、补真水之效，属祛脾湿、补肾水之药，具有通涩之性，通不伤阴，涩不敛邪，故在诸多收涩药物之中，属较特殊的药物，可用于带下量多、脾肾不足之人。虽属敛不留邪之药，但如为体实之人，湿热较盛，瘀血内著，芡实也不应随便使用。

5. 桑螵蛸

桑螵蛸又称螳螂壳，为螳螂科昆虫螳螂的卵鞘。味咸、甘，性平，有补肾固精之功，主治赤白带下，遗精白浊，小便频数，遗尿，阳痿，早泄等。《本经逢源》称："桑螵蛸，肝肾命门药也。功专收涩，故男子虚损，肾虚阳痿，梦中失精，遗溺白浊多用之。"《本草经疏》称："凡失精遗溺，火气太盛者宜少少用之。"班老认为，桑螵蛸为治疗带下崩漏较常用的收涩药物之一，能固涩肾虚滑脱，若纯虚之人用之有立竿见影之效，但因收涩药物多能敛邪，故应中病即止，若有实邪或湿热内盛之人，更当慎用。古书记载，此药为肝肾命门药，故火气太盛之人更为慎用，以免火热内蕴而成他病。

6. 白果

白果为银杏科植物银杏的种子，味甘、苦、涩，性平，有毒，入肺、肾经。功效：敛肺气，定喘嗽，止带浊，缩小便。适于治疗带下量多兼有小便频数或疼痛，或有痰嗽气喘者。《本草再新》称白果"补气养心，益肾滋阴，止咳除烦，生肌长肉，排脓拔毒，消疮疖疽瘤"。《本草纲目》称其"熟食温肺益气，定喘嗽，缩小便，止白浊；生食降痰，消毒杀虫"。班老认为，白果味甘、苦、涩，性平，有毒。甘能入脾，土能生金，故两养脾肺。苦味入心，白果性降，能降心火，心火能降，隔二益肺，隔三益肾。白果有毒，以毒攻毒，能治带下之虫毒所致者。故白果虽为收涩之药，但集消毒杀虫、益养肺脾、降火益肾于一体，故为治疗白带或赤带较好之药物。

7. 海螵蛸

海螵蛸又称乌贼骨，为乌贼科动物无针乌贼或金乌贼的内壳。味咸性温，具有除湿、制酸、止血、敛疮之功效，是治疗崩漏、带下兼有胃痛、吞酸的常用药。《本经》称其"主女子漏下赤白经汁，血闭，阴痒肿痛，寒热癥瘕，无子"。《本草经疏》称"乌贼鱼骨，味咸，气微温无毒，入足厥阴、少阴经。厥阴为藏血之脏，女人以血为主，虚则漏下赤白，或经停血闭，寒热癥瘕；少阴为藏精之脏，主隐曲之地，虚而有湿，则阴浊肿痛，虚而寒客之，则阴中寒肿；男子肾虚，则精竭无子，女子肝伤，则血枯无孕。咸温及肝肾，通血脉而祛寒湿，则诸证除，精血足，令人有子也。其主惊气入腹，腹痛环脐者，盖肝属木，主惊，惊入胆则荣气不和，故腹痛环脐也。入肝胆，舒荣气，故亦主之。温而燥湿，故又主疮多脓汁也。"《黄帝内经》的四乌鲗骨一芦茹丸，用治气竭肝伤的月事衰少不来之证。班老认为，海螵蛸能敛能散，敛不留邪，涩中寓化，集收涩与化瘀为一体，能舒营气，温而燥湿，故为治疗带下赤白、绵绵难净的一味良药。

胎前病防治的体会

妇女从怀孕到分娩前的一段时期，称为胎前。在这段时间内，由于生理上的特殊变化，往往容易产生一些与妊娠有关的疾病，这就是叫做胎前病。常见的胎前病有恶阻、肿胀、腹痛、胎漏下血、胎动不安、子痫、转胞、滑胎、堕胎等等。这些病如不及时防治，严重者可危及胎儿和孕妇的安全，所以历代医家均把胎前病列为妇女四大病之一。

一、防重于治，劳逸适宜

我国历代劳动人民在长期与疾病作斗争的过程中，对于胎前病的预防积累了一定的经验。如"勿乱服药，勿过饮酒，勿妄针灸，勿向非常地便溺，勿举重登高涉险，勿恣欲行房，勿多睡眠，时时行步，衣毋太温，食毋太饱，若脾胃不和，荣卫虚怯，子必多羸多病"等论述，就是针对预防胎前病而言的。从今天的观点来看，这些论述虽然不够全面，但仍然有一定的指导意义。现根据前人的经验，结合自己的体会，对胎前病的预防，提出以下几点注意事项：

1. 注意保持精神饱满，身心愉快，以促进气血畅通，气机舒宜，从而增加抗病的能力。

2. 适当参加体力劳动，多接触新鲜空气和阳光，以温润肌肤，坚壮筋骨，预防疾病。但要避免过重的劳动。

3. 作息有定时，睡眠要充足。

4. 饮食有定量，宜吃有营养易消化的食物，勿过饱过饥，勿食辛温香辣和肥甘厚味等刺激滞腻之品，避免损伤脾胃，影响气血生化。

5. 衣着不宜过紧，注意大小便的通畅，以免造成气血的凝滞，影响胎儿的生长发育。

6. 节性欲，慎房事，防止堕胎小产。有习惯性流产史的孕妇尤宜注意。

7. 做好产前定期检查，及早发现疾病，及早治疗或矫正。

8. 有病要去医疗机构诊治，勿擅自服药，勿妄行针灸，以免造成不应有的痛苦和严重的不良后果。

二、辨证论治，着眼胎气

妇女在受孕期间，一方面要供给胎儿血液及营养，容易形成阴血的偏虚；另一方面，胎儿逐渐长大，影响气机的升降，容易导致气滞痰郁等病变。诊治时除了通过四诊的搜集和八纲的分辨，找出疾病的病因、病位、病性以及邪正消长情况之外，还必须着眼于胎气的情况，这是因为母病可影响胎儿，胎病也可以引起母病。辨证时应辨别是母病引起胎病，还是胎病引起母病，然后决定治疗的原则。例如，孕妇感受热邪而致胎漏下血者，治疗当以清其母热为主，热退而漏血自止；胎气壅滞而致母腹痛者，当以顺气安胎之法治之，气顺则腹痛自除。同时，为了安胎，凡属峻下、滑利、走窍、行血、破血、耗气、散气及一切有毒的药品，都要慎用或忌用。

病例 1

农某，女，30 岁，南宁市人。1971 年 4 月 1 日初诊。

患者受孕 6 个月，阴道出血已 2 天，色鲜红无块，量或多或少，小腹轻度坠痛，心烦易躁，夜难入寐，口干渴而喜冷饮，小便短黄，大便正常，脉滑数，肤热面红，苔黄而干，舌红唇燥。

根据以上脉症，此乃热伏冲任，以致血海不固，迫血妄行之变，故胎漏下血，色红而量或多或少。胎动不安，故小腹坠痛。热邪扰心，神不安谧，故心烦易躁，夜难入寐，肤热面红。热为阳邪而耗伤津液，故唇口干渴而喜热饮，苔黄而干，小便短黄。心主血脉而开窍于舌，舌红脉数，乃属火动于中，热迫血脉之征。拟用清热养阴、凉血止血之法为治。

处方：生地 12g，白芍 9g，玄参 15g，麦冬 12g，地骨皮 9g，黄芩 9g，黄柏 5g，旱莲草 18g，桑寄生 12g，阿胶 9g（烊化），川断 9g。水煎服，每日 1 剂，连服 3 剂。

方中以芩、柏、地骨皮清除火热之邪以安胎；白芍、增液汤生津、和血、敛阴；阿胶、旱莲草补肾滋阴，敛血止漏；川断、桑寄生固肾安胎。全方有清热养阴，凉血止漏，补肾安胎的作用。服第一剂而血少，第二剂而血止，第三剂而胎安。

病例 2

唐某，女，28 岁，钦州人。1972 年 5 月 6 日初诊。

受孕第一胎 5 个月余，时感胸脘痞闷，嗳气频作，偶有小腹绵绵而痛，胃纳不振，二便如常，脉弦滑，苔薄白。

根据以上脉症，此属胎气壅滞，致使气机升降失常，脾失升健而形成病变。拟顺气安胎，仿紫苏饮加减为治。

处方：紫苏 9g，归身 6g，白芍 9g，枳壳 2g，砂仁壳 2g，广陈皮 5g，荆芥 2g，甘草 3g。上药连服 2 剂，气顺胎安。

三、脾肾为主，兼以养肝

胎前的疾病，病因虽然也有内伤、外感之别，但总的来说，多由于受孕之后，生

229

理上发生的特殊变化，导致脏腑气血阴阳的偏盛或偏衰而致病。故治疗多从调治脏腑气血阴阳，矫其偏盛偏衰入手，其中以补肾扶脾为主。肾藏精而系胞，是先天之根，补肾实为固胎之本；脾主运化，是后天之本，扶脾则能益气血之源。本固血足，则胎自安。肝藏血而主生发，是体阴而用阳之脏，为冲脉之所系，故柔肝、养肝之法亦常用。肝和木荣，生机蓬勃，对胎儿的生长发育，也有良好作用。

病例

董某，女，31岁，来宾县人。1975年11月1日初诊。

1970年结婚，翌年足月顺产一胎，1974年11月及1975年5月先后两次流产，现怀孕已两月余，头晕眼花，腰酸膝软，精神不振，纳差，大便干结，小便正常。因恐再次流产，故来就诊。诊见身体瘦弱，脉沉细滑，舌苔薄白，舌形瘦小，舌边齿痕，舌质淡嫩。

根据以上脉症，此属气虚之证。拟补肾、扶脾、养肝之法为治，以防其漏脱。

处方：菟丝子9g，川杞子9g，覆盆子9g，川杜仲9g，当归身9g，桑寄生12g，何首乌15g，炙潞党参15g，怀山药15g，炙北芪12g，炙甘草6g。水煎服。

方中三子、归、芍、首乌滋养肝肾，参、芪、草、怀山药扶脾益气，寄生、杜仲固肾安胎。全方温而不燥，补而不腻，有洽调阴阳，温养气血之功，能收扶正安胎之效。以后根据本方出入加减，每月服3~5剂，已于1976年5月顺产一男婴。

四、标本同治，防漏安胎

"急则治其标，缓则治其本"，这是一般的治疗法则。根据胎前病治疗的特点，既要治母病，又要安胎，以标本同治较好。因为只有标本同治，才能杜绝病邪的传变，促进气血阴阳的相对协调，从而达到母安胎固的目的。如只是治本而不治标，则恐有留邪之弊；只治标祛邪而不顾本，则有伤正、胎动和胎漏之虞。

病例

陈某，女，35岁，桂林市人。1974年10月5日初诊。

已孕4个月余，平时胃纳不振，肢体疲乏，近3天来头晕痛，鼻塞，流清涕，偶有咳嗽，咳少量白色痰，质稀，大小便正常，脉虚浮，苔薄白，舌淡，体瘦，面色苍白。

体瘦、神疲、舌淡、脉虚，此乃气血不足之候。头晕痛、鼻塞流涕、咳嗽有痰，为新感外邪，经气受阻，肺气失宣之征。证属正虚邪实，为血虚外感之变。拟扶正以祛邪，用益气、养血、疏解之法为治。

处方：当归身9g，党参12g，生黄芪15g，炒白术9g，葱白9g，紫苏叶9g，广陈皮5g，桔梗5g，老生姜3片。水煎服。

方中参、芪、归、术益气补血以扶正安胎；陈皮、桔梗止咳化痰；葱白、苏叶、生姜疏解以祛邪。全方标本同治，服药2剂后，邪去胎安。

五、谷肉果菜，食养尽之

药物固然是治疗疾病的重要手段，但如果用之不当，往往造成不良的后果。《素问·五常政大论》说："大毒治病，十去其六，常毒治病，十去其七；小毒治病，十去其八，无毒治病，十去其九；谷肉果菜，食养尽之。" 也就是说，在用药物治疗疾病时，不仅药要对证，而且还要严格掌握剂量，做到适可而止，避免用药太过而耗伤正气。胎前的疾病，主要是由于脏腑气血阴阳失调而引起，故可通过饮食进行调养。例如，有些长期便秘的孕妇，以地瓜当饭或地瓜叶当菜，可使大便畅通；亦有个别孕妇浮肿，以玉米粥当餐而收小便通利、浮肿消退之功。地瓜甘润而玉米甘淡，甘能滋阴养血以扶正，淡润则能疏利以去邪，邪去而正不伤，正不伤则胎固。总之，谷、肉、果、菜是饮食调养的基本物质，必须根据疾病的情况，研究邪正的盛衰，善于利用各种饮食疗法，以促进脏腑气血充沛，阴阳洽调，从而达到母安胎固的目的。

漫 话 滑 胎

滑胎属习惯性流产范畴。中医药治疗习惯性流产，以独特的理论作指导，积累了丰富而宝贵的临床经验，疗效显著，历来为患者所称颂，也引起国外医学家的重视。滑胎的致病原因，一般除脾肾气虚、血热动火、跌仆损伤、劳倦失度、饮食不节、房事纵欲等因素导致气血虚弱，肝肾亏损，脾肾两虚，冲任不固而引起流产之外，还应注意环境的污染、化学品、放射等损害的刺激，特别是放射性照射，可能导致孕卵的死亡及排出。

对本病的治疗，除了辨证论治之外，还要分两个步骤来进行，一为未孕先治，固肾为本，二为既孕防病，已病早治。

所谓未孕先治，固肾治本，即在未孕之前，应着重于肾气的调养，因为其所以屡孕屡堕，其病因病机虽然多端，但总的机理不外乎冲任不固，肾失所养。所以在未受孕之前，须注意调理气血，温养冲任，以肾为本，从而固护其根蒂。一般常用人参养荣汤加菟丝子、鹿角霜、覆盆子，或五子衍宗丸去车前子，加川断、川杜仲、桑寄生之类，轮流服用，每天1剂，调养半年至1年，多能摄精受孕。

受孕之后，要针对孕妇禀赋的厚薄，体质的强弱，配合适当的药物治疗，做到未病先防，常用调肝汤（怀山药、山茱萸、阿胶、当归、白芍、巴戟天、甘草）加菟丝子、覆盆子、桑寄生、川杜仲、川续断之类补肾养肝，或用泰山磐石散（即十全大补汤去肉桂、茯苓，加黄芪、川断、砂仁、糯米）以调理气血。如此先后天并治，肝肾兼顾，则气血调和，胎元得养，多能足月顺产。若已发现胎动不安、胎漏先兆，必须及时采取标本并治之法，既要顺气安胎，又要补肾止血。对于血热，烦热咽干，阴道少量出血的胎漏，常用两地汤滋阴清热以治本，又加用荷叶蒂、苎麻根、旱莲草之类以治标，则阴足热退，胎元得安。对负重或跌仆损伤所致的胎动不安，既有胎脉的损伤，又有瘀血为患，在选方用药之时，既要注意补养气血，又要化瘀而不犯胎，常用当归补血汤加桑寄生、菟丝子、川断、杜仲、鸡血藤、骨碎补治之，取其既能补气生血，又能补肾壮腰、行气活血之功。正气恢复，瘀血得化，新血归经，冲任得养，荫护胎元，自无漏脱之虞。

除了药物治疗以外，还要注意劳逸结合，保持气血调和、精神舒爽，不狂喜，不忧思，节制或禁止房事，防止损伤冲任，动火犯胎。调摄饮食，既要甘淡富于营养，又要防止肥甘厚腻，尤其是偏燥偏湿之体，更要特别注意饮食的调摄。

以上防治，仅就妇女本身而言。其实习惯性流产，虽表现在妇女身上，却往往与丈夫的体质有关。如嗜好烟酒之人，多是湿热内蕴于下焦，导致精子活动力弱，或死精过多，虽然幸而受孕，常常胎元发育缓慢，造成痿死。所以在防治之时，除了注意妇女本身之外，还要根据丈夫的身体情况，采取针对性防治措施，才能保证妇女孕而能壮，足月顺产。

试 论 胎 教

妇女从怀孕到分娩这段时间，孕妇本身除了注意起居适度、饮食有节、心悦神怡、不妄作劳、防止外邪侵犯、保证身心健康之外，同时还要加强自身思想品德的修养和教育，使之"外象而内感"，借以促进胎儿的智力发育，这就叫做胎教。

胎教之说，由来已久。早在《史记》中，就有关于对妇女妊娠胎教的记载。此后不少的医家，在此基础上，逐步有所发展。到了宋代便有"胎教"的专篇论述，其内容日益完善，不但指出了胎教有利于胎儿发育和聪明才智的一面，也指出了不注意胎教危害无穷的一面。

胎教的学说，本来是我们的祖先从长期的生活和医疗实践中总结起来的理论，是经得起实践考验的。但由于当时的社会环境等因素，难免掺杂一些不健康的内容，因此长期以来，不为人们所重视，甚或诬之为迷信。其实，只要我们能深入研究，它确有科学的价值。胎儿在母腹之中，依赖孕妇气血津液的滋养，才能逐渐发育长大。所以孕妇体质的强弱、气血的盈亏、神志的喜怒、禀赋的勇怯等，都直接影响到胎儿。同时外界环境的清静或喧扰、空气的新鲜或污浊、各种良性或恶性的刺激，都能影响孕妇的身心健康并间接影响胎儿，导致胎儿贤智或不肖，这便是"外象而内感"的结果。

胎教的内容相当广泛，现在综合扼要分述如下：

一、父强母壮，适时而婚

人类下一代的健康或羸瘦，聪明睿智或愚痴不肖，在很大程度上取决于父母的身体是否健康，心地是否善良，因为父母的精血是凝成胚胎的基本物质。父母体质的强弱、情志的喜怒等，直接影响到胎儿，"禀于清者，其子聪明智慧，寿而且康；禀于浊者，愚痴不寿"。同时，还要注意父母的婚配年龄是否恰当，体质的强弱是否相称，古人有"父少母老，产女必嬴；母壮父衰，生男必弱"和"嬴女及时而嫁，弱男宜待壮而婚"之言。当然，从唯物辩证的观点看来，世界上没有不可改变的事物，人们的健康及聪明才智，是可以从实践锻炼和不断学习中得来的。但也不可否认，从遗传的角度看来，先天因素不容忽视，而父母的婚配和健康状况，便是先天因素的主要内容。父母的体质强壮，心地善良，婚配合时，则所生子女多数玲珑活泼，健康可爱，否则纵能生育，其子女往往虚弱不堪，或痴呆不灵。

二、调摄精神，防御外邪

历代医家根据《内经》"虚邪贼风，避之有时，恬淡虚无，真气从之，精神内守，病安从来"（《素问·上古天真论》）的预防思想，强调人们的情志活动与疾病发生有极为密切的关系。精神上的强烈刺激或长期的忧郁，都会影响人体脏腑气血的正常功能活动，因而引起疾病，尤其是妇人受孕后生理上的急剧变化，往往引起情志波动，所以更需强调"调心神，和情性"。同时，还要"寝兴以时，出处以节，可以高明，可以周密，使雾露之邪，不得投间而入"。要保持情志舒畅，气血调达，精力充沛，才能防止外邪的侵袭，从而杜绝疾病的发生，促进胎儿的正常发育生长。

三、独居静室，节忌房事

孕妇的语言行动、思想活动及环境的清浊，均与胎儿的发育息息相关。如果心地善良，洁身自爱，居住环境优美，则生育男女，多是健康敏捷的；反之，胎儿多是中途夭折，纵或能足月生下，往往是呆笨或凶恶。所以古人强调孕妇要做到居住简静，目不视邪色，耳不听淫声。当然，我们国家的底子还薄，目前住房还有一定的困难，不可能每一孕妇休息睡眠时都能独居静室，但知有所节制，减少可为可不为之事，避免邪恶之声和淫秽之色，建立善良、诚恳的人生观，还是可以做到的，这对孕妇的身心健康，对胎儿的发育和成长，都是有利的。

四、劳逸结合，气血通畅

《素问·宣明五气》云："久视伤血，久卧伤气，久坐伤肉，久立伤骨，久行伤筋"，指出了过劳过逸，有损于人体，不利于健康。平人尚且如此，孕妇更要注意劳逸适度。我们前人主张"胎孕须要频步行，宽缓日行三千步"的同时，还要"作劳不妄"，以达到气血调和，使诸邪不得干忤。对于劳与逸的问题，汉代名医华佗曾明确指出："人体欲得劳动，但不当使之极耳。动摇则谷气得消，血脉流通，病不能生，譬犹户枢，终不朽也。"可见在怀孕期间，适当参加轻体力劳动，经常散步于园林之中，沐浴朝阳，做到劳中有逸，逸中有劳，既不过劳，也不过逸，对保证孕妇的健康，促进胎儿的成长有积极意义。

五、慎用药饵，中病即止

防病重于治病，这是积极的措施，但万一孕妇起居失常或饮食不节等，那就免不了要用针药治疗。古人强调孕妇不能擅自用药，必须遵照医嘱服药，同时要中病即止。治疗孕妇的疾病，不仅要治病，而且要安胎，也就是说，既要设法祛除病邪，调和气血，恢复母体的健康，又要保护胎儿，使之不断成长。若是用药不当，过用耗气伤血之品，则会导致胎儿的夭折或生后畸形怪象。

"胎教"之说，由来已久，具有一定的科学性。愿"胎教"这朵久经风霜的奇葩，永远在优生的园地里芬芳吐艳。

婴 病 治 母

婴指婴孩，这里指以母乳哺养为主，不满1周的男女孩而言。婴孩由于体质娇嫩，脏腑脆弱，抵抗力差，容易感受外邪的侵袭，更易为母病所感染，除了本身自病之外，还有所谓"母病及子"。《小儿药证直诀》："伤热乳食，吐而不消；吐乳泻青，当冷乳也。"指出"热乳"、"冷乳"都能引起婴孩吐泻。《保婴撮要》："生下半月旬内吐者，宜调治其母，恐婴儿脏腑脆弱，不胜药饵。"指出婴孩娇嫩，不能耐受药物的刚燥寒热的偏盛。所以"婴病治母"，在儿科领域是很重要的。

"婴病治母"既然很重要，但要正确理解在什么情况下只治其母，在什么情况下治母为主、母婴并治。我个人的理解是要根据母婴体质的强弱、致病因素的寒热虚实及病情的轻重缓急而定。母体羸弱，气血两虚，乳汁少而稀薄，甚或夹酸味，以致婴孩营养不良而面黄肌瘦，毛发不荣者，当用八珍汤、十全大补汤、人参养荣汤之类大补气血以调养其母，待其气血充盈，乳汁多而甘甜浓厚，足够哺养，则其婴自健，生机活泼，发乌毛荣，身体结实；如母体感受温热之邪，火热偏盛而煎熬乳热，或素体阳虚，或过食生冷而乳冷，以致损伤婴孩脾胃而又吐又泻者，当调治其母为着眼。乳为血所化，乳热者宜用清营汤、犀角地黄汤之类以清热凉血；素体阳虚者，宜用附桂理中汤温中扶阳；过食生冷者，宜用平胃散行气和胃，芳香化湿，或用藿香正气散理气和中，健脾化湿。通过温调脾胃，则血温乳甜。如果病情较急，不仅治母，而且要治婴，也就是说治母为主，兼治婴孩。如母过食寒凉而导致乳冷吐泻频作，病势较急者，既要其母禁食寒凉之品，内服温中健脾之剂以治其根的同时，要适当给病婴喂灌理中丸或保和丸之类，母婴并治。对病情较急者，其效较佳。若是母体本无病，哺养又适宜，婴孩外感热邪而发热、咳嗽者，这是婴孩本身自得之病，按照病情，应治婴孩，但由于婴孩是幼苗之体，脏腑脆弱，不堪受药饵之苦，所以不但治婴，还要用辛凉之剂如桑菊饮、银翘散之类治其母，使药力通过母乳的哺养，达到解表清热、宣肺止咳的目的。

以上是就得病之后的药物治疗而言，实际上所谓"治"，不仅仅治疗，而且包括防病在内，因为1周岁以内婴孩的健康发育，取决于母亲对婴孩的保护，寒温是否适宜，哺养是否合理等因素。如母亲疏忽大意，不注意季节的更替，衣被寒温不适，则往往容易感冒发热；又如母亲过食辛辣香燥、肥甘厚腻之品，或哺乳失度，使婴孩过饱或过饥，都容易造成婴孩的肠胃病变。所以说"婴病治母"，不论是从已病的治疗，还是防病于未发，都有极为重要的意义，值得研究。

产后病治疗的几个问题

产后疾病，是泛指妇女分娩后（包括堕胎、小产后）1 个月内所患的疾病。孕妇足月分娩，本是瓜熟蒂落的正常生理过程，但由于产伤出血，元气亏损，抗病力减弱，容易发生各种疾病。所以对产后的护理，要有足够的注意；对于产后疾病，要及时发现和治疗。

同其他疾病的治疗一样，对产后病同样是要根据病因、病理及邪正消长的情况来决定治疗的原则。产后一般具有又虚又瘀的特性，故对产后病的治疗，我认为必须正确掌握和运用补血与化瘀、柔养与息风、通利与固涩、温药与凉药等治疗原则。下面分别从这四个方面谈一些肤浅的看法：

一、补血与化瘀

对于产后病的治疗，前人有主虚主瘀之说。如朱丹溪认为："产后无不虚，当大补气血为先，虽有他证，以末治之。"但张子和则认为："产后慎不可作诸虚不足治。"朱、张两家的提示，都有它的理由，但都不够全面。因为产后气血多虚，当以补虚为主；而产后又多瘀血阻滞胞脉，又宜活血通络以化瘀，两者都是不可偏废的。例如产后腹痛一证，虽有血虚与血瘀之分，但两者之治既要养血扶正，又要活血祛瘀，使瘀去而正安，故生化汤为常用之方，本方既能生血，又能祛瘀。如属血虚腹痛，可酌加参、芪、香附、小茴香之类；血瘀则加元胡、红花、益母草之类，亦是根据血虚与血瘀之不同，在治疗上有补中有化、化中有补之分。

病例

陈某，女，32 岁，南宁市某门市部售货员。

停经将近 2 个月，突然少腹、小腹剧烈疼痛，阴道出血，经某医院确诊为"宫外孕"，使用"宫外孕汤"加味治疗。治疗后少腹、小腹疼痛减轻，阴道出血停止，但多次妊娠试验仍为阳性，乃进行手术治疗。患者术后一般情况尚好，但刀口处不时闪痛或刺痛，入夜加剧，神疲，纳差，脉沉细涩，舌淡带紫。证属虚中夹实，拟扶正祛瘀并用。

处方：当归身 18g，川芎 6g，炮姜 2g，桃仁 5g，益母草 9g，苏木 9g，延胡索 9g，北芪 18g，山楂 9g。水煎服，每日 1 剂。

上方连服 20 剂，瘀消正复，身体健康。

二、柔养与息风

产后阴血骤虚，阳气浮散，故其病变既是亡血伤津，又有瘀血内阻，多是虚实夹杂并见。《金匮要略》把"痉"、"郁冒"、"大便难"列为新产三病，后人将其概括为神病、筋病、液病，其实就是亡血伤津，筋脉失养，虚风内动之变。所以治疗产后疾病，柔养和息风之品常用。但柔养之品多遏阳滞瘀，息风之药易化燥伤阴，应用时必须注意养血不碍瘀，息风不过燥。

病例

黄某，女，36 岁，百色县某公社社员。

爱人代诉：患者一向禀赋不足，现分娩后第二天，神疲，少言或不言，手指不时蠕动，饮食少进，3 天无大便，小便短少。诊见体质瘦弱，面色萎黄，皮肤不润，手指时有蠕动，问之答或不答，舌淡，脉虚细。证属新产血虚，筋脉失养，神呆不振，虚风内动之变，拟养血、息风、安神之法为治。

处方：当归身18g，白芍9g，麦冬12g，肉苁蓉15g，炙龟板24g，钩藤9g，石菖蒲5g，益母草9g。水煎服，每日 1 剂。

上方连服 3 剂，大便得通，手指蠕动次数减少。药既对证，二诊守上方去肉苁蓉，继服 3 剂，手指已不蠕动，神志清醒，后用人参养荣汤加减以善其后。

三、通利与固涩

产后的病变，由于虚实夹杂，常常漏脱与闭塞并见。例如产后肾阳不足，可引起小便不通、小便频数或失禁，治之可用肾气丸温肾扶阳。但前者为阳虚不化水，水气不运所致，除温肾助阳之外，宜佐以通利之品如猪苓、通草之类；后者为阳虚不固，闭藏无能所致，宜加桑螵蛸、覆盆子、破故纸之类以补命门之火，加强温肾固涩之功。又如瘀血可引起恶露不下或恶露不绝，治之当用活血祛瘀之法。但前者宜利中有涩（化中有止），防其偏激，使瘀去而正不伤；后者则宜涩中有利（止有中化），防其敛塞过用，保证血止而不留瘀。

病例

曾某，女，28 岁，南宁市某厂工人。

小产已月余，阴道流血不止，量不多，色紫暗，间或夹小块，少腹、小腹胀痛，腰酸膝软，曾用固涩止血之剂（药品不详），效果不明显。诊见脉象细涩，舌淡，精神萎靡。证属气血两虚，瘀血未净，新血不得归经之变。拟滋养肝肾，固摄冲任为主，佐以祛瘀之法，标本同治。

处方：菟丝子9g，当归身9g，白芍9g，覆盆子9g，孩儿参15g，怀山药15g，川杞子9g，茜草根9g，泽兰9g，益母草15g，鸡血藤15g，红枣 5 枚。水煎服，每日 1 剂。

上方连服 3 剂，阴道出血即止。复以异功散加减调理脾胃，促进气血生化恢复而善其后。

四、温药与凉药

产后的疾病，本有虚实之分和寒热之别，但由于受到"胎前宜凉，产后宜温"的影响，一般方书对于产后疾病的治疗，往往用药多偏重于温燥，如仅仅从产后气血耗伤来说，这是无可非议的。然证既有虚实寒热之不同，用药当有补、泻、温、清之别，所以对产后疾病用药的寒凉温热，仍宜以疾病的具体情况而定。一般而言，寒证不过温，以甘温为宜；热证不过寒，以甘凉为佳。盖甘则能养营生血，有利于气血的再生。

病例

刘某，女，35 岁，南宁市某小学教师。

分娩后两日，发热恶寒，头身疼痛，腰酸背楚，口干不欲饮，无汗，苔白，舌淡，脉浮。证属新产血虚外感，拟养血祛风之法为治。

处方：当归 9g，川芎 5g，白芍 9g，生地 12g，荆芥 6g，防风 9g，苏叶 9g，秦艽 6g，甘草 3g，水煎服，每日 1 剂。

上方服 2 剂后，症反不解而口渴引饮，脉浮而略数，苔薄黄白，舌质淡红，此为温药过用，邪将入里之变，转用养血辛凉苦甘法为治。

处方：当归身 9g，丹参 9g，白芍 9g，生地 12g，银花 9g，连翘 9g，黄芩 6g，桑枝 18g，蕺菜 9g（另包，后下），甘草 5g。水煎服，每日 1 剂。

上方连服 3 剂，诸症悉退，后用人参养荣汤以善其后。

总之，"治病必求其本"，对于产后病的治疗，应"勿拘于产后，亦勿忘于产后"。虚者补之，实者泻之，寒者当温，热者宜清，既照顾产后气血多虚之一面，又要注意瘀血停留的一面，根据病邪的盛衰进退，审证用药，才能达到扶正祛邪的目的。

不孕症的治疗经验

我从事中医教学与临床六十余年，长期潜心于不孕症的临床研究，对不孕症的治疗，遵古而不泥古，取得良好治疗效果。现将治疗不孕症的经验介绍如下：

一、种子贵先调经，调经不忘治带

历代医家都注重月经和孕育的关系。《妇人秘科》言："女人无子，多因经候不调……调经为女人种子紧要也。"临床所见月经不调之妇，鲜有能受孕者，故对不孕症的治疗，我首先着眼于调理经候。妇人以血为本，而经、孕、产、乳数伤于血，故常出现"有余于气，不足于血"的病证。经者血也，调经就是要治血，血足方可孕育胎元。我调经之法，常从肝、脾、肾着眼。首先，调经要补益肾气，以固气血之根基。多用左归饮、右归饮、五子衍宗丸等方。气为血之帅，血随气而行，调经要养血，养血要顺气，顺气要疏肝。喜用柴胡、合欢花、素馨花等疏肝顺气之品。调经还要健脾和胃，以助气血之生化，使经源充足，我每用归脾汤、人参养荣汤化裁。

月经病和带下病都是妇女常见的疾病，两者往往同时并见，而且带下异常也可以影响到妇女的孕育。故在调经种子之时，必须考虑到月经病和带下病的相互影响。若为经带同病者，不仅要治经，还要治带。经带并治之方，我常选用当归芍药散。

病例

韦某，女，25 岁。1991 年 4 月 5 日初诊。

月经紊乱并痛经 8 年，不孕 3 年。13 岁月经初潮，一向经行不甚规则，时有闭经。1984 年以来经乱加甚，经血量多，行经时间 10~20 天不等，多次因经崩而昏厥。诊断性刮宫提示子宫内膜增殖。西医诊断为"无排卵型功血"。曾因功能性子宫出血 3 次住院治疗，效果不显。每于经前、经行小腹剧烈绞痛，需服去痛片方舒。1988 年结婚，婚后经乱如故，夫妻同居，未避孕而不孕。因治疗效果不佳，当地医院建议行子宫切除手术，患者不从，求诊于余。刻诊为经行第 5 天，服药（药名不详）后腹痛已缓解，经量仍多，色鲜红，夹血块，头晕目眩，纳食、二便尚可，舌尖边红，苔薄白，脉细。证属肝肾亏损，固摄无能。治予补益肝肾，养血调经。

方药：当归 10g，川芎 6g，白芍 10g，熟地黄 15g，鸡血藤 20g，丹参 15g，续断 10g，益母草 10g，炙甘草 6g。4 剂，每日 1 剂，水煎服。

二诊（1991 年 4 月 9 日）：本次经行 8 天干净，现除头晕外，余无不适。仍宗前法，守方出入，予药 7 剂。

三诊（1991 年 4 月 16 日）：头晕症瘥，时觉少腹、小腹胀痛，痛引腰部，舌淡红，苔薄白，脉略数。予以疏肝养血，健脾益气。冀气机疏利，化源充足，血行正常，经候如期。

方药：柴胡 6g，当归 10g，白芍 10g，茯苓 10g，白术 10g，黄精 15g，夜交藤 20g，小茴香 5g，香附 6g，炙甘草 6g，薄荷 5g（后下）。7 剂，每日 1 剂，水煎服。

四诊（1991 年 4 月 23 日）：药后已无腹痛，但带下全无，交后精液溢出，基础体温呈单相。舌淡红，苔薄白，脉细。治拟补肾温阳，调经助孕。

方药：菟丝子 20g，枸杞子 10g，覆盆子 10g，茺蔚子 10g，淫羊藿 15g，仙茅 10g，当归 10g，党参 15g，鸡血藤 20g，苎麻根 10g。7 剂，每日 1 剂，水煎服。

药后于 5 月 5 日经行，4 天即净，经行腹痛减轻。再如法调理 1 个月，6 月份月经逾期不至，查尿 IICG 阳性，B 超诊断为早孕。

二、注重调补肝肾，喜用温通之品

对不孕症的治疗，我注重调补肝肾。盖肾藏精，主生殖，为先天之本；肝藏血，主生发，女子以肝为先天。《素问·灵兰秘典论》曰："肾者，作强之官，技巧出焉。"《素问·六节藏象论》云："肝者，罢极之本……以生血气。"临床所见性欲淡漠，无排卵者，多与肝虚不能生发，肾亏不能作强有关，治之当以调补肝肾为法。再者，多年不孕，盼子心切，常有肝郁，又要考虑疏理肝气。因为不孕症为慢性疾病，需要治疗一定的时间，且肝肾同源，阴阳互根互用，因而我主张在调补肝肾之时应以平补阴阳为原则，使阴阳无偏颇，常用五子衍宗丸、归芍地黄汤出入治之。不孕症多虚实夹杂，阴阳相兼，纯阴纯虚者少。在调补肝肾之时，适当加入温化通行之品，则疗效尤捷。盖气血以通行为贵，温则能生、能养、能开、能散、能行。我常用的温化通行药有路路通、淫羊藿、巴戟天、香附、川芎、红花之类。

病例

陈某，女，31 岁。1990 年 6 月 21 日初诊。

不孕 4 年。1986 年结婚，夫妻同居，性生活正常，未避孕，迄今不孕。曾在某医院中药治疗半年罔效。配偶精液检查正常。其月经周期尚准，经量中等，经色暗红，血块量多，经前腰胀，乳房胀痛，经行腰胀不减，小腹隐痛。平素带下时多，带多则腰痛，夜寐不安，纳、便尚可，末次月经 6 月 17 日。舌淡红，苔薄白，脉细弦。B 超检查提示"子宫稍小"，诊断性刮宫示"黄体功能不足"。中医辨证属肝肾两虚，冲任不足。治以调养肝肾，补益冲任。

方药：当归 15g，白芍 10g，熟地黄 20g，山萸肉 6g，淫羊藿 15g，路路通 10g，红花 1g，大枣 10g。8 剂，每日 1 剂，水煎服。

二诊（1990 年 7 月 23 日）：药已，经行正常，腰胀痛未作，夜难入寐，舌脉平。仍守前法。

方药：菟丝子 20g，枸杞子 10g，覆盆子 10g，当归 10g，赤芍 10g，熟地黄 15g，党参 15g，白术 10g，路路通 10g，仙茅 10g，红花 1g。

调治 3 个月，上方增损共服 70 余剂，于同年 11 月受孕，1991 年 8 月足月分娩一女婴。

三、辨证辨病相结合，病同证异善化裁

现代医学认为女性不孕与卵巢、输卵管、子宫、子宫颈、外阴、阴道、免疫等因素有关。临床常见有输卵管阻塞、子宫肌瘤、子宫内膜异位症，排卵功能障碍等。我治疗不孕症时既辨证，又辨病，辨证与辨病相结合，病同证异之时，能把握病机，灵活化裁。如治疗输卵管阻塞引起的不孕，以活血通络，软坚散结为总原则。常选用温养通行之品，如鸡血藤、当归、川芎、桂枝、制附子、刘寄奴、路路通、皂角刺、急性子、王不留行、穿破石、猫爪草等。由于病因病机不同，证型有别，故我又结合辨证论治，在辨证基础上加入温养通行的药物。如属气滞血瘀型者，以柴胡疏肝散加当归、鸡血藤、刘寄奴、郁金、青皮、急性子、夏枯草治之；气血虚弱型者，以十全大补汤加鸡血藤、肉苁蓉、路路通、小茴香治之；寒湿凝滞型者，以少腹逐瘀汤加桂枝、穿破石、王不留行、穿山甲、路路通、香附治之；湿热下注型者，以四妙散加土茯苓、马鞭草、鸡血藤、丹参、赤芍、忍冬藤、猫爪草、石菖蒲治之；痰湿郁阻型者，以苍附导痰丸加白芥子、皂角刺、浙贝母、鸡血藤、刘寄奴、路路通、穿破石治之。

对排卵功能障碍的患者，有些学者提出针对月经周期中不同阶段，采用周期性给药。如经后期补阴为主，排卵期补肾调血通络，经前期补阳为主，行经期活血调经，这是有一定道理的。但我认为，病人阴阳消长情况各不相同，对经前、经后用药无定方，要根据具体情况辨证论治，有是证而用是药。排卵不佳多与肝不生发，肾不作强

有关。我往往从调补肝肾着眼，针对不同情况，或温肝肾之阳，或滋肝肾之阴，或益肾填精养血，使肝肾阴阳平秘，精充血足，以助排卵。

若为子宫肌瘤或子宫内膜异位症引起不孕者，每兼夹有血瘀，应在辨证的基础上加入活血化瘀之品。我常用莪术、益母草、苏木、泽兰、鸡血藤、牡丹皮、赤芍、刘寄奴等。

病例

陈某，女，33岁。1991年5月14日初诊。继发性不孕7年。曾人流2次，自然流产1次，末次流产时间为1984年（自然流产）。自1984年以来有生育要求，夫妻同居，未避孕而不孕。14岁月经初潮，周期32~35天不等，经量偏少，色暗红，行经期5天。经前乳房痒痛，小腹疼痛，肛门重坠，时时欲便，经行诸症消失。末次月经5月4日。现纳少腹胀，大便溏烂，夜寐欠佳，舌淡红，苔白稍厚，脉细。1991年3月，输卵管通液示输卵管不通，造影为输卵管伞端堵塞，基础体温呈单相。中医辨证属气虚血滞，胞脉不通。治以益气养血，活血通络。

方药：当归10g，川芎6g，赤芍10g，茯苓10g，白术10g，泽泻10g，路路通10g，皂角刺10g，甘草6g，山甲粉5g（冲服）。6剂，每日1剂，水煎服。

二诊（1991年5月21日）：药后腹胀减轻，时有腰胀，大便仍溏。现为月经周期第18天，基础体温未升，舌淡红，苔薄白，脉细。以温补脾肾为主，兼予活血通络。

方药：党参15g，白术10g，茯苓10g，陈皮5g，仙茅10g，淫羊藿15g，当归10g，赤芍10g，穿破石20g，路路通10g，大枣10g，瓦楞子10g（打），山甲粉5g（冲服）。

三诊（1991年5月31日）：上方加减服11剂，大便已调。近日乳头稍痒，小腹微胀，舌淡红，苔厚略黄，脉细缓。脾肾不足之证渐减，再循益气养血、活血通络之法，兼以祛湿清热。

方药：当归10g，川芎6g，赤芍10g，土茯苓20g，白术10g，泽泻10g，苍术10g，黄柏10g，急性子20g，菟丝子20g，山甲粉5g（冲服）。

根据症状变化，上方酌情损益，或加路路通、穿破石、皂角刺、香附以活血通络，软坚散结；或增淫羊藿、仙茅、黄精、枸杞子、覆盆子、熟地黄以调补肝肾。共服药30余剂，末次月经1991年7月5日，继而受孕，于1992年3月分娩一男婴。

输卵管阻塞的辨证施治

输卵管阻塞导致不孕临床颇为常见，其证候虚实相兼，寒热错杂，治疗不易。从临床上观察，其病因主要有肝气郁结、血瘀、痰湿闭阻、气血亏虚、胞脉失养等。虚则不充，瘀则阻滞，均可导致输卵管不通。治疗上宜审证求因，辨证、辨病相结合，以达通行。

一、疏肝养血，解郁导滞

输卵管位于下焦少腹，属胞脉范畴，足厥阴肝经所过。肝藏血，主生发，体阴而用阳，妇人经、孕、产、乳以血用事，血常不足，肝阴易亏，若情志怫郁，肝失条达，疏泄失职，则气机不利，胞脉瘀阻，或经产术后耗血伤阴，肝血亏损则生发无能，胞脉失养。治宜遵《内经》"疏其血气，令其调达"之旨，疏肝养血，导滞通脉。症见输卵管通而欠畅或伞端堵塞，经前乳房、胸胁胀痛，经行前后不定，经量多少不一，色暗夹块，脉弦细者，可选用柴胡、香附、素馨花、合欢花、佛手花等辛平香淡之品与当归、芍药、鸡血藤、丹参等血药配伍，以解郁行气，养血疏肝。还可在此基础上加郁金、青皮、刘寄奴、王不留行、苏木、路路通等入肝经化瘀通脉。诸药合用，化瘀不伤正，行血不损阴，疏中有养，补中寓行，从而使肝气条达，胞脉通畅。

二、祛瘀通络，软坚消积

笔者在长期的临床实践中发现，输卵管阻塞除外感六淫、内伤七情以致气滞、湿阻、热郁、寒凝外，更有因频繁人工流产、腹部手术致虚致瘀，最终导致瘀血闭阻，胞脉不通者。虚、瘀为其病理特点，治宜养血活血，软坚消瘀，攻而通之，但选方用药应避免峻猛破血之品，以免伤伐生机，欲速而不达。症见输卵管完全阻塞，或附件炎性包块，平素少腹、小腹或胀或痛，或经行疼痛，面部暗斑，舌边瘀点，脉沉涩者，可用养血通脉汤（鸡血藤、丹参、桃仁、红花、当归、川芎、香附、穿破石、皂角刺、路路通）养血化瘀，软坚消积，宣导通络。临证还可根据患者体质之壮实羸弱，病邪之新起久潜，症状之虚实主次变通化裁而治之。是方辛开温运，苦降通行，可促进增生性病变、疤痕组织的软化吸收，松解粘连，收效较佳。

三、燥湿化痰，温散通行

胞宫位居下焦阴湿之地，房室纵欲，寒湿之邪均可损伤胞脉，或素体脾肾阳虚，气郁不畅，清浊升降失司，痰瘀互结。痰湿为阴寒之邪，寒则收引，湿性重浊黏腻，二邪占据血室，可致阳气不伸，胞脉瘀阻。痰湿宜温宜化，瘀滞宜通宜行，然脾主运化水湿，肾为水火之脏，治宜从温肾健脾着眼，燥湿化瘀通脉。症见输卵管梗阻并积水，或卵巢囊肿，面白形胖，或月经量多色淡，带下稠黏，胸闷食少，苔白腻者，可用苓桂术甘汤（茯苓 20g，桂枝 6g，白术 15g，甘草 6g）或苍附导痰丸加石菖蒲、白芥子、浙贝、皂角刺、泽兰等温化痰湿，活血通脉。症见经行少腹、小腹剧痛或冷痛，带下清稀，舌淡苔薄白，脉沉细者，可选用《伤寒论》附子汤或桂枝茯苓丸（汤）加艾叶、吴茱萸、莪术、穿山甲、路路通等温经通脉，以畅血行。其中桂枝辛甘温散，走而不守，入血通脉；附子辛热，温肾壮阳，通行十二经络，不仅能鼓舞脾肾阳气，且与血药配伍，化瘀通脉，功专力宏，为温化痰湿，宣通胞脉之要药。

四、益气养血，攻补兼施

行气、活血、温化痰湿乃针对痰、湿、瘀等病理产物阻塞胞脉之病机所设，然

"气主煦之，血主濡之"，气为血之帅，气虚则不能化血、行血，脉为血之府，血虚则脉道不充，气失所载。气血亏虚，由虚而滞，亦可致胞脉失养，枯涩不通。治宜补益气血，濡养胞脉，重建生机。在妇女而言，由于妇女以血为本，故治妇女病必须从治血着眼，而治血要从五脏着手，其中尤以肝、脾、肾三脏最为重要。盖血之始赖肾之蒸腾施化；血之源靠脾之运化升清；血之和不离肝之生发调摄。益气以生血，阳生则阴长。故对体质虚弱，气血不足，温运乏力的输卵管阻塞患者，临床可用补养气血，温补肝肾，健脾佐以通行之法。选用黄芪、党参、当归、首乌、黄精、熟地、鸡血藤等甘平或甘温之品，以生发气血，濡养胞脉；加用肉桂、仙茅、仙灵脾、巴戟天、菟丝子、小茴香等温肾暖肝，鼓舞生机；酌选香附、乌药、扶芳藤、泽兰、苏木等缓攻不峻之品行气化瘀，畅盛冲任气血。诸药配伍，相得益彰。

试论子宫肌瘤的治法

子宫肌瘤是妇女常见的良性肿瘤，多发生于 30~40 岁之间的妇女。它的发生可能与卵巢功能失调，雌激素分泌过多及长期受到刺激有关，故绝经后逐渐萎缩。根据有关妇科检查，依肌瘤发生的部位不同，可分黏膜下肌瘤、壁间肌瘤及浆膜下肌瘤三种。

我国传统医学中虽然无子宫肌瘤之名，但根据临床症状有月经过多、周期缩短、经期延长，甚或不规则出血，淋沥难净，少腹、小腹胀痛，带下量多而臭秽等，可包括在"癥瘕"、"带下"范畴，如《素问·骨空论》："任脉为病……女子带下瘕聚"或"月经不调"、"崩漏"等病中。如《灵枢·水胀》"石瘕生于胞中，寒气客于子门，子门闭塞，气不得通，恶血当泻而不泻，衃以留止，日以增大，状如怀子，月事不以时下，皆生于女子"，从《内经》首见"石瘕"之名，旋后《金匮要略》妇科三篇有"癥病"之名称，《诸病源候论》"癥瘕"并称。仅从这些记载的病因、症状来看，很多是类似子宫肌瘤的。

一、病因病机

前人虽无子宫肌瘤之名，但根据历代文献的记载，却有近似的病因病机。如《内经》"寒气客于子门，子门闭塞"因而导致"气不得通，恶血当泻不泻，衃以留止"；《诸病源候论》"气血劳伤，脏腑虚弱，受于风冷，令人腹内与血气相结而生"；《医宗金鉴·血癥证治》："乘脏虚兮风冷干，饮食内与血相搏，因成血癥坚牢固"；《医林改错》："结块者，必有形之血也"。简要综合这些论点，癥病的形成，近似子宫肌瘤。盖本病的发生，多由于新产、经行之时，脏腑气血虚弱，冲任脉损伤，为风、寒、湿、热之邪内侵，或七情过极，肝之疏泄失司，或饮食不慎，脏腑功能失调，以致气机不畅，血脉不利，因而形成瘀血、痰饮、湿浊等有形之邪，停积胞宫，胶结不解，日积月累而逐渐形成肌瘤。

根据前人的论述及临床所见，子宫肌瘤之所以发生，在内则由于肝、脾、肾三脏功能失调，气血不和，外邪得以乘虚而入子门，与经、产离经之瘀血凝结，蕴积下焦，郁久化热，与内湿相合，日益增大而成块。

二、辨证分型

临床上常见有血瘀、气滞、气虚、湿热、痰阻等类型。

1. 血瘀

经产之时，过食生冷，或久居阴湿之地，风冷寒湿之邪客于胞宫，寒、湿、冷俱属阴邪，寒、冷收引，湿邪重浊，能凝结血脉，阻遏血液的运行，以致经、产时离经之血凝固而日益长大形成包块。由于各种手术操作不当，冲任损伤，出血过多，旧瘀不去，新血不得归经，亦可导致凝聚成块。

2. 气滞

血之与气，相辅相成，气为血之帅，血为气之母，气行则血行，气滞则血瘀。若妇女在经产之时，七情过极，喜怒无常，忧思不乐，肝气郁结，则气机不畅，疏泄失司，以致冲脉不能主血海，任脉不能主诸阴，阴血运行受阻而停于胞中，日益长大而成块。

3. 气虚

气行则血行，气虚则推动乏力而血行不畅。如平素体质虚弱，脾肾之气不足，则经产时离经之瘀血无力清除排出，壅滞于胞宫，日久而结块。

4. 湿热

经产之时，胞脉空虚，湿热邪毒乘虚而入，或平素体弱，脾失健运，应升的不升，津液输布失常，湿由内而生，流注下焦，郁久化热，湿阻气机，热伤阴血，凝瘀不散，壅滞胞宫，包块乃成。

5. 痰阻

肝主疏泄，脾主运化，如肝木横逆，损伤脾土，以致脾失健运，水谷精微不能正常输布，营养全身，反而下注变为痰浊，痰浊胶结，壅滞经脉，血行受阻，痰浊与血相搏结，久结而成形。

从临床而论，子宫肌瘤的发生，虽然有五方面之分，但总的来说，最终均是邪血互结，影响气血之运行、津液的输布，胞脉窒塞，邪血搏结于胞宫，所以常有月经过多而夹血块，或淋沥难净，少腹、小腹胀痛，带下量多而臭秽，或赤白相兼。在育龄妇女，则输卵管不通而不孕。

三、治疗原则

本病的发生，是由于邪血互结而形成包块，因而其治疗的原则，当遵《内经》："坚者削之，客者除之……结者散之，留者攻之"、"血实宜决之"的大法，以活血化瘀，软坚散结，攻坚破积，祛除包块为目的。但由于本病属顽固之疾，多是正虚邪实，因此在总的治疗原则下，务必要徐图缓攻，顾护正气，以本为主，标本并治，察其兼证，随证处方用药。治疗时或活血化瘀，或疏气消块，或行气散结，或清热化湿，或导痰消块，以化瘀、软坚、消块之品为主，佐以扶正之剂，务必要做到在"化瘀消癥"中不损伤气血的目的。

四、治疗方药

子宫肌瘤是以包块为主证，包块有良性与恶性之分，必须经过 B 超检查，按包块单个或数个，其发生的部位，包块的大小，性质的软硬，病程的长短以及舌苔、舌质、脉象等伴有症状的综合分析，属于良性的包块，才可以采取药物治疗。若属恶性包块，应该及时手术治疗，以免延误病机，危及生命。

多年来，在临床实践中，笔者自拟"养血化癥汤"为治瘤主方，用于临床，结果是 3 种情况：小的肌瘤完全消失；大的肌瘤有不同程度缩小；也有的虽服药 3 个月，包块既不缩小，也不增大。当然也有极个别病人有增大之趋势。目前在继续临床应用，其疗效尚在进一步观察中。

养血化癥汤的药物组成：鸡血藤、当归、赤芍、莪术、牡丹皮、益母草、夏枯草、海藻、水蛭、香附、王不留行、鸡内金。

方中以苦甘温之鸡血藤、辛甘温之当归、甘平之鸡内金、辛甘平之王不留行为主药，能补血活血，补中有行，行中有补；莪术之辛温，宣导血脉，破血化瘀；赤芍、益母草、牡丹皮性俱微寒，而益母草味又甘辛，取其既能活血散瘀，又能清冲任之伏火；夏枯草之辛苦寒，水蛭、海藻之咸寒，能软坚消块，破瘀不伤新血；香附之辛苦平，行气开郁，宣导血行。全方以辛甘温为主，寒温并用，辛甘同施，辛则能开能散，甘温则能补能行，寒则可清久郁之伏火，咸可软坚消块，促进包块之缩小或消失。在扶助气血之中，佐以攻伐之剂，标本并治，是治疗肌瘤的主方。

治疗疾病，贵在辨证准确，有是病而用是药，在主方的基础上有所增减。如经行量多，色暗红而夹紫块，淋沥难净，伴有少腹、小腹胀痛，按之加剧，平时带下量多，色黄白而有臭秽，苔薄白，舌质紫暗或舌尖瘀点，脉象沉弦或涩者，此属瘀血为主，以本方加刘寄奴、泽兰，在出血期间则加山楂炭、大小蓟、三七，加强其化瘀止血之力；如阳虚寒冷，四肢不温，面色苍白，少腹、小腹冷痛者，此属寒凝血结积块，宜加制附子、桂枝、小茴香温化消积；经行量少，淋沥不断，或突然出血量多，色暗红有块，经将行胸胁、乳房、少腹、小腹胀痛，血块排出后则胀痛略减，舌边尖有瘀点或舌质紫暗，脉象沉弦或沉涩者，此属偏于气滞血瘀之包块，治之当本《素问·至真要大论》"疏其血气，令其调达而致和平"之旨，可加甘平之合欢花、甘温微苦之玫瑰花、性平之素馨花，取三者芳香气味，入肝醒脾，理气解郁，则气机畅通，活血消块之力加强，尤其是玫瑰花一味，最善于理气解郁，和血散瘀而无气药香燥之弊。正如《本草正义》所说："玫瑰花香气最浓，清而不浊，和而不猛，柔肝醒胃，流气和血，宣通滞而绝无辛温刚燥之弊，断推气分药之中，最有捷效而最为驯良者，芳香诸品，殆无其匹。"如骤然出血量多，或长期淋沥不断，血色淡而质清稀，偶或夹血块，面色㿠白，精神疲惫，气短懒言，纳食不振，舌质淡，苔薄白，脉虚无力者，此属脾肾气虚，气机鼓动乏力，不能宣通血脉，以致积聚成块，可加黄芪、党参扶助正气，从而达到补气活血消块之目的。若身体过于羸弱，减去牡丹皮之凉开，再加甘温之鹿角胶，取其性味温柔，血肉有情，直达冲任，促进气血之恢复。如经行超前，量多色红而夹块，平时带下量多，色赤白相兼，质稠黏而秽臭，胸脘痞闷，烦躁不安，纳食不香，大便溏薄，小便色黄，舌边尖红，苔厚腻而色黄，脉象濡缓或滑数者，此属湿邪久蕴冲任，黏腻不化，与血搏结而成块，郁久化热，宜加马鞭草、土茯苓、贯众、白花蛇舌草加强其清热解毒，利湿化瘀之功。如经行前后不定，量多少不一，色淡红而稠黏，平时带下量多而色白，质黏，体质肥胖，时泛恶欲呕，头晕目眩，精神恍惚，苔白或舌质淡嫩，脉象沉弦细而滑者，此属痰湿内阻，导致瘀血与痰湿胶着为患而积成包块，宜加瓦楞子、昆布、浙贝母祛痰散结，软坚消块。

以上是笔者在临床常见的证型，但疾病的发生过程是错综而又复杂的，往往 B 超检查为肌瘤但全身伴有的症状却有多种证型，因此在选方用药之时，要相兼配伍，灵活运用，才能收到预期的效果。

附：班秀文教授治疗子宫肌瘤的经验

（卢慧玲）

子宫肌瘤是妇科常见良性肿瘤。据报道，妇女罹患子宫肌瘤的发病率达 20%。西医除手术外，尚无其他有效的治疗方法，而中医中药治疗本病已经取得了较好的疗效，为目前临床中一种较为满意的保守疗法。班秀文教授岐黄生涯五十余载，擅长于女科，对子宫肌瘤的辨治有独到之处。兹将班师的经验介绍如次。

中医学无"子宫肌瘤"的病名，根据其症状表现，可归属于石瘕、血癥、瘀血痛经等范畴。其发病的原因，可由于经行、产后外感六淫之邪，凝滞血脉；或七情内伤，肝气郁结，气血不和；或房事不节，损伤胞宫，瘀血内结；或积劳体弱，气血亏虚等，导致气滞血瘀，停留日久，积聚而成。在多种病因当中，班师尤为服膺于《灵枢·水胀》"石瘕生于胞中，寒气客于子门，子门闭塞，气不得通，恶血当泻不泻，衃以留止，日以益大，状如怀子，月事不以时下"之说。班师认为，《灵枢》这一段话明确指出子宫肌瘤的病因以寒为主，病机以瘀着眼。盖寒为阴邪，其性收引凝滞，寒邪客于子门，冲任气血失调，经脉气血不畅通，最终形成瘀血，瘀停日久，结而成癥。当然寒有外寒、内寒之分，外寒为寒邪侵袭经脉，内寒则为阳虚不振，皆可导致经脉气血通行不利，成为子宫肌瘤的致病原因。

一、论治特点

班师以寒为主、以瘀着眼对子宫肌瘤进行辨证论治，其治疗特点可归纳为如下几个方面。

1. 温凉并用，以温为主

子宫肌瘤多是寒凝血瘀为患的病变，故治疗之时应以温性的药物为主。温性能开、能散、能行，有利于癥块的消散，正如《素问·调经论》所言："血气者，喜温而恶寒，寒则泣不能流，温则消而去之"。班师还指出，子宫肌瘤瘀积日久，容易化热，致下焦伏火内生，故需配以凉药，既可牵制温药之性，使之无过，又能清下焦之伏火。常用方以当归芍药散出入加减，其中当归甘辛温，川芎辛温，白术苦甘温，茯苓甘淡平，白芍苦酸微寒，泽泻甘淡寒，全方以温药、阳药为主，符合温凉并用、以温为主的原则。

2. 补化并用，以化为主

子宫肌瘤既有瘀留成癥的实证，又有久病耗血伤正的虚候，形成本虚标实的疾病。经血量多耗损气血，带下淋沥损及阴津，皆可致虚。立法宜权衡虚实轻重，既要化瘀消结，又要益血扶正。班师认为，要补化并用，以化为主，做到既能活血化瘀，散血消癥，又不过用峻猛攻伐之品。用方常选用桃红四物汤。以四物养血活血，用赤芍加强祛瘀行滞之力，加桃仁、红花入血分而逐瘀行血，为补化并用、以化为主的方剂。

3. 选用辛味，配伍相宜

五味之中，唯辛味之药能散能行，可散癥积、行气血。故班师选择治疗子宫肌瘤的药物以辛味为主。如莪术辛苦温，以其辛散温通，既能破血祛瘀，又能行气止痛；泽兰苦辛微温，亦可辛散温通，有活血通经、祛瘀散结的作用；夏枯草苦辛寒，苦寒虽属阴，而辛味属阳，味辛则能散郁结而化瘀，为阴中寓阳之品。

此外，治疗子宫肌瘤需配用软坚药，而软坚药性味咸寒，组方注意配伍法度，即主以辛温、辅以咸寒为佳，否则会影响疗效。在咸味药中，肉苁蓉甘咸温，瓦楞子咸平，既可软坚散结，又无凝滞气血之弊，故班师喜用之。

4. 配用气药，化滞消块

唐容川《血证论》言："气为血之帅，血随之而运行"；张璐说："血不得气，则凝而不流"。血属阴而主静，血的运行必须依赖气的推动，气行则血行，气滞则血瘀。班师认为，治血先治气，方中要适当配用行气之品疏利气机，使经脉畅通，血能随气而行，促进瘀积消散。常用药如延胡索、甘松、郁金、玫瑰花、香附等。

二、辨证论治

子宫肌瘤虽病在下焦，但与全身有着密切的联系。班师非常注重病人全身状况，根据月经、带下情况，癥块大小、软硬，腹痛表现，体质强弱等进行辨证，在临床上分为三种证型。

1. 瘀血积结

月经量多，行经时间长，淋沥不断，经色暗红而夹瘀块，经汛前及经期少腹疼痛剧烈，按之不减，触之有硬块，推之不移，面色晦暗，皮肤干燥，平时带下量多，其色黄白相兼，质稠臭秽，舌质暗红，或有瘀斑瘀点，苔薄白，脉细涩。拟软坚散结、破积消癥法。体质壮实者，用桂枝茯苓丸加莪术、刘寄奴、猫爪草、夏枯草、土茯苓、香附、生黄芪治之；体质虚弱者用当归芍药散加鸡血藤、丹皮、莪术、夏枯草、香附、益母草治之。

2. 湿热瘀结

经期前后不定，月经量多，颜色暗红，兼夹瘀块，月经将行及经期腰骶与小腹胀痛，甚或灼热掣痛，按之不减，平时带下量多，色黄质稠，臭秽，小便短黄，舌质红，苔黄腻，脉象濡缓或弦数。治宜清热燥湿，活血祛瘀，方用四妙散加凌霄花、丹皮、马鞭草、穿山甲、水蛭等消癥化积。

3. 气血两虚

癥块日久不愈，突然阴道下血量多，或长期出血淋沥不断，血色淡而质稀，或夹小块，小腹胀痛，精神困倦，面色苍白，气短懒言，舌质淡，苔薄白，脉细弱或虚大。宜"急则治其标"，先用补气摄血之法，以当归补血汤加人参、海螵蛸、艾叶炭治之。血止之后，正气渐复，再缓图，用化瘀散结之法，以少腹逐瘀汤加苏木、泽兰等温化消块。

三、病案举例

病例1

覃某，女，37岁。1993年2月23日初诊。

发现子宫肌瘤2个月。带下时清时黄，量或多或少，偶夹血丝。月经23~25天一行，经量中等，色暗红，夹血块，经行腰胀痛，或有乳房胀痛。末次月经2月12日。头晕，心闷，食纳、睡眠尚可，二便调，舌淡红，苔薄白，脉细缓。1992年12月23日某医院B超检查提示：宫颈小肌瘤。辨证属湿滞瘀结，以化瘀消癥、健脾祛湿法治之，予当归芍药散合消瘰丸加味治之。

处方：当归、白术、泽泻、贝母、海藻、香附、赤芍各10g，土茯苓20g，生牡蛎30g（先煎），玄参15g，川芎6g。每日1剂，水煎服。

上方加减连服3个月，白带正常。1993年5月22日B超复查，子宫肌瘤消失。

病例2

谢某，女，39岁。1992年12月12日初诊。

检查发现子宫肌瘤1年余。月经周期尚规律，经将行小腹疼痛，经行时小腹痛加剧，不能坚持工作，持续两天方能缓解，月经量多，色暗红，夹瘀块，5天干净，末次月经1992年12月7日。平素带下一般，饮食、睡眠均可，二便如常，舌淡红，苔薄白，脉沉细。中医辨证属瘀血内停，结而成癥，治宜软坚散结，破积消癥，仿桂枝茯苓丸加味治之。

处方：黄芪、鸡血藤各20g，桂枝6g，赤芍、丹皮、桃仁、山楂、益母草、延胡、莪术、红枣各10g，茯苓15g。每日1剂，水煎服。

上方增减连服四个月，经行腹痛消失。1993年4月15日B超复查，子宫肌瘤消失。

盆腔炎的治疗

盆腔炎是妇女盆腔器官的炎症疾病。中医学无盆腔炎之名，但根据临床常见的症状表现，多属于湿瘀互结的带下、痛经范畴。

盆腔炎的发生，往往由于在经行、分娩（足月顺产或堕胎小产）之时，不注意卫生，或在经行未净而过性生活，或盆腔手术时，由于无菌操作不严格，感染邪毒，使细菌乘机侵入内生殖器官（包括子宫、卵巢、输卵管）及其周围的结缔组织，使其发生炎症。在临床上常见的有实证、虚证、虚实夹杂证三大类。急性的多实，慢性的多虚，慢性一般是由于急性治疗不及时发展而来，虚实夹杂证多是急性炎症的后期或慢性炎症急性发作转化而成，是疗效较慢的类型。

急性盆腔炎的临床症状有高热恶寒，带下量多，色泽黄白相兼而质稠秽，甚或呈脓样而夹血丝，少腹、小腹硬痛，按之痛剧，口苦咽干，大便秘结或溏薄，小便短黄，舌苔黄腻，舌质色红，脉象弦数或滑数等。这是由于湿热之邪毒乘虚侵袭下焦，内蕴胞宫，损伤冲、任二脉，以致胞脉不利，湿热邪毒与血凝结于下焦而发生的病变，治之当按湿热带下、湿瘀互结论治，以清热泻火、化湿祛瘀为法，常用四妙散配金铃子散加连翘、龙胆草、山栀子、忍冬藤、马鞭草、车前草、土茯苓、凌霄花、败酱草、百鸟不落治之。四妙散是清热燥湿之方，金铃子散是疏肝泄热、行气止痛之良剂，加龙胆草、山栀子、车前草、土茯苓、败酱草不仅能加强其清热燥湿之功，而且能疏解邪毒之患，加性平微苦之马鞭草、性味苦辛微温之百鸟不落、辛而微寒之凌霄花、苦而微寒之连翘和甘寒之忍冬藤，则能解毒通脉、化瘀散结，促进炎症的消失。全方有清热利湿，解毒通络，化瘀消块，凉血止痛之功。凡是炎症急性发作，辨之属实属热，湿热之邪与血瘀结者，用之相宜。如大便秘结难解者，加大黄、瓜蒌仁、桃仁苦寒下夺，化瘀通便；小便短急而涩痛者，加泽泻、石韦、磨盘根以利水通淋；带下如脓样而夹血丝臭秽者，加鱼腥草、白槿花、过塘藕、茜草根以除秽止带、化瘀止血。

慢性盆腔炎多是由于急性盆腔炎治疗不及时或用药不当而转化的。由于病久正虚，抵抗力弱，邪毒与血凝结而成，水湿不化，湿瘀胶结于下焦，胞脉不利，故见少腹、小腹绵绵而痛、坠胀、喜暖喜按，经将行及经后较甚，带下量多，色泽黄白相兼，月经不调，腰酸腿软，全身乏力等，此属本虚标实，治之既要扶助正气，又要活血化瘀，宜用《金匮要略》当归芍药散加北黄芪、土茯苓、鸡血藤、泽兰、莪术、香附治之。盖当归芍药散本是为"妇人怀娠，腹中疗痛"和"妇人腹中诸疾痛"而设，有调和肝脾，养血健运的作用。加用鸡血藤、泽兰、莪术，以增强补血活血，行滞化瘀之力；用土茯苓配泽泻，则不仅能利湿，而且能解毒；北黄芪甘温，能扶助正气而抗邪毒，且能通利血脉；气行则血行，故加香附以行气止痛。全方祛瘀不伤正，扶正不滞邪，